临床研究备忘录

Clinical Research Memorandum

路志红　董海龙　编著

科学出版社

北　京

内 容 简 介

本书从临床研究的设计、实施、数据分析、论文写作四大方面进行阐述，梳理出 60 余个专题并进行详细介绍。本书具有两大特点：第一，"着眼于"或"围绕"实际问题，避免枯燥的理论阐述，结合作者的临床研究和论文发表经历，为读者展示实际操作的方法和步骤；第二，全书从一个临床医师、一个临床研究者的角度，致力于用通俗易懂的语言讲解那些专业书籍中令人费解的概念，使初学者易于掌握。本书可为计划和正在开展临床研究的医师、研究生、医学科研人员提供实用的参考。

图书在版编目（CIP）数据

临床研究备忘录 / 路志红, 董海龙编著. -- 北京：科学出版社, 2025. 4.
ISBN 978-7-03-080908-7

Ⅰ. R4

中国国家版本馆CIP数据核字第20247SN703号

责任编辑：郭　颖／责任校对：张　娟
责任印制：师艳茹／封面设计：龙　岩

科学出版社出版
北京东黄城根北街 16 号
邮政编码：100717
http://www.sciencep.com

三河市春园印刷有限公司印刷
科学出版社发行　各地新华书店经销

*

2025 年 4 月第　一　版　　开本：720×1000　1/16
2025 年 4 月第一次印刷　　印张：19 3/4　插页：4
字数：385 000

定价：150.00 元
（如有印装质量问题，我社负责调换）

编著者简介

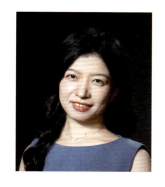

路志红 空军军医大学西京医院麻醉与围术期医学科副主任、副主任医师、副教授。担任中华医学会麻醉学分会青年学组副组长，中国中西医结合学会麻醉专业委员会常务委员，陕西省麻醉医师协会总干事。主持完成国家自然科学基金项目等课题 10 项。在 *JAMA Surgery* 等期刊发表论文 41 篇。陕西省中医药中青年科技骨干人才，获树兰医学青年奖、陕西省青年科技奖、中国中西医结合学会麻醉专业委员会青年精英奖。获教育部高等学校科学研究优秀成果一等奖、陕西省科学技术一等奖等奖励。主编、主译专著3 部。

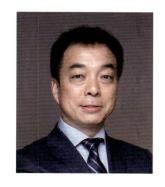

董海龙 空军军医大学西京医院副院长，麻醉与围术期医学科主任、教授、博士生导师。教育部"长江学者"特聘教授，国家"万人计划"科技创新领军人才，科技部中青年科技创新领军人才，树兰医学青年奖获得者。担任中华医学会麻醉学分会副主任委员，中国医师协会麻醉学医师分会副会长，《中华麻醉学杂志》副总编辑等学术任职。主持国家级及国际合作课题共 12 项，在 *Science*、*Nature Neuroscience*、*JAMA Surgery* 等国际权威期刊发表论文 113 篇，成果先后被写入 37 部国外英文专著，先后获得美国 ASA 青年学者旅行奖、亚太麻醉创新奖、国家科学技术进步奖一等奖、陕西省科学技术奖一等奖、教育部高等学校科学研究优秀成果奖一等奖等。

☆ ★ ☆　　　　　彩　　图

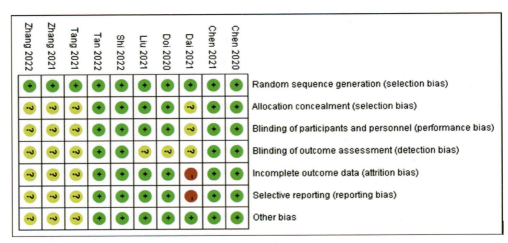

图 1.14.1　偏倚风险图

绿色，低风险；黄色，风险未知；红色，高风险

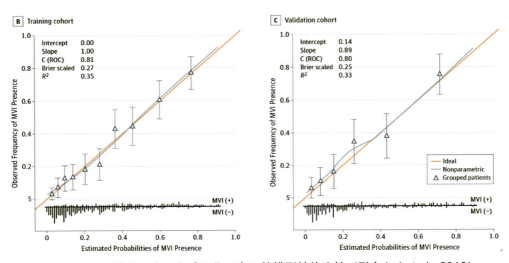

图 1.18.1　训练集（左）和验证集（右）的模型性能比较（引自 Lei et al., 2016）

	Zhang 2022	Zhang 2021	Tang 2021	Tan 2022	Shi 2022	Liu 2021	Doi 2020	Dai 2021	Chen 2021	Chen 2020	
	+	+	+	+	+	+	+	+	+	+	Random sequence generation (selection bias)
	?	?	?	+	+	+	+	?	+	+	Allocation concealment (selection bias)
	?	?	?	+	+	+	+	?	+	+	Blinding of participants and personnel (performance bias)
	?	?	?	+	+	?	+	+	+	+	Blinding of outcome assessment (detection bias)
	?	?	?	+	+	+	+	–	+	+	Incomplete outcome data (attrition bias)
	?	?	?	+	+	+	+	–	+	+	Selective reporting (reporting bias)
	?	?	?	+	+	+	+	+	+	+	Other bias

图 1.22.4　Meta 分析中展示的纳入研究的偏倚风险表

不同颜色代表了风险的不同，绿色为低风险，红色为高风险，黄色为因信息不足而无法确定
风险

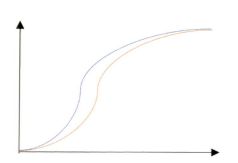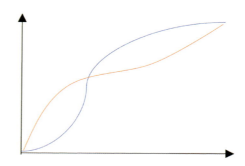

图 3.17.1　不同的 ROC 曲线

献给我的儿子卡卡，愿他成为一个渊博的人

感谢贺兰山下的小伙伴们

——路志红

☆☆☆　前　言

　　临床科研是临床医师必走的一条路。这条路是康庄大道，但也迷雾缭绕。在学习和探索临床研究的过程中，作者经历了很多困惑，也走了很多弯路。在面对临床研究中的诸多疑问时，作者感到目前的多数有关临床研究的书籍，或偏重理论，读的时候频频点头称是，但一用起来就晕头转向；或点到为止，对于临床研究的高手可能有茅塞顿开的效果，但对于还在摸索的人相当于隔靴搔痒；或为译本，由于语言表达方式的不同和写作文化的差异，让人多有费解之处。因此，这本书的初衷就是针对从设计到实施、到分析、到发表的过程中诸多实际的问题，为临床研究者提供解答，也可以将其理解为作者在临床研究之路上的笔记和心得。全书致力于用通俗易懂的语言讲解那些专业书籍中令人费解的概念，并且结合作者的研究和发表经历，为读者展示实际操作，提供"避雷"经验，让读者能够更顺利更高质量地开启临床研究之旅。书中疏漏在所难免，恳请广大读者批评指正。

　　衷心感谢在写作中提供指导和帮助的专家和同事们，也感谢家人对我一直以来的支持和无私奉献。

路志红

于西安

☆ ☆ ☆　　　　目　　录

第1章　与研究设计有关 ·········· 1

第一节　一点基本知识 ················· 1

第二节　从 SPIRIT 说起 ············· 5

第三节　研究问题与研究假设 ············ 22

第四节　随机的问题 ················· 23

第五节　盲法及验证 ················· 30

第六节　对照的设置 ················· 35

第七节　非劣效研究 ················· 36

第八节　交叉设计 ·················· 41

第九节　序贯分析 ·················· 46

第十节　析因设计 ·················· 50

第十一节　纳排标准 ················· 58

第十二节　主要结局指标 ··············· 61

第十三节　样本量 ·················· 68

第十四节　偏倚、混杂因素与效度 ·········· 74

第十五节　适应性设计 ················ 82

第十六节　卫生经济学 ················ 87

第十七节　公共数据库 ················ 95

第十八节　预测模型 ················· 98

第十九节　新药临床试验 ··············· 106

第二十节　文献计量分析 ··············· 108

第二十一节　实效性试验与解释性试验 ········ 113

第二十二节　二次分析 ················ 119

第2章　与研究实施有关 ·········· 130

第一节　伦理审查 ·················· 130

第二节　人类遗传资源管理 ·············· 138

第三节　研究注册 ·················· 141

第四节　主要研究者 ················· 145

☆ ☆ ☆ ☆

第五节　预试验……………………………………………………146

第六节　研究监查……………………………………………………149

第七节　研究者会议…………………………………………………152

第八节　期中分析……………………………………………………153

第九节　中心病例的分配……………………………………………156

第十节　随访…………………………………………………………159

第十一节　AE 与 SAE………………………………………………161

第十二节　脱落与剔除………………………………………………164

第十三节　中止与终止………………………………………………168

第十四节　SOP………………………………………………………169

第 3 章　与研究数据有关………………………………………… **170**

第一节　写在数据分析之前…………………………………………170

第二节　统计检验方法梳理…………………………………………170

第三节　效应量………………………………………………………174

第四节　RR、OR 与 HR……………………………………………182

第五节　变量与数据…………………………………………………186

第六节　多重检验……………………………………………………194

第七节　亚组分析……………………………………………………205

第八节　敏感性分析…………………………………………………206

第九节　事后分析……………………………………………………209

第十节　数据缺失……………………………………………………211

第十一节　统计分析数据集…………………………………………220

第十二节　生存分析…………………………………………………225

第十三节　回归………………………………………………………233

第十四节　统计差异与临床意义……………………………………239

第十五节　倾向性分析………………………………………………242

第十六节　似然比……………………………………………………249

第十七节　受试者工作特征曲线……………………………………249

第 4 章　与论文写作有关………………………………………… **257**

第一节　论文的门脸：标题和摘要…………………………………257

第二节　CONSORT 流程图…………………………………………260

第三节　图与表………………………………………………………263

第四节　写好 cover letter……………………………………………267

第五节　统计方法部分 ·· 268

第六节　如何呈现结果 ·· 271

第七节　写好引言 ·· 272

第八节　写好讨论 ·· 273

第九节　局限性的妙处 ·· 276

第十节　数据共享声明 ·· 277

第十一节　同行评议 ·· 281

第十二节　开放获取 ·· 281

第十三节　那些规范 ·· 283

第十四节　核心要素 ·· 292

第十五节　森林图 ·· 292

第十六节　推荐审稿人 ·· 297

第十七节　修回 ·· 297

第十八节　H 因子与影响因子 ·· 300

第十九节　期刊评价系统 ·· 302

第二十节　抄袭 ·· 304

第二十一节　隐私与保密 ·· 305

第二十二节　作者贡献 ·· 306

第二十三节　证据评价 ·· 308

后记 ··· 312

参考文献

请扫二维码

第 1 章
与研究设计有关

第一节 一点基本知识

在开始介绍临床研究的具体方法之前，我们先一起回顾一遍临床研究的基本知识。

一、临床研究的分类

从 1747 年 James Lind 通过对照性临床试验找到了水手坏血病的原因开始，临床研究的家族已经拓展得非常庞大了，在方法学上不断拓展，以应对日益增加的研究需求。所以，第一步，我们需要知道可以开展哪些临床研究，这些晦涩的名称是什么意思，不然就像不认识菜单上的菜名，不知道自己该点哪一个。图 1.1.1 展示了临床研究的庞大家族谱（对于临床研究的具体分类，可能不同文献呈现方式略有不同）。

再看一下几种主要类型临床研究其证据的力度，也就是所谓的循证金字塔，具体见图 1.1.2。如果图片也可以统计引用次数，这张图可能会是世界上被引次数最多的图片之一。可以看到，在临床研究中，随机对照试验（randomized controlled trial，RCT）是证据力度最强的原始研究。

那么，几种主要的临床研究该如何区分呢，或者说我想达到自己的研究目的需要怎么选择临床研究的类型呢？我在给研究生讲课的时候举了西红柿炒鸡蛋的例子，可以用来展示几种主要的临床研究的特点，个人感觉还比较好理解，给大家分享一下。

西红柿炒鸡蛋是一道家常菜，但大家可能在烹调上略有分歧，比如说，西红柿炒鸡蛋到底要不要放点糖提提鲜。好的，我们围绕西红柿炒鸡蛋怎么做来设计研究。

我是个厨师，全世界西红柿炒鸡蛋都不放糖，但有一次我放了糖，发现特别好吃，于是我对这一次的做菜经历进行了报道，这就是个案报道。

我们店里陆陆续续有几次西红柿炒鸡蛋放糖的事情发生，有时候反响不错，但也有不尽如人意的。我对这些经历进行了统一的报道和分析，这就是病例系列报道。

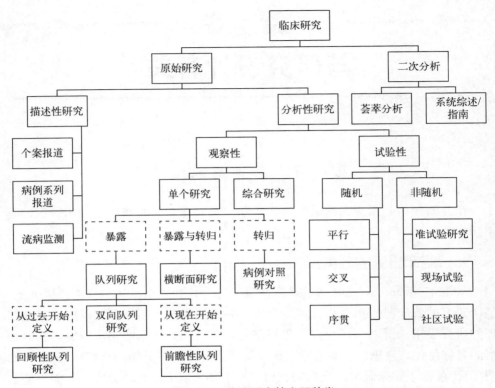

图 1.1.1　临床研究的主要种类

实线框表示研究类型，虚线框表示分类的依据

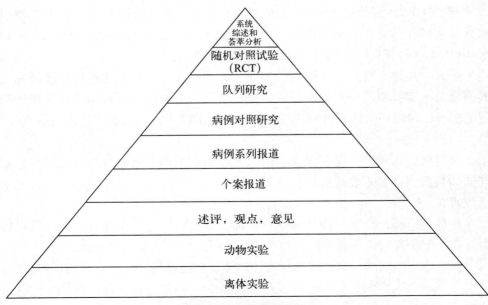

图 1.1.2　循证金字塔

☆ ☆ ☆ ☆

以上经历让我对西红柿炒鸡蛋要不要放糖这个事情产生了兴趣，我检索了之前这方面发表的所有的文献，对"放糖"与"好吃"之间关系的现有证据进行了综述，还做了荟萃分析，描述了放糖/不放糖后西红柿炒鸡蛋好吃的比例的比值比和置信区间，比较客观科学地给出了放糖后是否好吃的证据。这就是二次分析。

但是，在文献综述的过程中我发现这个领域研究很少或现有研究质量很差，所以我决定对此展开研究。

我没有足够的经费和时间，所以计划先做个观察性研究。我们先看是否放糖后的好吃程度，也就是按暴露分组，比较转归，也就是队列研究。我回顾了我们饭店过去一年的所有西红柿炒鸡蛋，从其中采集到了 100 例放糖的，100 例不放糖的，对比它们是否好吃，这就是回顾性队列研究。我从现在开始记录接下来一年饭店所有的西红柿炒鸡蛋，也是记录了 100 例放糖的，100 例不放糖的，对比它们是否好吃，这就是前瞻性队列研究。我还可以采集 100 例好吃的，100 例不好吃的，对比它们有没有放糖，也就是从转归找暴露，这就是病例对照研究。

以上都是在我们饭店做的，考虑到南北方口味不同，我联合整个西北五省（区）的饭店进行了以上观察性研究，这就是观察性研究中的综合研究。

在观察过程中，我还对其他一些问题也产生了兴趣。我给最近来吃西红柿炒鸡蛋的顾客发了调查问卷，分析了觉得放糖更好吃和肥胖之间的关系。因为是暴露和转归同时出现，所以这是横断面研究。但这个研究只能说明觉得放糖好吃的人当中肥胖者更多，但是不能说明两者之间的因果关系，也就是不能说明是因为爱放糖才肥胖，还是因为胖所以爱放糖。

在完成这些研究的过程中，我在本领域积累了一定的成果，申请到了研究经费，于是我决定做 RCT。假如我们按是否放糖将西红柿炒鸡蛋分为两组，炒菜者均为同一人，但每炒一盘按照随机分组进行放糖或不放糖的操作，这就是随机对照试验。如果我们制作了和糖一模一样、但没有任何味道的安慰剂，两组分别放糖或安慰剂，就是随机对照双盲试验。

我在该领域声名鹊起，稳坐前几把交椅，期刊邀请我就西红柿炒鸡蛋是否放糖这个问题写一段现状分析和自己的展望，这就是述评。OK，功成名就。

二、临床研究问题的核心要素

临床研究问题里有一些核心要素，如果不知道这些要素就会产生一个让人崩溃的试验，写出一篇让审稿人崩溃的文章。研究问题中的要素通常被梳理为PICOS。P 代表 patient 或 participant，指研究的对象；I 代表 intervention，指研究的干预措施或暴露因素；C 代表 comparator 或 control，指对照；O 代表outcome，指研究指标或结果；S 代表 study design，指研究的具体类型。有时

☆☆☆☆

候研究要素也被梳理为 PICOTS，多一个 T，代表 time，因为有的研究中时间也是很关键的信息。例如 PITETE 研究，观察指标是无进展生存，所以研究指标采集的节点是从随机入组到患者发生病情进展，这个时间的描述要足够明确。

有的文章的标题往往就能充分体现核心要素信息，例如 ABSENT 研究的题目：The anesthesia in abdominal aortic surgery (ABSENT) study: a prospective, randomized, controlled trial (S) comparing troponin T release (O) with fentanyl-sevoflurane (I) and propofol-remifentanil (C) anesthesia in major vascular surgery (P)。

三、临床研究的整体流程

临床研究不是个能偷工减料的活儿，每一步都要走踏实了才不会给自己将来"挖坑埋雷"。以多中心临床研究实施的主要流程为例：

1. 研究团队组建：项目办公室、专家组、统计方等。

2. 方案起草、论证、修订。

3. 操作手册、病例报告表（case report form，CRF）、调查表（试行本）等文件。

4. 单中心预试验。

5. 定稿方案、手册、CRF；试验注册；建立数据库。

6. 伦理委员会审批。

7. 多中心招募、启动、分区培训会。

8. 数据质量监查、收集、形式审核。

9. 阶段总结、中期总结（中心 CRF 疑问表）。

10. 数据录入、锁定、统计报告。

11. 总结报告、结题。

四、临床研究中的各种角色

临床研究是宏伟的团队合作，不只是一个人干不干的了的问题，还是能不能一个人干的问题。以下是临床研究中主要的角色。

1. 申办者（sponsor）　是负责发起研究、管理研究和财力支持的人员、机构或组织。

2. 研究者（investigator）　包括主要研究者（principal investigator，PI）和其他研究者。PI 在研究者发起的临床试验中往往也是申办者。

3. 监查者（project monitor）　协助保证试验顺利进展和质量的人们，包括临床研究监查员（clinical research associate，CRA）、临床研究协调员（clinical research coordinator，CRC）和合同研究组织（contract research organization，CRO）等。CRC 可以帮着研究者做试验；CRA 是监查员，研究者或申办者雇佣或邀请来对试验进行监查；CRO 是做监查的第三方公司，商业性更强。

4.受试者　临床试验的主体。

5.伦理委员会　负责对能不能开展试验及试验过程中有没有伦理风险进行审批。

6.监查委员会　规模大一些的试验需要监查委员会，包括数据监查委员会。数据监查委员会中要有统计学专家。事实上，统计学专家是应该全程介入和指导临床试验的重要人员。

7.临床试验办公室　很多单位会设置临床试验办公室，或者称临床试验机构办公室，俗称"机构"。这种部门负责整个单位临床试验的管理工作，在临床研究的提升中发挥着至关重要的作用。

第二节　从 SPIRIT 说起

选择 SPIRIT 作为第一个问题体现了本书的一个核心思想：临床研究一定是规范先行。SPIRIT 这个缩写特别精辟，要想设计好一项临床研究，"灵魂"就是要遵循规范。SPIRIT 是 standard protocol items：recommendations for interventional trials（干预性研究方案设计的标准条目）的缩写，在临床研究各种规范的大家庭中，它占据很显赫的地位，尽管它针对的是"interventional trials"，也就是干预性研究，但它的思想光芒几乎覆盖所有的临床试验。

SPIRIT 的目的是提高试验设计的透明度和全面性，个人理解它搭建了设计的框架。SPIRIT 包含共 33 个条目，参与 SPIRIT 制定过程的人有来自各个领域的人员，包括医学专家、法律专家、伦理专家、统计专家、社会人员等，代表了临床试验利益相关各方对一个研究方案的集体呼声。所以可以想象，它一定是很细致、很全面的。

SPIRIT 涵盖了 5 大方面：管理信息、引言、方法（干预措施分配；数据收集、管理和分析；监管）、伦理与传播、附录。多幸福啊，简直就是手把手地在带着我们完成方案。如果针对里面的某个条目你无法填入合适的信息，不要犹豫，这就是在方案设计中你可能给自己挖的"坑"，一定要想办法解决。具体的 SPIRIT 条目和我对每个条目的理解如表 1.2.1。

当小白级别的研究者初次看到这个清单的时候，一定会很头大，在后面的章节中我们会对每个条目涉及的知识做进一步的解读。这里只是给大家一个总体的轮廓，提醒大家开始临床研究前，知识储备要到位。

符合 SPIRIT 清单的研究方案是要素完善的方案，可以考虑将其发表。发表的益处很多，第一是增进了试验的透明化；第二是投稿过程中"审稿人"或"评议人"（reviewer）可能会给出很有价值的意见和建议；第三是未来研究完成后

☆ ☆ ☆ ☆

表 1.2.1　SPIRIT 2013 清单：临床试验方案及相关文件应包含的推荐条目（中英对照）

Section/item 部分 / 条目	Item No. 条目序号	Description 描述	来自作者的一些注释
Administrative information 管理信息			
Title 文题	1	Descriptive title identifying the study design, population, interventions, and, if applicable, trial acronym 描述性标题，指明研究设计、人群、干预，如果有还应写明试验的缩写	文题应明确，PICOS 几大核心要素尽量直接展示，有利于被检索到和被关注 一个好的研究名称或会给研究增色不少
Trial registration 试验注册	2a	Trial identifier and registry name. If not yet registered, name of intended registry 试验注册号和注册库的名称。若还未注册，应写明拟在哪里注册	例如：ClinicalTrials. gov Identifier: NCT0219364 有的期刊还会要求写上首次注册的日期
	2b	All items from the World Health Organization Trial Registration Data Set 世界卫生组织（World Health Organization, WHO）试验注册数据集要求的所有条目	WHO 试验注册数据集包含了注册需要的所有关键信息，详情请见第 2 章第三节 研究注册
Protocol version 方案版本	3	Date and version identifier 方案的日期和版本号	如果对方案做了修改，记着给每一版连续编号和注明日期。最好给每个修改版本附上一份修改清单，包括何处做了修改和为什么修改，修改后对试验进程有无影响（如受试者风险有无改变、已有数据的解读是否受影响、已经入组的受试者是不是需要重新签署知情同意书等）
Funding 资助	4	Sources and types of financial, material and other support 资助来源和资金、材料及其他支持的类型	这个跟研究的可行性和可能的利益冲突有关

续表

Section/item 部分/条目	Item No. 条目序号	Description 描述	来自作者的一些注释
Roles and responsibilities 角色与责任	5a	Names, affiliations, and roles of protocol contributors 方案参与者的姓名、单位和角色（职责）	既是贡献列表，也是职责分工
	5b	Name and contact information for the trial sponsor 试验申办者的姓名和联系方式	申办者是对试验的启动和管理承担全部责任的个人、公司、组织或机构。研究者发起的临床试验往往申办者是主要研究者，但也有非个人的
	5c	Role of study sponsor and funders, if any, in study design; collection, management, analysis, and interpretation of data; writing of the report; and the decision to submit the report for publication, including whether they will have ultimate authority over any of these activities 申办者和资助者在研究设计、数据收集/管理/分析、研究报告撰写、决定投稿发表中的角色（如有的话），包括其是否对研究过程中任一环节有最终决定权	如果申办者和资助者（有时两者为同一主体）具有利益冲突，或者对试验的规划、实施和报道存在影响时，则研究结果可能会存在偏倚
	5d	Composition, roles, and responsibilities of the coordinating centre, steering committee, endpoint adjudication committee, data management team, and other individuals or groups overseeing the trial, if applicable (see Item 21a for data monitoring committee) 协调中心、指导委员会、终点裁定委员会和数据管理团队以及其他监督试验的个人或团队（如有的话）的组成、角色和职责（数据监查委员会详见条目21a）	计划好这些监管团队，有利于试验实施中各司其职和及时沟通

续表

Section/item 部分/条目	Item No. 条目序号	Description 描述	来自作者的一些注释
Introduction 引言			
Background and rationale 背景和原理	6a	Description of research question and justification for undertaking the trial, including summary of relevant studies (published and unpublished) examining benefits and harms for each intervention 描述研究问题和开展试验的理由，包括与每项干预措施利弊相关的发表和未发表研究的总结	其实相当于是相关研究的一个精简版的系统性综述，要说观全局，要清楚为什么做这项研究，也就是研究问题的重要性和必要性
	6b	Explanation for choice of comparators 解释选择对照措施的理由	对照组既要能反映出干预措施的真正效应，又不能对受试者有伤害。详见本章第六节对照的设置
Objectives 目的	7	Specific objectives or hypotheses 具体的目的或假设	研究目标反映了临床试验回答的问题，一般描述比较中立（如对比 A 治疗方法和 B 治疗方法在 X 方面的作用）。研究假设则比较具体，描述了干预措施对于试验结局的可能效果（如 A 治疗方法的结局在 X 方面优于 B 治疗方法）
Trial design 试验设计	8	Description of trial design including type of trial (e.g., parallel group, crossover, factorial, single group), allocation ratio, and framework (e.g., superiority, equivalence, noninferiority, exploratory) 对试验设计进行描述，包括试验类型（如平行分组、交叉设计、析因设计、单组设计），分配比例，框架（如优效、等效、非劣效、探索性）	研究的核心信息

☆　☆　　☆　☆

续表

Methods: Participants, interventions, and outcomes
方法：受试者，干预和结局指标

Section/item 部分/条目	Item No. 条目序号	Description 描述	来自作者的一些注释
Study setting 研究环境	9	Description of study settings (e.g., community clinic, academic hospital) and list of countries where data will be collected. Reference to where list of study sites can be obtained 描述研究环境（如社区诊所，研究型医院）和拟进行数据收集的国家的列表。给出可获得研究中心列表的途径	
Eligibility criteria 合格标准	10	Inclusion and exclusion criteria for participants. If applicable, eligibility criteria for study centres and individuals who will perform the interventions (e.g., surgeons, psychotherapists) 受试者的纳入与排除标准。如适用，需说明研究中心和实施干预的个人的合格标准（如外科医师、心理治疗师）	受试者的纳入排除标准详见相关章节。后半句也很重要，比如说，有的新型心脏瓣膜设备的研究，里面要写上实施瓣膜手术的外科医师的资格标准
Intervention 干预	11a	Interventions for each group with sufficient detail to allow replication, including how and when they will be administered（描述应足够详细，可供他人重复），包括实施的时点和剂量方法 各组的干预措施	细到别人可重复，这是非常重要的一点，没有什么可藏私的。例如药品要提供通用名、制造商、给药途径、浓度和剂量等
	11b	Criteria for discontinuing or modifying allocated interventions for a given trial participant (e.g., drug dose change in response to harms, participant request, or improving/worsening disease) 对某一试验受试者中断或调整已分配的干预措施的标准（如由于试验出现伤害、受试者要求或疾病的好转/恶化而对药物剂量进行调整）	也就是中断和调整干预的标准操作规程（standard operating procedure，SOP），不是说想调就能调的，要做好预先定义。此外，不管什么原因导致受试者退出，都要尽量保持续访至研究结束或程结束受试者状态稳定

☆ ☆ ☆ ☆

Section/item 部分/条目	Item No. 条目序号	Description 描述	来自作者的一些注释
	11c	Strategies to improve adherence to intervention protocols, and any procedures for monitoring adherence (e.g., drug tablet return, laboratory tests) 提高对研究干预方案依从性的措施，以及监督依从性的措施（如药片回收、实验室检查）	为避免依从性较差，临床试验可采取相应的措施和策略进行监督和提高受试者的依从性
	11d	Relevant concomitant care and interventions that are permitted or prohibited during the trial 试验过程中允许或禁止的相关照护和干预措施	比如说，我们观察某种药物用于手术后镇痛泵的镇痛效果，但有的病房末后医嘱中会常规下某种镇痛药物，这些要提前考虑到
Outcome 结局指标	12	Primary, secondary and other outcomes, including the specific measurement variable (e.g., systolic blood pressure), analysis metric (e.g., change from baseline, final value, time to event), method of aggregation (e.g., median, proportion)and time point for each outcome. Explanation of the clinical relevance of chosen efficacy and harm outcomes is strongly recommended 主要、次要结局指标，指标可以是直接测量的（如收缩压）；也可以是分析测量的（如基于基线的变化、试验的终点值、发生事件的时间）；数据表达方法（如中位数、率）；各个结局指标的时间点。强烈建议解释所选有效性和安全性指标的临床相关性	详见"主要结局指标"相关章节。注意这里提到的"强烈建议"解释指标的临床意义，但凡"强烈建议"，其实就是我们必须考虑到的问题。最终要回归到了解决临床问题，所以做每件事时要心系临床
Participant timeline 受试者流程图	13	Time schedule of enrolment, interventions (including any run-ins and washouts), assessments, and visits for participants. A schematic diagram is highly recommended 强烈建议以流程图体现受试者入组、干预（包括预备期和洗脱期）、评估和随访的全过程	对于受试者观察的流程图有很多版本，但都需要包含每次观察的时间点（从最开始的筛选到最后的研究结束），所需时间、目的和评估，必要的评估量表等也要加上，目的都是为了清晰地展示研究怎么做，详见"流程图"相关章节

续表

Section/item 部分 / 条目	Item No. 条目序号	Description 描述	来自作者的一些注释
Sample size 样本量	14	Estimated number of participants needed to achieve study objectives and how it was determined, including clinical and statistical assumptions supporting any sample size calculations 预计达到研究目标所需的受试者数量及计算方法，包括计算样本量所用的临床和统计学假设	我们的研究始终都是从局部探求整体，所以观察的受试者的例数有没有充足的效能来反映整体的情况非常重要。详见"样本量"相关章节
Recruitment 招募	15	Strategies for achieving adequate participant enrolment to reach target sample size 为达到足够目标样本量而采取的招募受试者策略	募集地点，招募人，招募时间和如何招募，期望招募的速度，招募的期限，监督招募的计划以及为招募受试者提供的经济上的或非经济上的支持
Methods: Assignment of interventions (for controlled trials) 方法：干预措施的分配（针对对照试验）			
Allocation: 分组：			
Sequence generation 分组序列的产生	16a	Method of generating the allocation sequence (e.g., computer-generated random numbers) and list of any factors for stratification. To reduce predictability of a random sequence, details of any planned restriction (e.g., blocking) should be provided in a separate document that is unavailable to those who enrol participants or assign interventions 产生分组序列的方法（如计算机生成随机数字），以及分层随机所需考虑的所有因素。为了降低随机序列的可预测性，预设的限定方法（如区组）的细节应以单独文件的方式提供，且不应被招募或者分配干预措施的人员获得	单纯"本研究采用随机分组"一句话是不够的，要详细描述用什么方法生成随机序列，分配的比例，随机类型，分层因素，区组大小等

续表

Section/item 部分/条目	Item No. 条目序号	Description 描述	来自作者的一些注释
Allocation concealment mechanism 分配隐藏的方式	16b	Mechanism of implementing the allocation sequence (e.g., central telephone; sequentially numbered, opaque, sealed envelopes), describing any steps to conceal the sequence until interventions are assigned 隐藏分组序列的方式(如中央电话,序列码,密封不透光信封),描述分配干预措施之前的所有措施为隐藏分组序列而采取的步骤	也就是如何不让研究者从上一例受试者的分组猜到下一例受试者的分组。第一,生成一个无法预计的分配序列;第二,分配干预措施完成前需隐藏这个分配序列
Implementation 实施	16c	Who will generate the allocation sequence, who will enrol participants, and who will assign participants to interventions 谁生成分组序列,谁进行受试者入组,谁将受试者分配至不同干预组	由于一些分配序列生成方法在偏倚的风险及分配隐藏不充分,试验研究者应争取在招募前避免接触参与这一环节的人员。如果无法避免,研究者应确保分配序列的不可预测性及不让任何人知晓,甚至是该序列的制定者
Blinding(masking) 盲法	17a	Who will be blinded after assignment to interventions (e.g., trial participants, care providers, outcome assessors, data analysts) and how 分配干预措施后对谁设盲(如试验受试者、卫生保健提供者、结局指标评估者、数据分析者),以及如何实施	试验方案中需描述谁是试验方案的被施盲者,至少应描述是否对受试者、实施干预者、结局测量者及数据分析者设盲。一般用"单盲"或"双盲"进行描述
	17b	If blinded, circumstances under which unblinding is permissible and procedure for revealing a participant's allocated intervention during the trial 若实施了盲法,需说明试验期间在何种环境下可以揭盲及揭盲步骤	对哪些情况可以揭盲及揭盲的程序进行清晰描述将有助于避免不必要的揭盲,也有利于研究人员的实际操作。例如"数据库锁定后可以揭盲;如果出现严重不良事件,可疑的非预期严重不良反应等紧急情况,由主要研究者决定可予以揭盲"

续表

Section/item 部分/条目	Item No. 条目序号	Description 描述	来自作者的一些注释
Methods: Data collection, management and analysis 方法: 数据收集、管理和分析			
Data collection methods 数据收集方法	18a	Plans for assessment and collection of outcome, baseline and other trial data, including any related processes to promote data quality (e.g., duplicate measurements, training of assessors) and a description of study instruments (e.g., questionnaires, laboratory tests) along with their reliability and validity, if known. Reference to where data collection forms can be found, if not in the protocol 评估与收集结局指标、基线和其他试验数据的计划, 包括提高数据质量的任何过程 (如重复测量, 对评估者的培训), 并描述研究工具 (如问卷、实验室检查) 及其信度和效度 (如知道的话)。若方案中未提供数据收集表的出处, 则应提供参考资料	写得越细, 试验越好开展
	18b	Plans to promote participant retention and complete follow-up, including list of any outcome data to be collected for participants who discontinue or deviate from intervention protocols 提高受试者参与度与随访完整性的计划, 包括对中断或违背干预方案的受试者进行结局指标数据收集的列表	比如说为了减少电话随访的失访, 我们会要求受试者既留手机号码又留固定电话, 如为老年人还会留一个子女或者伴侣的电话
Data management 数据管理	19	Plans for data entry, coding, security, and storage, including any related processes to promote data quality (e.g., double data entry; range checks for data values). Reference to where details of data management procedures can be found, if not in the protocol 数据录入、编码、保密与存储的计划, 包括任何提高数据质量的相关措施 (如双人录入, 对数据进行范围核对)。若方案中没有提供数据管理过程的细节, 则需提供参考资料	数据录入、编码、提高数据质量的措施; 在任何处可以找到的全部资料; 数据安全保护措施, 以阻止非授权的访问或数据丢失 (不要大意, 数据丢失有时不可); 在试验过程中及试验结束后对数据的储存 (存储期限往往在5年以上)

☆ ☆ ☆ ☆

续表

Section/item 部分/条目	Item No. 条目序号	Description 描述	来自作者的一些注释
Statistical methods 统计学方法	20a	Statistical methods for analysing primary and secondary outcomes. Reference to where other details of the statistical analysis plan can be found, if not in the protocol 主要与次要结局指标的统计分析方法。若方案中未涉及统计分析计划的其他细节，则须提供参考资料	首先选定针对主要结局指标的统计方法，包括用于数据对比的统计学方法，并明确包含哪些受试者，缺失数据的处理，疗效指标和显著性水平及其置信区间。对于次要结局指标的统计学方法也应描述
	20b	Methods for any additional analyses (e.g., subgroup and adjusted analyses) 附加分析的方法（如亚组分析和校正分析）	数据分析不是拿到数据后才想着怎么分析的，是要事先确定好哪些指标怎么分析，可能有什么问题，采用哪些进一步的分析方法，目的都是为了更好的解读数据，避免偏颇。亚组分析和校正分析详见相关章节
	20c	Definition of analysis population relating to protocol non-adherence (e.g., as randomised analysis), and any statistical methods to handle missing data (e.g., multiple imputation) 违背试验方案者的相关分析（如按随机分组分析），以及处理缺失数据的统计方法（如多重插补）	这个特别关键，临床研究的一大特点就是可能有不依从方案进行和缺失数据，发生了不可怕，可怕的是不会进行随后的数据处理。详见相关章节
Methods: Monitoring 方法：监查			
Data monitoring 数据监查	21a	Composition of data monitoring committee (DMC); summary of its role and reporting structure; statement of whether it is independent from the sponsor and competing interests; and reference to where further details about its charter can be found, if not in the protocol. Alternatively, an explanation of why a DMC is not needed	最后一句"说明为何本试验不需要数据监查委员会"简直是数据管理的精华。参见相关章节

续表

Section/item 部分/条目	Item No. 条目序号	Description 描述	来自作者的一些注释
		数据监查委员会的组成，概述其作用和报告结构，声明其是否独立于试验申办方和是否存在利益冲突；并提供试验方案中未涉及的与其章程有关的更多细节。或说明为何本试验不需要数据监查委员会	
	21b	Description of any interim analyses and stopping guidelines, including who will have access to these interim results and make the final decision to terminate the trial 描述中期分析和终止试验的原则，包括谁将获得这些中期分析的结果并作出终止试验的最终决定	中期分析一般见于有数据监查的、招募时间较长的和有潜在严重后果的临床试验。分析结果可以为继续、修改或终止试验提供信息。同样，中期分析不是在试验期间临时决定的，而是统计显著性要做相应调整。还应描述哪些人员可以接触到中期结果，是否继续对其进行设盲，以及在实验方案调整后如何保证研究的继续推进
Harms 伤害	22	Plans for collecting, assessing, reporting, and managing solicited and spontaneously reported adverse events and other unintended effects of trial interventions or trial conduct 收集、评估、报告和管理试验干预或试验实施期间的不良事件（收集的或自主报告的）和其他非预期事件的计划	不良事件的收集方法及频次、监测系统、使用的工具及其信度和效度（如有报道），分析、报告和管理等计划
Auditing 稽查	23	Frequency and procedures for auditing trial conduct, if any and whether the process will be independent from investigators and the sponsor 稽查试验开展的频率和步骤，若适用，还需描述稽查过程是否独立于研究者和申办者	操作程序、预期频率、稽查相关人员及其独立于研究者和申办者的程度

☆ ☆ ☆ ☆

续表

Section/item 部分/条目	Item No. 条目序号	Description 描述	来自作者的一些注释
Ethics and dissemination 伦理与公开			
Research ethics approval 伦理批准	24	Plans for seeking research Ethics Committee/Institutional Review Board (REC/IRB) approval 取得伦理委员会/机构审查委员会（REC/IRB）批准的计划	在哪里获得伦理批准，批件号多少，或者概述获得伦理批准的计划
Protocol amendments 方案修正	25	Plans for communicating important protocol modifications (e.g., changes to eligibility criteria, outcomes, analyses) to relevant parties (e.g., investigators, REC/IRBs, trial participants, trial registries, journals, regulators) 向相关方（如研究者、REC/IRB、研究受试者、研究注册机构、期刊、监管机构）通报方案做出的重要修正（如更改入组标准、研究指标、分析）的计划	需要一个独立的组织对于方案的实质性修订进行审核，如相关审核或伦理委员会，并且需在试验报告中对其透明度进行描述。试验方案需描述补充最终修订方案的过程，包括谁处决定方案的最终修订，如何向试验相关主要人员反馈修改内容
Consent or assent 知情同意	26a	Who will obtain informed consent or assent from potential trial participants or authorised surrogates and how (see Item 32) 谁来获得可能参与试验的受试者或其授权代理人的知情同意或说明方式，并说明方式（参见条目 32）	推荐在方案附录中附上知情同意书的模板
	26b	Additional consent provisions for collection and use of participant data and biological specimens in ancillary studies, if applicable 若适用，描述收集和使用受试者数据和生物样本用作其他研究的附加知情同意	试验采集的血样以后还能用作另外的研究吗？如果有这类计划，记着要签附加知情同意。一般有以下几种情况：①同意将他们的信息和生物学样本用于特定的试验设计；②同意将其提供给予非临床相关的研究；③同意将其提供给予非临床生物样本库相关的研究；④同意研究者因进一步的信息和情知同意等目的与受试者进一步联系

续表

Section/item 部分/条目	Item No. 条目序号	Description 描述	来自作者的一些注释
Confidentiality 保密	27	How personal information about potential and enrolled participants will be collected, shared and maintained in order to protect confidentiality before, during, and after the trial 如何收集、共享和保存可能入组的和已经入组的受试者的个人信息，以确保试验开展期间及前后的受试者的保密性	受试者个人信息的保密必须得到高度重视。试验方案中需描述受试者个人信息的收集、安全性和保存方法。包括①创建编码，将受试者的可识别信息用不相关的字符序列代替；②使用需要输入密码的加密文件和储存系统，确保数据的维护和链接在不同的系统；③限制可以进行质量控制、稽查和分析的人数
Declaration of interests 利益声明	28	Financial and other competing interests for principal investigators for the overall trial and each study site 整个试验和各个研究中心主要研究者的经济和其他利益冲突	经济利益冲突包括工资或奖励支付、股票交易权的所有权、谢礼、机构的咨询和医学教育咨询和服务费、专利等。非经济的利益冲突包括学术承诺，私人或专业关系，政治，宗教或其他
Access to data 数据获取	29	Statement of who will have access to the final trial dataset and disclosure of contractual agreements that limit such access for investigators 声明谁将获得试验最终数据集，并说明研究者获取这些数据的限定条件	一些多中心临床试验中，仅指导委员会有获得最终试验数据的权利，目的是确保在主要研究结果发表之前试验数据不会被各分中心提前泄露。很多试验在分中心研究者申请并经指导委员会批准后，方可获得最终数据。可以获得试验数据及任何限定获得数据的规定均需在试验方案中进行详细描述

续表

Section/item 部分/条目	Item No. 条目序号	Description 描述	来自作者的一些注释
Ancillary and post-trial care 附加与试验后照护	30	Provisions, if any, for ancillary and post-trial care, and for compensation to those who suffer harm from trial participation 如有的话，说明附加的和试验后的照护措施，以及对因参加试验而遭受伤害的受试者的赔偿	需详细描述临床试验过程中的附加说明，也要说明申办者会在试验结束后对受试者或社区继续提供哪些干预、福利或其他关怀。任何受试者不良事件相关的补偿计划也应在试验方案中说明
Dissemination policy 公开的政策	31a	Plans for investigators and sponsor to communicate trial results to participants, healthcare professionals, the public and other relevant groups (e.g., via publication, reporting in results databases, or other data sharing arrangements), including any publication restrictions 研究者与申办者向受试者、卫生保健专业人员、公众和其他相关组织反馈试验结果的计划（如发表文章、在结果数据库进行报告或其他数据分享的形式），同时说明发表的限制条件	方案中应说明不管试验结果有效性的大小和导向，都将会被公布。与研究者结果出版或发表文章权利相关的说明均需在方案中进行描述
	31b	Authorship eligibility guidelines and any intended use of professional writers 作者署名原则和是否请专业作者写作	对临床试验的设计、实施、解读和报道有实质性贡献的人员，将具有最终试验报告的作者资质。邀请专业的医学编辑参与试验的结果报道以提高试验报告表达的清晰性，试验方案和试验报告中需对邀请专业医学编辑的计划及其经费来源进行公布

续表

Section/item 部分／条目	Item No. 条目序号	Description 描述	来自作者的一些注释
	31c	Plans, if any, for granting public access to the full protocol, participant level dataset and statistical code 如有的话，说明允许公众获得完整方案、受试者数据集和统计代码的计划	方案能获得的渠道，试验方案、完整的试验报告、受试者信息和统计学等信息是否会向公众公布，获得相关数据的时间段等
Appendices 附录			
Informed consent materials 知情同意材料	32	Model consent form and other related documentation given to participants and authorised surrogates 提供给受试者和授权代理人的知情同意书和其他文件的范本	不同类型试验和人群需要不同的知情同意材料，详见相关章节
Biological speci-mens 生物样本	33	Plans for collection, laboratory evaluation and storage of biological specimens for genetic or molecular analysis in the current trial and for future use in ancillary studies, if applicable 如适用，需描述收集、实验室检测和保存生物样本以供本试验用或未来研究中基因或分子学分析的计划	标本的收集、储存、评估方法及储存，收集的样本和相关受试验的数据是否会被重新标识或编码以保护受试者的隐私

☆ ☆ ☆ ☆

投稿时，已发表的方案会是强有力的支撑材料。已发表的方案对于我们来说是特别好的学习材料，查阅一些相关研究的方案，看看人家的研究设计细节是怎样的，照猫画虎也常常能画出一个方案来了。

Trials 这个期刊专注临床试验的方法学相关论文，发表了很多研究方案和数据统计分析计划，要注意投稿的时间必须在完成受试者入组之前。*Trials* 还有个姊妹期刊叫 *Pilot and Feasibility Studies*，专门发表预试验和可行性研究，影响因子不高，但有时候也不失为一种选择。值得注意的是，从前的 *Trials* 上发表了很多针灸相关研究的方案，但现在已经不再接受中医药相关的研究方案了。

针对一些特异性的干预性临床试验 SPIRIT 还有拓展版本，比如针对涉及人工智能（artificial intelligence，AI）的试验，《自然 - 医学》（*Nature Medicine*）、《英国医学杂志》（*British Medical Journal*，*BMJ*）、《柳叶刀 - 数字健康》（*The Lancet Digital Health*）等期刊同步发表了 SPIRIT-AI，在 SPIRIT 基础上增加了 AI 相关条目。例如，纳排标准中不仅要在受试者层面说明纳入和排除标准，还要求在输入数据层面说明纳入和排除标准。此外，对于其他类型的研究也有针对其方案设计的规范，例如，对于系统综述和荟萃分析的设计有 PRISMA-P（preferred reporting items for systematic review and meta-analysis protocols）可供参照，见表 1.2.2。

表 1.2.2　PRISMA-P 2015 清单：系统综述和荟萃分析方案优先报告——
适用于系统性综述方案的推荐条目

章节和主题	条目编号	清单条目
管理信息		
标题		
识别	1a	标题应注明为系统性综述的方案
更新	1b	如果方案是对之前发表的系统性综述进行更新，则应在标题中注明
注册	2	如果已经注册，请提供注册系统和注册号
作者		
联系方式	3a	提供参与方案的所有作者姓名、所属机构单位以及邮箱；提供通信作者的详细通信地址
贡献	3b	描述方案中各个作者的贡献，并且明确担保人
修正	4	如果该方案是对之前已完成或已发表方案的修正，请确认并列出修改清单；否则，阐述记录方案重大修正的计划
支持		
来源	5a	标明资金或其他支持的来源

章节和主题	条目编号	清单条目
赞助	5b	提供资助者姓名或者赞助商名称
资助者或赞助商的角色	5c	如果资助者、赞助商和（或）机构参与方案其中，请描述他们的角色
引言		
论据	6	在已知的背景下陈述该系统性综述的立题依据
目标	7	根据人群、干预、对照和结局（PICO）对系统性综述的研究问题进行明确清晰的阐述
方法		
纳入标准	8	明确系统性综述纳入研究的特点（如 PICO、研究设计、试验场所、时间点）以及其他研究报告特点（如发表年代、语种、发表状态）
信息来源	9	描述所有的信息来源（如电子数据库、联系作者、注册试验或者其他灰色文献）以及计划检索的时间范围
检索策略	10	请起草至少一个数据库的检索策略以及相应的限制策略，从而保证检索是可以重复的
研究报告		
数据处理	11a	描述系统性综述过程中处理记录和数据的方法
研究选择	11b	描述文献筛选过程（如两个研究人员独立筛选）以及系统性综述中研究筛选的每一个过程（即文献筛查、判断和纳入）
数据收集	11c	描述数据提取方法（如预先设计的数据提取表、独立完成、一式两份）以及其他任何从研究者那里获取和确认数据的过程
数据条目	12	列出并定义所有数据变量（如 PICO 条目、基金来源）以及任何预先计划的数据假定和简化
结局和次序	13	列出并定义所有结局指标，并给出主要结局和其他结局指标的优先次序和相应理由
偏倚风险	14	描述评价单个研究偏倚风险的方法，并说明其在数据分析中的作用
数据分析	15a	描述将对哪些研究数据进行定量分析
	15b	如果数据适用于定量分析，描述合并统计指标、数据分析和合并方法以及异质性的检验（I^2）
	15c	描述其他所有统计分析方法（如敏感性分析、亚组分析、Meta 回归）
	15d	如果数据不能进行定量分析，描述计划采用的归纳总结方法
Meta 偏倚	16	明确所有预先计划好的 Meta 偏倚评价方法（如发表偏倚和选择偏倚）
证据质量分级	17	描述证据质量分级（如使用 GRADE）

☆☆☆☆

第三节　研究问题与研究假设

从产生一个想法（idea）到形成研究问题（question），再到提出研究假设（hypothesis），这中间是有一个过程的。

一、从想法到研究问题

学而不思则罔，思而不学则殆。研究问题的形成过程是结合了"思"和"学"的过程。从"思"上来讲，临床医师在日常工作中要多观察、勤思考，牢记临床无小事、质量无尽头，不断迸发灵感。从"学"上来讲，想法要好，吃得要透。有一句话我一直深以为然，A good question is based on good idea that is based on good and comprehensive review of the available evidence from pre-clinical and clinical data。

1. 研究问题的 FINER 标准　在将一个想法转为研究问题的过程中，要对现有的相关领域知识作全面的复习，对自身条件做足够的审视，以确定它是不是满足如下 FINER 标准。

● 可行（Feasible）：研究对象要充足；专业技术要能操作；时间和经费要有保障；组织管理能力能应对研究的实施中遇到的问题。

● 有趣（Interesting）：研究人员要有兴趣去做。

● 创新（Novel）：或能证实／否定过去的发现；或能延续／拓展过去的发现；或能提供新的发现。

● 符合伦理（Ethical）：有利和无伤害原则。

● 有意义（Relevant）：对于本领域的科学知识、或临床和健康政策、或未来研究方向有价值。

2. 研究问题的 PICOTS 架构　PICOTS 框架本书有相关章节详细描述。简言之，研究问题要用 PICOTS 框架来表述，以不遗漏细节。P（患者）；I（干预）；C（对照）；O（结局）；T（时间）；S（研究设计）。

二、从研究问题到研究假设

Pollock（2009）对研究假设的定义是"对自变量和因变量之间关系的可验证的说法"。这里面包含了几个要素：①要有自变量和因变量；②要讲清关系；③要可验证。一个用 PICOTS 框架清晰描述的研究问题是很容易转为研究假设的，我们只需要进一步了解研究假设的几个基本概念即可。

1. 假设的方向性　指的是预计要观察到的差异是不是在特定的方向上，包括正向、负向和无方向。正向就是正面影响，负向就是负面影响，无方向就是

☆ ☆ ☆ ☆

有影响但不明确是正面还是负面。有方向性的需要单侧显著性检验，无方向性的需要双侧显著性检验。

2. 原假设（H_0）与备择假设（H_1）　原假设 H_0 又称零假设，0 代表了没影响、没差别、没变化，往往是研究想要收集证据去反对的一方。H_1 代表了有影响、有差别、有变化，是研究者想要证实的一方。我们的假设检验就是要去拒绝 H_0。

那为什么要把零假设作为原假设呢，我们的第一目标难道不是要被接受的那个吗？第一，这是因为假设检验的基本思想是"反证法"，是"小概率事件在一次试验中几乎不可能发生"，如果小概率事件发生了，就要推翻假设。所以研究的原假设是被推翻的那个，我们研究想要推翻的是零假设，因此，原假设为零假设。第二，尽管我们感兴趣的是备择假设，但我们的出发点是原假设是被原有的经验证实的、需要足够证据才能被否定的论点。所以，原假设为零假设。

从 H_0 继续延伸，我们知道自己可能会犯两种错误。第一种是 H_0 是真的，但我们却以为它是假的，拒绝了它，这是"弃真"错误，即Ⅰ类错误，我们要控制Ⅰ类错误的概率让它不要超过"α"。第二种是 H_0 是假的，我们却以为它是真的，欣然接受，这是"取伪"错误，即Ⅱ类错误，我们要控制Ⅱ类错误的概率让它不要超过"β"。

第四节　随机的问题

一、随机是保持研究分组基本信息均衡性的有力武器

在流行病学和统计学中，随机化具有两层含义，第一层为随机化抽样，即在源人群中以随机方法抽取样本量，以保证样本具有较好的代表性；第二层为随机化分配，即指将研究对象随机分配到各个研究组，以保证组间的均衡性。我们平常说的比较多的其实是随机分配这个环节。

随机对于临床研究的价值无须多言，有随机加持后，不同组之间混杂因素的影响被尽量减到了最小。而为了进一步提升组间的均衡性，并且让研究者"猜"不出来患者分组的情况，随机的方法也是没有最好，只有更好。常见的随机方法有简单随机、分层随机、区组随机、动态随机等。简单随机最简单粗暴，一簋子随下来，用 R 语言或 PASS 软件等，输入总例数、分组数量、分配比例，轻松可以得到一组随机序列。其他的几种稍稍增加了一些限制，有着不同的适用场景。

1. 分层随机（stratified randomization）　我们随机是为了让一些可能造成影响的基本信息在组间保持均衡，例如年龄、性别、地域、民族等。假若存在

☆☆☆☆

这些信息仍然不均衡的风险，或者说为了进一步降低这些信息不均衡的风险，可以采用分层随机的方式，这些"层"就是上述的要均衡化的因素。例如，我们要进行一项措施甲对老年患者术后并发症影响的多中心研究，我们觉得尽管都是老年患者，但不同年龄层次如 65～75 岁和 80 岁以上的群体术后并发症差异很大，而且我们担心不同的中心也存在差异，如果分组的时候在这两方面分布不均衡，就可能无法解释最终并发症的差异是由于用或者没用措施甲，还是由于某一组患者年龄特别大，或是由于某一组患者在中心 1 特别多。所以我们可以选择以年龄和中心为分层因素进行分层随机。这样在最后的随机分组中就确保了两组患者年龄段和中心的分布都是一致的，从而避免了 A 组 80 岁以上老人特别多，B 组在中心 1 特别多这样的问题，有利于试验结果的科学解读。

分层不是越多越好。分层越多，代表着每一层能够随机分组的人数越少。一般 2～3 个分层因素就很多了，因此要确定最可能影响结果的因素。

2. 区组随机（block randomization）　笔者个人特别喜欢区组随机，能很好地保证分配的均衡性，特别是研究实施过程遇到不可控因素的时候。区组随机的思想是把患者分为若干区组并强制要求其中必须有相同数量的治疗组及对照组。举个极端的例子，假如研究进度慢，过程拉得很长，一年只能做 3 例。按简单随机化，有可能今年的 3 例都是 A 组，明年的 3 例都是 B 组。假如我们按区组随机化，要求 4 例为 1 个区组，其中 A、B 各半，那么今年的病例中必然是有 A 有 B，达到了更好的均衡。

当然，大家看出来了，上述的 4 例为 1 个区组的固定区组会产生问题。固定区组后每个区间的最后 1～2 个患者的分组情况是可以被猜测出来的，这可能会产生选择或信息偏倚。因此，需要进行随机区组大小的区组随机化，也就是区组大小不固定，具体有哪些大小的区组可以自己设定，比如可以设定为随机 4、6 等数字，这样就没法儿猜出患者的分组了。随机区组大小的区组随机化可以用 R 等来很方便地实现。

3. 动态随机（dynamic randomization）　顾名思义，动态随机是指各个研究对象被分入某组的概率不是固定不变的，而是根据一定的条件动态变化的。动态随机化包括瓮（urn）法、偏币（biased coin）法、最小化（minimization）法等。有一个网上描述的例子我觉得比较好地阐述了动态随机的过程，这个例子是"按不平衡指数最小的分配原则"进行分组。具体为：根据专业知识选取几个拟加以控制的重要非试验因素，假定一个是患者的性别（分为男、女），另一个是患者的病情（分为轻、中、重）。将先来的两名患者在试验组与对照组各放 1 人，记下他们的性别和病情，记分的方法是每个因素的每个水平出现 1 次记 1 分，计算两组各因素对应水平的得分之差的绝对值，最后求出绝对值之总和，称此"和"为两组患者在两个重要非实验因素上的不平衡指数。若再来第 3 名患者，分别依次将此患者放入试验组、对照组各 1 次，每次都根据他（或她）的性别、病情累加到原有患者的基础之上，可以得到两个不平衡指数，取不平衡指数最小的那种分组方法。这样第 3 名患者的分组就定下来了，用同样的方法去分配以后的该病患者，直到两组达到事先规定的样本含量时就停止（胡良平等，2013）。

4. 整群随机（cluster randomization）　顾名思义，整群随机是以群组而不是个体为分组单位的随机化方法。主要用于干预措施只能施加于群体（如医院、医师或社区）而非个体时，或者干预措施针对个体时会对群体里的其他人产生影响，即出现"沾染"时。整群随机化操作起来与个体水平的随机化差别不大，但是要注意的是，整群随机化通常意味着该研究的抽样方式为整群抽样。在样本量计算时应使用整群抽样的样本量计算方法。

☆知识拓展

患者偏好随机对照试验

在实施 RCT 的过程中，特别是非盲 RCT 中，可能面临患者治疗偏好的问题，即有些患者强烈要求使用某种干预方式，不愿意接受随机分配。若将有强烈偏好的患者全部排除，对于某些研究问题可能影响结果的普遍性，导致最终结果出现偏倚，从而削弱试验的外部有效性。患者偏好随机对照试验是针对这一问题的可能解决方案。2008 年英国医学研究理事会（Medical Research Council，MRC）在更新《复杂干预设计及评价框架》中，将患者偏好随机对照试验推荐为研究"复杂干预"的方法。

患者偏好随机对照试验的设计方案包括患者偏好二阶段设计（Wennberg 设计、Rücker 设计）、全面队列设计（Brewin 设计和 Olschewski 设计）、预随机设计和医师偏好设计（Korn 设计）等。二阶段设计是将患者先随机分为偏好组和随机组，前者按偏好开展干预，后者随机给予干预。因此随机组也可能包含有偏好的患者，可能造成报告不准确。全面队列设计是将患者按意愿分为偏好组和随机组，前者按偏好开展干预，后者随机给予干预。预随机是将患者随机分到试验和对照组，对照组全部采用对照干预，但试验组根据患者偏好进行干预。医师偏好设计是由医师判断将患者分为干预组、对照组和无偏好组，其中无偏好组随机给予干预。可以看出来，这些设计方法中，全面队列设计可以根据偏好组和随机组患者的治疗效果估计偏好效应；而且操作方便，几乎可以招募到所有的患者，因此应用最为广泛（陈新林等，2016）。

二、多中心如何随机

多中心随机的话，可以提前做好密封的随机信封，寄给各家中心，随机一个打开一个。更好的方法是基于网络来进行人机交互式的中央随机，也就是 IWRS（interactive web response system，交互式网络响应系统）。中央随机系统可以是为临床试验量身定做的，也可以使用网络开源的。前者需要经济支撑，后者大家可以自己在网上查查，有一些免费可用的。IWRS 有效地避免了随机序列的泄露。

三、什么是 allocation concealment

有一次投稿后被 reviewer 指出没有写如何做 allocation concealment，当时有点懵，觉得自己说清楚怎么随机、怎么设盲了啊，还在琢磨是不是英文写得不好，没让审稿人看明白。后来才搞明白 allocation concealment 不是那个意思。Concealment 是随机很重要的另一环。简单地讲，如前文所谈到的，随机分组不仅要求研究对象被分配到各组的机会均等，而且具体哪一患者分到哪一组应该是不可知的（除了做随机分组的统计人员之外）。这个"不可知"的过程就是 allocation concealment，也就是分配隐藏。分配隐藏又包含了两方面：第一个方面是研究者和患者事先都不知道分组；第二个方面是研究者和患者都无法推测出下一例的分组。如果能把这两方面做好了就是成功的分配隐藏了。第一个方面可以通过将产生随机序列的人和纳排受试者的人分开、web 随机、密封信封等方法来实现；第二方面依靠的就是我们前边所讲的随机区组数量的区组随机和动态随机等方法。

另外，随机分组序列的隐藏和我们所说的盲法不是一回事儿，前者是大家不知道随机序号排布的情况，后者是大家不知道分组。通俗地讲，前者在分组环节就结束了，后者则是持续整个研究过程。举个例子，两组患者一组接受针灸，一组接受假针灸。我们通过密封信封等方法隐藏了随机序列，研究者和患者事先不知道也猜不出来会被分在哪一组。但是，打开密封信封后，实施干预的研究者一操作，患者就能猜出来自己是针灸组还是假针灸组了。从这个意义上讲，随机分配隐藏是顺利成功实施了的，但盲法无法实施。

所以一段标准的对于随机的描述应该包括如下方面。

Participants were randomly assigned (2 : 1) to either A or B（分配比例及组数），using a block randomization of size 6 or 12（随机方法）generated by a statistician who was not otherwise involved in the study（随机序列如何、由谁来产生）. The statistician prepared randomization lists and put the allocation of each participant in an oblique envelope. The envelop was open by a study nurse before A or B was given（随机隐藏的方式）. Parents, investigators, and laboratory personnel responsible for the various analyses remained masked to group allocation until the end of the study（随机隐藏的对象）（改编自 Zaman K, *Lancet*, 2023）。

四、随机后基本信息不均衡怎么办

理论上来讲，充分的随机可以使组间基本信息均衡，但仍然存在一种可能，随机分组的情况下最后仍发现组间存在一些协变量的差异。这时候该怎么办呢？

我们从组间均衡的基本概念说起，组间均衡性（balance between groups）是指随机化或非随机化的各组受试者的人口社会学特征、基线临床特征、重要预后因素以及在试验过程中产生的可能影响结局的其他因素的平衡情况。如果各组间这些因素类似或接近，则称其组间均衡性好，否则为组间不均衡。

那么，是不是组间比较发现有统计学差异就代表组间不均衡呢？答案是：不是的。

第一，在非随机对照试验中，基线特征的统计学显著性检验可以提示非随机分配带来的系统误差，但没有统计学显著性并不代表组间就是均衡的。因为我们要得出结论不仅要看统计值，还要看效能。此时如果没有足够的检验效能的话，可能存在较高的假阴性，也就是我们常说的 P 值在小样本的时候不够敏感，在样本太大的时候又过于敏感。此外，与 P 值相比，用绝对标准化差值（absolute standardized difference，ASD）能更好地反映基线的均衡性，特别是在倾向性匹配中非常有用。ASD < 10% 一般代表均衡（2009 年 Austin 的文章中也有说是 11.3%）。ASD 的计算是用绝对差值除以总体标准差。

第二，在随机对照试验中，则没有必要进行各组基线特征的显著性检验，只需做描述性统计而不用标 P 值。大家可以注意一下大部分顶刊都明确地在投稿须知中说明了这一点。这是因为如下考虑：①理论上讲既然已经随机化了，只要方法无误，那么各种基线特征和预后因素在各处理组间应该是均衡的；②随机对照试验中，即使存在基线特征不均衡，也是随机误差所致；③因为存在 I 型、II 型错误，显著性检验有统计学意义并不意味着组间不均衡，而检验没有统计学意义也并不说明组间是均衡的。同前文所述，ASD 更能说明问题。因此，随机对照试验的组间均衡性评价关键是看随机化方法是否正确可靠。

假如判断确实出现了组间不均衡，可以做进一步的分析来看看组间的不均衡是不是会影响到研究的结论。

①不均衡的因素为计量数据的话，可采用协方差分析。协方差分析是通过直线回归的方式把协变量值化为相等（协变量取值其总均数）后求得因变量的修正均数，以此控制混杂因素的影响后，用方差分析比较修正均值间的差别。

②不均衡的因素为分类资料的话，可采用分层分析或亚组分析。

☆☆☆☆

③当既有计量资料又有分类资料时，可采用多元统计分析方法。当结局变量为连续型资料时可以考虑多重线性回归，当结局变量为分类资料时可以考虑 logistic 回归（二分类 logistic 回归、无序多分类 logistic 回归、有序多分类 logistic 回归），而结局变量是生存时间和二分类资料时则考虑 Cox 回归。控制某个混杂因素的影响实际上就是将该因素纳入模型进行分析，从而在校正其他因素后解释变量各水平间的比较以及由其所引起的因变量变化。多重回归分析可以同时考虑多个因素的作用，排除混杂因素的影响，但是要求结局事件的例数不能太少（参考自温泽淮，2004）。

④倾向性评分（倾向值，propensity score，PS）：PS 是以干预因素（组别）为因变量，以所有观测到的非研究性因素为自变量进行 logistic 或 probit 回归，在给定的协变量条件下，个体接受干预因素处理的概率。根据 PS 对试验组和对照组进行筛选，可使不同组的非研究性因素实现均衡，从而达到控制的目的。倾向性评分本身并不能控制混杂，而是通过 PS 匹配、加权、分层或进入回归模型直接调整混杂等方式，不同程度地提高对比组间的均衡性，从而削弱或平衡协变量对效应估计的影响，达到"类随机化"的效果，又称为事后随机化。倾向性评分可以同时调整大量的混杂因素，省时省钱，但是需要的样本量较大，只能均衡已观测的指标变量，而且可能会以丢失样本为代价。具体见相关章节。

⑤工具变量分析（instrumental variable analysis，IVA）：可以选择有效的工具变量，通过两次回归分析来消除混杂因素的影响，见图 1.4.1。第一阶段回归以暴露/干预因素为因变量，以工具变量和已知混杂因素为自变量进行回归分析，获得暴露/处理因素的估计值。第一阶段回归实际上利用工具变量将暴露/干预因素分解为与混杂因素相关和不相关的两个部分。第二阶段回归以结局变量为因变量，以第一阶段获得的暴露/干预的估计值（注意不是原始值）以及已知的混杂因素作为自变量进行回归，从而获得暴露/干预因素对结局变量的效应。二次回归采用哪种回归视结局变量和暴露/干预因素的类型而定。工具变量是与暴露/干预因素有关，与其他混杂因素无关，与结局变量没有直接关系的一类变量。应用工具变量分析，寻找合适有效的工具变量是关键。工具变量分析解决的是未知的混杂因素的问题（详见本章第十四节）。

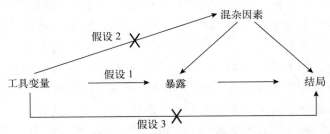

图 1.4.1　工具变量与暴露/干预因素有关，与其他混杂因素无关，与结局变量没有直接关系

五、举个例子

1. One of 3 physicians with experience in acupuncture(T.I.U., C.K., or T.H.) provided the acupuncture or the placebo intervention and performed the randomization using the sealed envelope method. The envelopes, each of which contained a piece of paper on which either "AKUPUNKTUR" or "PLACEBO" was typewritten, were opened by the physician to find out which procedure to perform. The physician attached a sticker with the patient's name and date of birth to this piece of paper and then sealed the envelope again. The envelopes were reopened, and group allocation data were extracted and added to the main data table after the statistical analysis was finished. With this process, randomization was concealed from patients, assessors of the outcome, and practitioners who provided care during and after the cesarean delivery.

这篇文章里对分配隐藏的描述可谓细致入微。随机序列由谁来隐藏，放在什么样的信封里，谁来打开，打开后如何处理，数据分析时如何操作等。

2. The randomization sequence was computer-generated and was undertaken using the method of minimization stratified by the number of previous embryo transfer cycles (0 ~ 1, 2 ~ 6, and > 6), woman's age (< 38 and 38 ~ 42 years), and study site. The algorithm was configured to incorporate a window of 3 to minimize forcing of treatment allocations. Allocation concealment was ensured by use of an interactive centralized telephone computer program administered by the National Health and Medical Research Council Clinical Trials Centre, Sydney, Australia....Study site research nurses who were blind to group allocation enrolled women into the study and collected clinical outcome data.

该研究用了分层随机，分层因素是胚胎移植周期、年龄和研究中心。分配隐藏的方式是中央随机系统。

3. Patients were randomized to receive 10mg of dapagliflozin once daily or matching placebo, in accordance with the sequestered fixed randomization schedule, using balanced blocks to ensure an approximate 1∶1 ratio of the 2 treatments. The randomization codes were generated in blocks of 4 using a computer-generated random number generator. The blocks were not revealed to the investigators and randomization was performed via an interactive voice/web response system. Randomization was stratified based on a diagnosis of type 2 diabetes or a glycated hemoglobin level of at least 6.5% (≥ 48mmol/mol) at the enrollment visit.

该研究的关键信息：区组随机、网络随机、分层随机。

☆ ☆ ☆ ☆

4. The balance of baseline variables between the two groups was assessed using absolute standardised differences, defined as absolute differences in means, mean ranks, or proportions divided by the pooled standard deviation. Baseline variables with an absolute standardised difference of > 0.113 were considered imbalanced using the cut-off point recommended by Austin...and adjusted in subsequent analysis when considered necessary.

用绝对标准化差值评估两组基线均衡性。

第五节　盲法及验证

一、怎么才叫盲法

盲法（blinding/masking）是指通过合理的科研设计，让受试对象不知道自己究竟接受了治疗措施还是对照措施；或者让研究人员也不知道某个患者究竟在治疗组还是对照组。盲法的目的是尽可能消除受试对象或者研究人员的主观因素对研究结局的影响，从而减少偏倚。常见的盲法方案包括：

1. 单盲法（single blind）　受试者不知道自己接受哪一种治疗，但研究者知道，或治疗研究者处于盲态。

2. 双盲法（double blind）　受试者和研究者均不知道受试者本人接受哪一种治疗。

3. 三盲法（triple blind）　受试者、治疗研究者、检查研究者都不知道受试者接受哪一种治疗。

所以，可以看出来，盲法的关键是受试者是否被设盲。

当然，不是所有的试验都能设盲，也不是不设盲就不能做试验，有一个名词叫 PROBE 试验，也就是 perspective randomized open-label blinded-endpoint 试验，前瞻性随机非盲终点设盲试验。这种试验中干预措施不设盲，但终点指标的评估设盲。要减少干预措施不设盲带来的偏倚风险，有一个解决方法是终点指标尽量"硬"，也就是很客观，不容易受受试者或研究者主观意愿影响（参见研究指标相关章节）。

二、如何进行合理的设盲

国家药品监督管理局药品审评中心发布了《药物临床试验盲法指导原则（试行）》，简直就是盲法设计与实施的说明书，我们一起来看看根据指导原则如何设盲。常见的设盲措施包括了分配隐藏、治疗模拟、药物编码、研究参与人员的盲态保持、盲态数据审核和独立评价等。

1. 分配隐藏　就是我们在随机化部分中所讲的 allocation concealment。所要隐藏的治疗分组信息及其生成方法和参数被称为临床试验的盲底。盲底应由申办者委托独立于研究者方的第三方来生成和保管，盲底可以是纸质的，也可以是电子的，但都需制定严格的保管措施以保证盲底的安全性和保密性。参与分配隐藏的人员不应再参与受试者招募入组及其之后的试验实施工作。

2. 治疗模拟　为了保持盲态，经常需要根据治疗措施进行安慰剂模拟。在安慰剂对照临床试验中，需要根据试验药物进行安慰剂模拟，称为单模拟；在阳性对照临床试验中，有时需要根据试验药物和阳性对照药品分别进行安慰剂模拟，称为双模拟。根据试验药物和（或）阳性对照药品进行安慰剂模拟，除了在有效成分上不同外，不仅应保证剂型、形状、颜色、外包装等外观方面相同，在重量、溶解度、味道、气味等内在方面也应尽量保持相仿。当阳性对照药品由于技术原因无法完全实现上述的安慰剂模拟要求时，也可采用改变包装的方法，以达到全部受试者所用药物在外观上无法区分的目的。

3. 药物编码　是指按照已生成的治疗分组信息对临床试验用药品（包含试验药物、阳性对照药品、安慰剂）的最小独立包装预先进行编号。试验用药品的标签上只标明编号和用量、用法说明、有效期等，使试验相关人员均无法从药物外观及包装上获取受试者的治疗分组信息。

三、盲态保持

盲态保持是指根据临床试验确定的盲法，在分配隐藏和药物编码等设盲措施建立后，直至揭盲前，全部或部分研究参与人员一直对受试者的治疗分组信息处于盲态。根据临床试验确定的盲法，应对每位研究参与人员细化职责分工，按照其岗位授权要求划分为盲态保持人员和非盲态保持人员。应采取严格措施在盲态保持人员和非盲态保持人员之间设定"防火墙"，以避免意外破盲。应预先制定详细的盲态保持标准操作规程，无论是盲态保持人员还是非盲态保持人员均应掌握并严格执行该操作规程。试验过程中的工作文件也应区分为盲态保持文件和非盲态保持文件。应在盲态保持文件中隐藏治疗分组信息，也应在非盲态保持文件中尽可能隐藏分组信息。两类文件应分开收集、管理和保存，并预先制定详细的标准操作规程。盲态保持人员严禁接触非盲态保持文件。

（一）如何进行合理的揭盲

揭盲是指揭晓受试者的治疗分组信息。在临床试验中常见的揭盲情形有终末揭盲、期中分析揭盲和紧急揭盲等。须注意的是，揭盲不是想揭就揭，要事先定好揭盲的标准操作规程，包括什么情况下可以揭盲，谁来揭，怎么揭，揭后的数据处理和研究如何继续等。揭盲人员应掌握并严格执行该操作规程，需保留相关记录以确保揭盲过程可追溯。

☆☆☆☆

1. **终末揭盲** 是指按照临床试验方案规定，在数据库锁定、分析人群划分及统计分析计划定稿完成后，揭晓受试者的治疗分组信息以进行分析和总结。一般进行 2 次揭盲，一次揭盲是进行组别揭盲，如一个含有两个组别的试验，首次揭盲会知道 A 组和 B 组，但是不知道 A 组是试验药还是对照药，在此基础上进行统计分析，明确 A 组与 B 组的区别，再进行二次揭盲，此次揭盲会揭晓到底哪组为试验组，哪组为对照组，进一步分析临床试验结果。

2. **期中分析揭盲** 某些临床试验可能需要进行非盲态期中分析，一般由数据监查委员会及其独立统计团队执行。因此，期中分析揭盲是指按照临床试验方案规定，在预先设定的期中分析时点上完成数据库锁定、分析人群划分以及定稿统计分析计划后，仅向数据监查委员会及其独立统计团队揭晓受试者的治疗分组信息以进行分析和总结。数据监查委员会根据非盲态期中分析结果为申办者提供建议。当申办者根据建议认为无须修订临床试验方案或修订临床试验方案后继续开展试验，则本次期中分析揭盲结束。当决定终止试验，则本次期中分析揭盲可转为终末揭盲。当决定使用期中分析结果申请注册上市且同时监管机构要求继续开展试验进行盲态下长期随访，则本次期中分析揭盲结束，但需要由专门的团队负责申请注册上市，负责继续开展试验进行长期随访的团队仍保持盲态。应采取严格措施在两个团队之间设定"防火墙"，以避免意外破盲。

3. **紧急揭盲** 是指按照临床试验方案规定，基于受试者安全考虑和其他特殊原因，通过预先制定的标准操作规程，在紧急情况下获得单个或部分受试者的治疗分组信息。对于预期的和非预期的严重不良事件，只有当受试者发生紧急情况（如需要抢救）时研究者必须知道治疗分组信息才能进行处理，方可紧急揭盲。若对紧急情况的处理没有必要知道治疗分组信息，则无须紧急揭盲。一旦发生紧急揭盲，需要及时记录紧急揭盲的时间、原因和执行人员，同时尽快通知监查员，并递交安全性事件报告至伦理委员会。在试验结束后，应对紧急揭盲的次数、原因、范围和时间做出描述和分析，作为对有效性与安全性评价的参考。

4. **意外破盲** 是指在临床试验方案规定之外，试验相关人员无意地在揭盲前泄露受试者的治疗分组信息。一旦发生意外破盲事件，应详细记录意外破盲的时间、原因、经过、相关人员等信息，并根据需要立即通知相关人员。应预先制定意外破盲事件的应急预案。意外破盲事件应作为方案偏离进行报告，对意外破盲受试者的数据进行处理的方法应在统计分析计划中明确规定，并在总结报告中评估意外破盲带来的试验偏倚。

（二）盲法可以验证吗？

有一些研究没办法合理地设盲，比如针灸相关的研究。为了评估安慰剂效应有多大，就有了一些事后评价设盲效果的方法。具体效果有多确切不讲，但可以作为辅助。

　　简单的验证盲法的方法是询问受试者认为自己在哪一组，采用卡方检验（chi-squared test）或者 kappa 一致性检验（kappa statistic）来计算阳性药物组和安慰剂组的人群对于自己所使用药物的选择是否存在一致性（比如药物组 85% 的人认为自己使用了药物，安慰剂组中 80% 的人也认为自己使用了药物而非安慰剂）。但这样的解释比较粗糙，而且如果仅仅依赖于卡方检验的 P 值结果或 kappa 系数，可能即使最终取得了较高的 P 值或者较好的一致性解释，但实际上两组均已破盲，即较好的一致性既可以说明盲法比较成功，也可能说明盲法比较失败。所以就进一步有了 James 指数（blinding index）和 Bang 指数。

　　在临床试验中除了是 / 否的选择外，有时患者其实并无法判断自己接受的何种疗法，即需要第三个选项"不知道"来满足这一部分人群的选择。James 指数扩展了传统 kappa 系数的适用范围，增加了"不知道"这个选择的范围。

　　James 指数的计算公式如下：

$$\rho_1 = \frac{1}{2}\left[1 + P_0 + (1 - P_0) \cdot \Delta\right]$$

　　最终可得到一个 [0，1] 范围的值，1 代表完全成功的盲法，0 则代表盲法失败，等于 0.5 时则代表完全随机盲法（一半正确一半不正确）。其结果的 95% 置信区间的上界如果在 0.5 的左侧则说明盲法可能失败，或者说试验可能破盲。统计量 Δ 代表相信自己所在组别的人群分布。

$$\Delta = \sum_{a \in \{P,T\}} \sum_{g \in \{+,-\}} \omega_{ag} \frac{P_{ag}(1 - P_0) - P_g(P_a - P_{a0})}{(1 - P_a)^2}$$

　　其中，a 表示组别；a=T 代表治疗组，a=C 代表安慰剂组；

　　g 表示受试者的个人猜测，g = − 代表相信自己在安慰剂组，g = + 则代表相信自己在治疗组，g = 0 则代表不确定自己的分组；

　　P_{ag} 表示受试者分配组别及猜测的比例；

　　P_a 表示受试者的组别分配比例；

　　P_g 表示受试者的猜测比例；

　　ω_{ag} 表示对于正确和错误猜测相对分布的加权。

　　James 指数考虑到了"不知道"的情况，相对于传统的 kappa 统计量用以评价临床试验的盲法成功性更有意义，但是由于它合并了所有组别数据（药物组 + 对照组），所以无法分辨组间差异，因此可能也会造成对结果的曲解（如安慰剂组破盲，但因药物组盲法十分成功，造成了总体结果被稀释）。

　　后来，Bang 等进一步提出了 Bang 指数来评价盲法成功性。和 James 指数类似，通过 Bang 指数也可计算出一个包含方向的区间，但这个区间范围为 [-1，1]，

☆☆☆☆

其中正值代表盲法失败（即多数受试者猜中了分配组别），负值则代表盲法成功（即多数受试者猜错了分配组别），0 则代表理想的盲法结果。

Bang 指数的计算公式如下：

$$\rho_2' = \left(2\frac{P_{C-}}{P_{C-}+P_{T-}}-1\right) \cdot \frac{P_{T-}+P_{T+}}{\sum_{g\in-,0,+}P_{Tg}}$$

James 指数过于依赖于 P_0 也就是选择了"不知道"的受试者，但实际上这一类人群并不是真的不知道，这样做容易造成信息偏倚和结果的错误解释。Bang 指数则更多依赖于明确做出选择的受试者进行计算。

需要强调的是，盲法重在设计和实施，如果盲法本应能成功但没做好，评价盲法的方法连亡羊补牢都够不上。

四、举个例子

Twenty-five patients (43%) in the acupuncture group *vs* 11 patients (20%) in the placebo group believed that they received verum acupuncture, whereas 26 patients (45%) in the acupuncture group and 32 patients (58%) in the placebo group could not identify their group assignment. These differences were not statistically significant. Forty-five patients (76%) from the acupuncture group and 48 patients (87%) from the placebo group stated that they would readily receive acupuncture again for additional postoperative analgesia in the future.

这项针刺研究使用所谓的假针刺（用一种可以产生针刺感的笔尖）来作为对照，但显然患者是有可能区分出真假针刺的。因此，研究者采用了事后询问患者的方式来评价设盲的效果（图 1.5.1），结果表明患者判断对、错没有显著差异，姑且可以认为设盲是有效果的。

Patients' Opinion on Acupuncture

	No. (%)		P value[a]
	Acupuncture group (*n* = 58)	Placebo group (*n* = 55)	
Perception of group allocation			
Real acupuncture	25 (43)	11 (20)	0.08
Placebo	7 (12)	12 (22)	0.32
Do not know	26 (45)	32 (58)	0.52
Do you want acupuncture again?			
Yes	45 (76)	48 (87)	0.68
No	14 (24)	7 (13)	0.24

[a] Statistical significance was calculated with Fisher exact test.

图 1.5.1　患者对分组的判断（改编自 Unichenko et al., 2022）

第六节　对照的设置

临床试验中对照组的设置从不同角度有不同分类。按对照的性质有平行对照、交叉对照、自身对照；按对照的角色有阳性对照、安慰剂对照、空白对照等。具体选哪一个，要看自己想说明什么问题。有的研究中还会设定两种或以上的类型的对照。

一、对照的类型

1. 安慰剂对照（placebo）　安慰剂是一种虚拟药物（dummy medication），其剂型、大小、颜色、重量、气味、口味等都与试验药物尽可能保持一致，但不含试验药物的有效成分。安慰剂不是自己随便做出来就可以的，使用前需要药检部门出具检验报告。设置安慰剂对照的目的在于最大限度地减少受试者和研究者的主观期望效应（expectant effect），控制安慰作用。

2. 空白对照（no-treatment）　未加任何对照药物或干预的对照组称空白对照。因为没有干预，所以它是不盲的，从而可能影响到试验结果的正确评价。常见于手术等操作的研究中。

3. 阳性对照（active control/positive control）　指采用已上市的有效药物或者公认有效的干预措施作为对照。作为阳性对照的干预必须是疗效肯定、医学界公认、药典中收载的，特别是最近药典中收载者。如果有多种阳性对照药物可选，则应选对所研究的适应证最为有效、安全的药物。例如镇痛药物相关研究可采用吗啡作为阳性对照。试验药物与阳性对照药物之间的比较需要在相同条件下进行，例如采用吗啡作为阳性对照的时候，试验药物要选择和所使用剂量的吗啡等效的剂量。阳性药物对照组使用的剂量和给药方案必须是该药最优剂量和最优方案，否则可能导致错误的结论。

4. 剂量 - 反应对照（dose-response control）　将试验药物设计成几个剂量组，受试者随机地分入一个剂量组中，这样的临床研究称为剂量 - 反应对照，或多剂量对照。它可以包括或不包括安慰剂对照即零剂量（zero-dose）。剂量 - 反应对照主要用于研究剂量与疗效、不良反应的关系，或者仅用于说明疗效。剂量 - 反应对照有助于回答给药方案中采用的剂量是否合适。

5. 外部对照（external control）　又称为历史对照（historical control），是将研究者本人或他人过去的研究结果与试验药物进行对照比较。当所研究的疾病严重威胁人类健康，目前还没有满意的治疗方法（如艾滋病、恶性肿瘤），且根据药物作用机制、动物实验以及早期经验，已能推荐所研究的新药时，可以使用外部对照。外部对照可比性很差，因为本试验受试者与外部对照的受试者

☆★☆☆

并非来自同一个患者总体，更无法设盲，所以其应用十分有限，非必要时不要使用。目前，外部对照主要用于探索性研究，或一些医疗器械的研究。

6. 交叉对照（cross-over）　整个设计分为两个阶段。先将研究对象随机分为研究组（A组）和对照组（B组）。第一阶段研究组接受治疗，对照组接受安慰剂。此阶段结束后，两组患者均休息（洗脱，停药）一段时间。之后再进入试验第二阶段，但两组在接受治疗措施上对调。这种设计不仅有组间对照，而且有自身前后对照，从而降低了两组的变异度，提高了评价疗效的效率，同时也可用较少的样本完成试验。但采用交叉设计必须有一个严格的前提，即进入第二阶段之前，两组患者的病情均与进入第一阶段时相同。这对许多临床试验来说是难以做到的，从而限制了这种研究设计的使用（详见相关章节）。

7. 自身对照（self-control）　不分组，比较研究干预前后受试者自身状态的变化。

二、特殊注意点：安慰剂或不予治疗对照

在伦理审查的时候，看到安慰剂对照就会特别关注，因为使用安慰剂对照最需要考虑的就是伦理问题。如果使用安慰剂剥夺了对照组受试者接受有效治疗的权力，延误患者的病情，那是不道德的。那么，哪些情况下设置安慰剂或不予治疗对照是合适的呢？

1. 当前不存在被证明有效的干预措施。但注意有些情况下，即使没有已被证明的有效干预措施，安慰剂也不合适。例如外科手术试验，设计安慰剂一般不可能。还有某些疫苗实验，也多数选择和研究疫苗无关的疫苗为对照。

2. 不采用公认有效的干预，受试者最多感到暂时的不适或延迟症状的缓解。这种叫作仅伴随较小风险的安慰剂对照。例如安慰剂和阳性治疗仅在生理测量上产生很小的差别，如血压轻微升高。

3. 使用公认有效的干预作为对照将会使试验结果科学上不可靠，而且使用安慰剂或不予治疗不会使患者遭受伤害。这两点必须同时满足。

第七节　非劣效研究

一、为什么做非劣效研究

我们先来看看什么是非劣效研究。图 1.7.1 很清楚地介绍了差异性检验、优效性、等效性和非劣效性检验的区别。我们选择做非劣效性研究的原因就是希望得出结论：A 不比 B 差。非劣效研究常用于某个新的研究干预与一个现在很常用或者很公认的干预措施的比较，这个新的研究干预可能在某一方面具有某

种优势，所以只要它的疗效不比现有的干预措施差（非劣），就有可以在临床上用起来的价值了。例如我们曾做了瑞马唑仑和丙泊酚全身麻醉后苏醒时间的比较。丙泊酚是常用的全身麻醉药物，瑞马唑仑是新型的镇静药物，已知瑞马唑仑对血压的影响要比丙泊酚小，具有循环稳定的优势，那只要在苏醒时间方面瑞马唑仑不比丙泊酚差，我们就认为瑞马唑仑可以作为丙泊酚全身麻醉的备用替代方案。因此设计了非劣效研究。

非劣效的结论有两层含义：试验药的疗效优于安慰剂（间接推论试验药物的有效性）；试验药的疗效若是比阳性对照药物的疗效差，其差值也是在临床可接受的范围内。

在下列条件下，不应采用非劣效临床试验设计：①药物疗效过小导致非劣效试验设计样本量超出可行范围；②药物疗效的研究间差异过大导致阳性对照药不具备稳定的有效性；③没有历史数据支持非劣效界值的确定；④医疗实践的变化使得历史研究中观测到的阳性对照药物疗效不再适用。

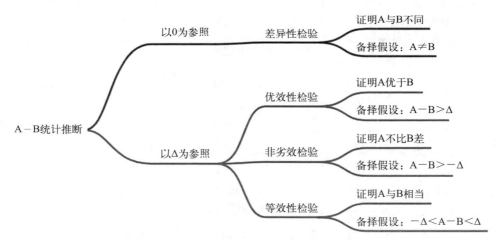

图 1.7.1　非劣效性检验和其他几种检验的区别

二、非劣界值的设定

非劣界值（Δ）的设定是非劣效研究里最核心的点。界值的设定要结合统计学方法和临床意义的判定。界值偏大，会夸大新干预措施的效果，但界值偏小，也可能会错失某个有价值的新干预措施。此外，非劣效研究的样本量计算依据是非劣界值，界值越小，统计推断出非劣效结论成立所需的样本量就越大。所以从成本角度来看，较大的非劣效界值意味着较小的试验规模以及较大的得出非劣效结论的可能性，这对药物临床试验申办方来说利害攸关，具有强烈的诱惑力。因此，设定非劣界值要谨慎。

☆☆☆☆

经常用于确定非劣效界值的方法包括点估计法（point estimate method）、固定界值法（fixed margin method）、综合法（synthesis method）和德尔菲法（Delphi method）。美国食品药品监督管理局（U.S. Food and Drug Administration，FDA）推荐使用固定界值法和综合法，中国临床试验生物统计学组（CCTS）专家共识也主要介绍了固定界值法（CCTS 工作小组，夏结来，2012）。不管哪种方法，非劣界值的确定都主要基于阳性对照药与安慰剂、试验药与阳性对照药、可接受的最大疗效损失比例之间的相互关系。

1. 固定界值法　始于估算阳性对照药相对于安慰剂的疗效差异（M1）。M1的估算主要依赖于阳性对照药的历史安慰剂对照试验，对于这些已经有的试验采用 Meta 分析算出其置信区间。如果历史试验间同质性较好，置信区间的构建可采用固定效应模型，否则采用随机效应模型。选择 Meta 分析估算出的阳性对照药相对于安慰剂的疗效差异的双侧 95%（或单侧 97.5%）置信区间的上限或下限作为 M1（疗效评价指标为高优时选下限，低优时选上限；数值越大表明疗效越好的指标为高优指标，数值越小表明疗效越好的指标为低优指标）。FDA建议，如果恒定假设存在不确定性，可采用"折扣"策略（如减半）确定 M1，即将 Meta 分析估算出的 M1 通过一定幅度的"折扣"转换为更加保守的 M1；这种 M1 的估算归属于统计推断的范畴。

在临床判断上可接受的最大疗效损失（M2）的确定需要基于临床判断，这个损失比例称为 f。临床试验中一般取 $0.5 \leqslant f \leqslant 0.8$，例如在心血管病药物的非劣效试验中常取 $f = 0.5$。而在抗菌药物临床试验中，由于阳性对照药的疗效公认较好，非劣效设计时，以率作为主要指标时直接取 M2=10% ～ 15%M1。M2即为非劣效界值。在检验水准为双侧 5%（或单侧 2.5%）的情况下，当疗效评价指标为高优时，双侧 95%（或单侧 97.5%）置信区间的下限大于非劣效界值，即认为试验的非劣效结论成立；当疗效评价指标为低优时，双侧 95%（或单侧97.5%）置信区间的上限小于非劣效界值，即认为试验的非劣效结论成立。

固定界值法相对来讲用得比较多，综上所述，就是分两步走，第一步先根据已有证据采用统计学的方法定一个值 M1，第二步根据临床判断在 M1 的基础上确定个 M2。

2. 综合法　不要求指定特定的界值（M1 和 M2），通常通过确定一个检验统计量来显示试验药是否保留了阳性对照药疗效的一部分。该检验统计量基于疗效估计和标准误差的组合，即比较阳性对照药的历史安慰剂对照试验和当前试验药的阳性对照非劣效试验之间的疗效估计和标准误差。

3. 其他方法　非劣效界值的确定主要依赖于阳性对照药的历史数据。但在实际工作中，历史数据可能存在缺失，如未报告置信区间，或者可能无可用的历史数据，如在抗感染治疗领域没有安慰剂对照研究。为此，也采用过其他一些替代方法来确定非劣效界值。例如，可选择其他不太有效的药物代替安慰剂来确定阳性对照药的预期疗效，或者采用点估计法、德尔菲法等。在确证性临床试验中一般不推荐使用这些替代方法。点估计法与固定界值法的区别在于：点估计法选择阳性对照药相对于安慰剂的疗效差异的点估计值作为 M1，而固定界值法选择 Meta 分析估算出的双侧 95%（或单侧 97.5%）置信区间的上限或下限作为 M1。德尔菲法是让临床医师或患者来考虑愿意牺牲何种程度的阳性对照药的疗效（M1）来换取试验药提供的潜在获益。使用德尔菲法时，应该严格按照该方法的要求收集信息并进行科学分析，以避免选择 M1 时的主观性和随意性。点估计法和德尔菲法的 M1 选择方法和统计推断方法与固定界值法相同。

三、非劣效和优效的相互转换

如果我们在试验结果中看到不仅 T 不比 C 差，甚至还看起来 T 比 C 好，那么能不能进一步得出优效的结论呢？

在非劣效试验中，如果非劣效临床试验仅有一个主要疗效指标且受试药为单剂量时，允许在非劣效检验结论成立后进行优效性结论判断，此时无须做 α 校正。如果某高优指标 C $-$ T（低优指标 T $-$ C）双侧 95% 置信区间上限小于 0，可进一步得出试验药优于阳性对照的结论。有学者认为该过程需要事先计划，也有学者认为无须事先计划，但更多的学者强调要按照顺序先检验非劣效再检验优效，即"封闭检验"。对于单一主要疗效指标，无论是在非劣效试验中进行优效检验，还是在优效试验中预设非劣效界值进行非劣效检验，在实践中都等同于在同一个试验中检验非劣效和优效，无须所谓统计学惩罚，其原因是，可以将非劣效和优效检验视为对主要疗效指标的置信区间的解释，根据置信区间所处的不同位置得出不同的统计学结论。原则上，在非劣效与优效检验的相互转换过程中，无论是哪个检验，对意向性治疗（intention to treat，ITT）/全分析集（full analysis set，FAS）人群和符合方案集（per-protocol set，PPS）人群的分析结果均应保持一致，若不一致则需要进一步的分析和解释。

四、举个例子

1.……defined by the upper limit of the multiplicity-adjusted 2-sided 95.47% CI for the hazard ratio (HR) of linagliptin relative to glimepiride of less than 1.3. This margin (i.e., an upper limit of the 2-sided 95%CI < 1.3) was deemed able to demonstrate a reassuring point estimate of overall cardiovascular risk between study groups in the context of a noninferiority assessment by the US Food and Drug Administration. A 5-step hierarchical testing strategy was prespecified, in which each subsequent test would be performed in case of significant prior results.

If noninferiority was achieved for the primary outcome, the subsequent tests were ① superiority test of 3P-MACE; ② superiority test of 4P-MACE; ③ superiority test of the second key secondary endpoint (i.e., proportion of patients receiving treatment and maintaining HbA1c ≤ 7.0% at the final visit; ④ superiority test of the third key secondary endpoint (i.e., proportion of patients receiving treatment and maintaining HbA1c ≤ 7.0% at the final visit to 3P-MACE after the first interim analysis.

在 CAROLINA 试验中，非劣界值的设定主要参考了 FDA 对同类研究的非劣界值的要求。从这一段描述中还可以看到，该研究事先对非劣效之后的优效验证做出了定义。

2. This study was a two-arm, non-blinded, randomised, controlled, non-inferiority trial using a non-inferiority margin of 1.9%. This margin was derived from a previous, much smaller, pilot study in which tertiary attack rates were 6.3% in the DCT group and 8.2% in the general population. Lower tertiary attack rates in the DCT group were the opposite of what was expected, but the study team considered that a 1.9% higher percentage positive for DCT compared with self-isolation would indicate that DCT could be considered, in terms of infection control consequence, as not being inferior to self-isolation in the current study.

这项研究的非劣界值设定主要参考了预试验及研究者的临床价值判定。

3. Non-inferiority of a heterologous arm to its corresponding homologous arm was concluded if the lower 98.75% CI of a GMR lay above the non-inferiority margin of 0.63. This margin was chosen after discussion with policy makers and regulatory agencies to allow a sample size consistent with rapid study delivery, while still being close to the WHO criterion of 0.67 for licensing of new vaccines.

这项研究是针对新疫苗的，其非劣界值判定有三方面的理由。第一，来源是与政府部门人员的讨论；第二，为了研究的快速实施而对样本量有所考虑；第三，遵循 WHO 对新疫苗 GMR（geometric mean ratio，几何均值比）的要求。可以看出来，只要合理，非劣界值的设定是可以尽量满足多方需求的。

4. The 1.6% absolute non-inferiority margin was defined at the trial design stage by the protocol development group, which included clinicians and patient advocates and was considered to be acceptable and appropriate.

这项 FAST-Forward 研究针对的是乳腺癌，其非劣界值判定是由临床医师和患者组成的小组一起讨论决定的。

第八节 交叉设计

一、什么是交叉设计

交叉设计是一种特殊的自身配对设计。将研究样本随机分组，各组分别先后接受两种或多种处理方式，只是顺序不同，即在前一种处理效应完全消失后，给予下一种处理；对两组接受两种或多种处理的不同效应进行比较。

二、为什么要做交叉设计

节约样本含量；控制个体间的差异；可分析多种效应（处理、阶段、延滞）。

三、交叉设计的实施

1. 按序列和阶段数划分

（1）2 序列 2 阶段：见表 1.8.1。

表 1.8.1　2 序列 2 阶段

	阶段 1	阶段 2
序列 1	A	B
序列 2	B	A

（2）4 序列 4 阶段：见表 1.8.2。

表 1.8.2　4 序列 4 阶段

	阶段 1	阶段 2	阶段 3	阶段 4
序列 1	A	B	C	D
序列 2	B	C	D	A
序列 3	C	D	A	B
序列 4	D	A	B	C

2. 按设计类型划分

（1）简单配对交叉：将受试对象分别匹配为不同的对子。将这些对子进行随机分组，组内动物分别按"先 A 后 B+ 先 B 后 A"或"先 B 后 A+ 先 A 后 B"接受干预。例如研究低氧对睡眠的影响，可以将 40 名受试者按年龄和性别分别匹配成 20 个对子，分别编号为第一对（1，2）、第二对（3，4）……。对这 20

个对子进行随机分组，分到A组的对子中，编号靠前的受试者第一阶段接受低氧，编号靠后的受试者第一阶段接受正常环境；分到B组的对子中，编号靠前的受试者第一阶段接受正常环境，编号靠后的受试者第一阶段接受低氧。这种方法使得两种干预顺序的受试者其基线特征更为均衡。

（2）组间随机交叉：将受试对象随机分为两组，分别按先A后B和先B后A接受干预。例如《英国麻醉学杂志》（*British Journal of Anaesthesia*，*BJA*）上的一项研究，观察口香糖对患者胃排空的影响，研究者将20例患者随机分为2组，一组第一轮先咀嚼口香糖，第二轮不咀嚼口香糖；另一组第一轮先不咀嚼口香糖，第二轮咀嚼口香糖；分别测定患者胃残余容积。

四、清洗期如何确定

清洗期也称洗脱期（wash out time），目的是让前一次干预的效应完全消失，所以要足够长。如果是药物干预的话，一般至少为药物的5～6个半衰期。假如前一次干预的作用可能有蓄积，也就是有延滞作用（carry-over effect），则应先对延滞作用进行检验，如果不存在延滞才能分析其他作用。

五、如何解读交叉设计的结果

基本的交叉设计数据处理可以用方差分析，用SPSS来做很方便。把数据按患者编码、干预措施编号、阶段编号、观察指标值四列输入（图1.8.1），依次点击分析→一般线性模型→单变量，按图1.8.2和图1.8.3输入模型参数，点击分析就可以了。

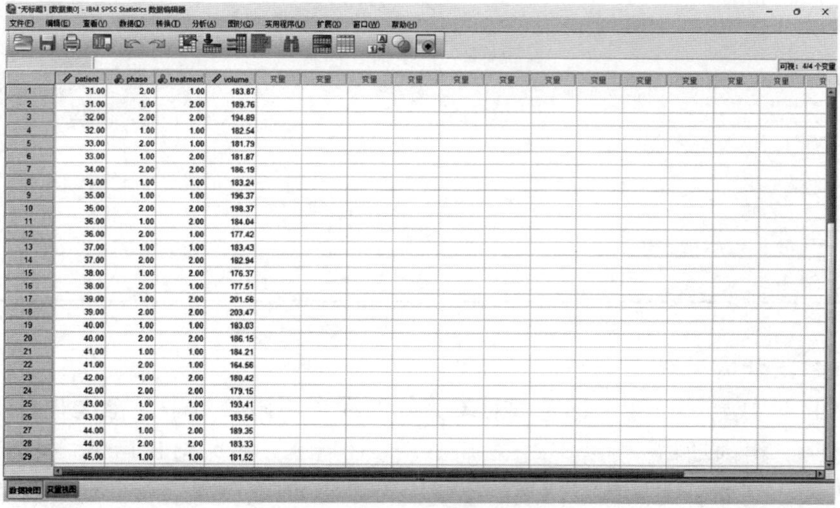

	patient	phase	treatment	volume
1	31.00	2.00	1.00	183.87
2	31.00	1.00	2.00	189.76
3	32.00	2.00	2.00	194.89
4	32.00	1.00	1.00	182.54
5	33.00	2.00	1.00	181.79
6	33.00	1.00	2.00	181.87
7	34.00	2.00	2.00	186.19
8	34.00	1.00	1.00	183.24
9	35.00	1.00	1.00	196.37
10	35.00	2.00	2.00	198.37
11	36.00	1.00	2.00	184.04
12	36.00	2.00	1.00	177.42
13	37.00	1.00	1.00	183.43
14	37.00	2.00	2.00	182.94
15	38.00	1.00	2.00	176.37
16	38.00	2.00	1.00	177.51
17	39.00	1.00	2.00	201.56
18	39.00	2.00	2.00	203.47
19	40.00	1.00	1.00	183.03
20	40.00	2.00	2.00	186.15
21	41.00	1.00	1.00	184.21
22	41.00	2.00	1.00	164.56
23	42.00	1.00	2.00	180.42
24	42.00	2.00	2.00	179.15
25	43.00	1.00	1.00	193.41
26	43.00	2.00	1.00	183.56
27	44.00	1.00	2.00	189.35
28	44.00	2.00	2.00	183.33
29	45.00	1.00	1.00	181.52

图1.8.1 数据的录入

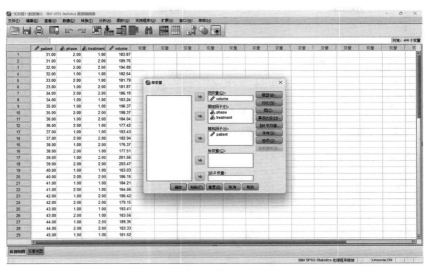

图 1.8.2　单变量参数设置

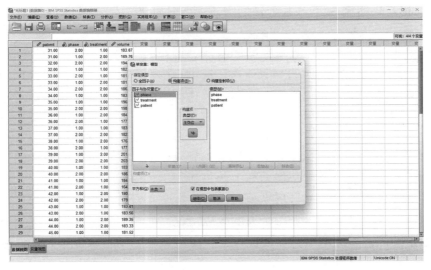

图 1.8.3　模型参数设定

　　最后用的主要是"主体间效应检验"这个结果表格（图 1.8.4）。交叉设计的结果中体现的是三方面的因素：处理因素、阶段因素和个体因素。所以可以得出三方面结论，个体之间有没有差异，不同处理阶段之间有没有差异，不同干预措施之间有没有差异。方差分析一般不能显示干预阶段顺序的影响和交互作用。图 1.8.4 是 SPSS 执行方差分析后的主体间效应检验表格。

☆ ☆ ☆ ☆

主体间效应检验

因变量: volume

源		III 类平方和	自由度	均方	F	显著性
截距	假设	1436807.461	1	1436807.461	15904.218	.000
	误差	1903.415	21.069	90.341[a]		
phase	假设	7.910	1	7.910	.347	.563
	误差	433.138	19	22.797[b]		
treatment	假设	33.691	1	33.691	1.478	.239
	误差	433.138	19	22.797[b]		
patient	假设	1906.469	21	90.784	3.982	.002
	误差	433.138	19	22.797[b]		

a. .993 MS(patient) + .007 MS(错误)

b. MS(错误)

图 1.8.4 结果输出表格

从这张表里可以看出来，treatment 间的差异不显著（$P=0.239$），而这也是我们最关心的结果。患者个体间有差异（$P=0.002$），不同阶段间没有差异（$P=0.563$）。

如前所述，方差分析有很多的局限性。它要求因变量为连续性且近似服从正态分布，而且无法在模型中增加其他变量，例如中心效应、年龄、性别、基线等。此外不能分析交互作用。什么是交互作用呢，交互作用是指在多因素的试验中，除了各个因素对指标的单独影响外，还存在着因素间的联合作用。这种两个或多个因素之间对指标的相互制约或相互促进的联合作用称为因素间的交互作用。如果想确认有没有交互作用，就需要引入线性混合效应回归模型来进行分析。所谓混合效应是指模型中既包括固定效应又包含随机效应。混合效应的一般线性模型是方差分析模型的扩展。在交叉设计的临床试验中，由于我们并不真正关心现有受试者每个人的效应情况，而是想通过控制其影响来估计研究因素不同水平间的差异，因此可以将受试者作为随机效应来处理。但混合效应的一般线性模型只适用于连续性的结果变量（定量资料），且因变量的分布应当近似正态。若结果变量为分类变量则需要考虑对因变量进行适当的变换或拟合混合效应的广义线性混合模型（generalized linear mixed models，GLMM）。当结果变量为二分类变量时，用 logit 函数联接，即为随机效应的 logistic 模型；当结果变量为 Poisson 分布资料时，用 log 函数联接，即为随机效应的 Poisson 模型；当结果变量为有序多分类变量（等级资料）时，用 logit 函数联接，即为随机效应的有序 logistic 模型；当结果变量为无序多分类变量时，用 logit 函数联接，即为随机效应的多类结果的 logistic 模型；而当结果变量为正态分布时，用恒等联接，即退化为混合效应的一般线性模型。

表 1.8.3 是我们之前一项食用糖果对饮水后 2 小时胃窦容积的影响研究中使用线性混合效应模型分析的结果，可以看到对阶段效应、时间效应、阶段顺序效应以及时间和阶段的交互作用都进行了分析，得出了比较充分的结果。

表 1.8.3　两阶段饮水前与饮水后 2 小时胃窦容积线性混合回归模型的效应量

	估计值	下限	上限	值
参考	36	25	47	/
干预阶段	0.5	− 5	6	0.79
时间	7	− 14	1	0.36
干预阶段顺序	1	− 4	5	0.58
时间 × 阶段交互作用	5	− 3	14	0.22

六、举个例子

We analysed the primary outcome and other continuous outcomes using a linear mixed model, with treatment group, period, and the interaction between the two as fixed effects and participant as a normally distributed random intercept. If the interaction (i.e., the carrying over of the treatment to the next treatment period) effect was not significant, then it was removed, and a reduced model was fitted. Residuals were plotted against treatment, pathway, and fitted values, whereas random effects were visualised in a dotplot. We used linear contrasts to evaluate differences between treatment groups. We compared the percentage of participants reporting adverse events using a global χ^2 test across treatment groups, derived from a mixed effects logistic regression, with covariates being treatment group and period.

这项 *Lancet* 上发表的 OPTION-DM 研究的数据分析描述深得我心。分析采用的是线性混合模型，以处理、阶段和处理 - 阶段交互作用作为固定效应，以患者作为随机因素。如果交互作用分析出来结果是不显著，那就把交互作用从模型中去掉，对模型进行精简化。对于处理组间的差异使用线性对比。对于不同处理组间发生了不良事件的患者比例，使用混合效应 logistic 回归，以处理组和阶段为协变量。

☆☆☆☆

第九节　序贯分析

序贯这个名词我们经常会在研究相关的文章中见到，顾名思义就是干完一件事再干下一件。序贯试验又称序贯分析，是一种边做边看的研究设计。因其具有优于一般诸多单因素试验设计的长处，20世纪50年代开始应用于医学研究。序贯试验设计有以下特点：①适合临床科研，患者陆续就医，陆续试验，陆续分析；②可以及时下结论，对患者有利，无效立即停止试验，有效及时推广；③节省样本，可节省30%～50%；④计算简便；⑤只能适用于单指标或至少可将多指标综合成单指标的试验；⑥要求获得试验结果的速度快于患者加入试验的速度，即后一个患者尚未进入试验时，前一个患者的试验结果应已揭晓。

因为序贯分析的这些特点，我们可以看到麻醉领域做序贯分析的很多，用于探索药物的半数有效量等非常有用。笔者指导的研究生在序贯分析上也下了不少功夫，最后比较圆满地完成了瑞马唑仑用于小儿全身麻醉诱导剂量的探索研究。

一、序贯试验分类

序贯试验按整体架构可分为开放型和闭锁型。开放型序贯试验指试验的样本数不预先肯定，在逐一试验的过程中，依据试验的结果才能确定样本数。闭锁型序贯试验指预先确定好试验的最多样本数。在逐一试验过程中，试验者可肯定试验的样本数在达到确定的样本数量前试验一定能结束。开放型序贯试验有时会遇到经过相当数量试验仍然未能得结论，必须继续试验下去，闭锁型一定程度上避免了这种迟迟不能做出结论的局面。

按试验目的可分为双向试验和单向试验。双向试验是指要比较 A 优于 B 或 B 优于 A 或 A 与 B 无差别，单向试验是指要比较 A 优于 B 或 A 不优于 B（无效对照）。

按测量指标的类型可分为质反应（计数资料）和量反应（计量资料）。

二、整体设计原则

无论应用哪一种类型的序贯试验，必须在试验前首先设计出一套试验标准，其内容包括：①规定观察指标的有效水平；②规定观察指标的无效水平；③规定得出阳性结论时所容许的假阳性率（即 α 水平）；④规定得出阴性结论时所容许的假阴性率（即 β 水平）。

三、序贯图

序贯图中包含了边界线和试验线两大要素（图 1.9.1）。

边界线指有效（U 线）和无效（L 线），如果是双向设计，除 U 线和 L 线以外，还要求有中间两条边界线 M 和 M′ 线。U 线和 L 线的方程是根据第二段整体设计原则中四个试验标准算出来的。

试验线指每例受试者试验结果连接所成的线。

（1）单向质反应设计中凡获得一个有效结果时，试验线向右上方移一斜对角线；凡获得一个无效结果时，试验线向正右方移水平线一格。如此连成一条试验线。当此线穿过上界 U 线时结论为有效，穿过下界 L 线时结论为无效，不能触及上下界线时试验应继续进行。

（2）单向量反应设计中应按照纵坐标累积值画试验线。其所得结论与质反应相同。

（3）双向质反应设计中若为配对设计，在画试验线时只利用效果不同的对子，弃去效果相同的对子。凡获得一个试验的样本优于对照者将试验线向右上方移一对角线。凡获得一个对照的样本优于试验者将试验线向右下方移一对角线。当试验线触及 U、L 线时结论与单向试验相同。当试验线触及 M 及 M′ 线时结论为差别无统计学意义。

（4）双向量反应配对设计中，按照试验结果的差数的累积值画试验线。其所得结论与双相质反应相同。

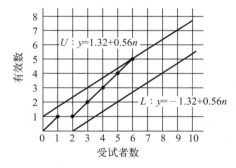
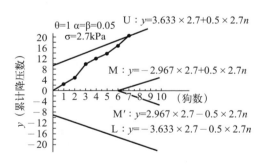

图 1.9.1　序贯图示例

左图：单向质反应设计，上下两条直线为有效界线和无效界线，中间为试验线；右图：双向量反应设计，上下为 U 线和 L 线，中间为 M 线和 M′ 线，圆点折线为试验线

四、Dixon 序贯法

如前所述，序贯法在麻醉研究中有着特殊的优势，可以节省样本量，可以避免受试者接受不利的治疗剂量等，因此在麻醉领域应用很广，20 世纪 90 年代初就被用于吸入麻醉剂最低肺泡有效浓度（minimum alveolar concentration, MAC）值的测定。用得最多的有 Dixon & Mood 上下法（up-and-down method,

☆ ☆ ☆ ☆

UDM）、偏币设计法（biased coin design，BCD）和连续重新评估法（continual reassessment method，CRM）。整体而言，上下法适用于半数剂量的确定，而 BCD 更适合 ED_{90} 或 ED_{10} 等剂量确定，CRM 则在剂量效应关系已知的情况下表现更优秀。

1. 上下法   是一种简便、快速、粗略测定半数效量（ED_{50}）的方法。适用于很快发生反应的药物。由 Dixon 首创（1991），经 Brownlee 改进。此法特点是将受试者逐个序贯地进行实验，根据前一例的反应，决定后一例的采用剂量，能使剂量进程集中在最有效的反应率 50% 附近，避免出现效率不高的反应率，故可大量节省样本量。

起始剂量应当是根据既往文献或其他试验证据得出的最可能接近 ED_{50} 的剂量值。剂量阶差，也就是每次上调或下调的剂量差值，一般建议设为剂量效应曲线标准差的 2/3 ～ 3/2。样本量一般为 20 ～ 40 例。一般推荐在剂量上下调 6 次交叉后可停止试验，但也有研究者质疑这一点，认为要到 10 次交叉才更准确。数据分析采用加权均数法求得半数效量，但这种方法得出的置信区间可能偏窄。最新推荐的是非参数合并相邻违规者算法（pair-adjacent violators algorithm，PAVA），响应曲线预估器与 Efron 的 Bootstrap 程序结合使用，这样得出的标准误差和置信区间统计学上更稳健。这些分析可以找找对应的 R 包。

☆知识拓展

Bootstrap

Bootstrap 一词来源于西方神话故事 *The Adventures of Baron Munchausen*。故事中的男爵不慎掉入深湖湖底，身边没有任何工具，无奈之下，拎着自己的鞋带（bootstrap 字面意思就是鞋带）将自己提了起来获救，脱离了险境。其意为不借助外在的力量，通过自己的力量来解决困难。Bootstrap 方法由统计学大师斯坦福大学的 Bradley Efron 于 1979 年提出，是非参数统计中一种重要的估计统计量方差、进而进行区间估计的统计方法，也称为自助法、自举法。其核心思想和基本步骤如下。

（1）采用重抽样技术从原始样本中抽取一定数量（自己给定）的样本，此过程允许重复抽样。

（2）根据抽出的样本计算给定的统计量 T。

（3）重复上述 N 次（一般大于 1000），得到 N 个统计量 T。

（4）计算上述 N 个统计量 T 的样本方差，得到统计量的方差。

可以看到 Bootstrap 方法的名字反映了它的核心思想，一般我们在关注样本自身时还关注这个样本能不能稳定地代表总体。但该方法只靠自己，完全不依赖额外信息，不对总体分布做出假设，仅仅根据给定的样本就能通过反复抽样产生某统计量的数据集，进而反映该统计量的总体分布（经验分布）。这样，即使我们对总体分布不确定，也可以近似估计出该统计量及其置信区间。此法特别适合样本量小的情况。

2. 偏币设计法　首先看什么叫偏币。偏币，有偏倚的硬币。正常的硬币抛出去正反概率各一半，这种偏币抛出去正面概率是由研究者设定的（好有才的设定）。当我们不只要寻找 ED_{50}，而是 ED_{90}、ED_{80}、ED_{10} 等时，BCD 就得出山了。在 BCD 下，受试者根据计算机模拟抛出有偏倚的硬币按顺序分配剂量。剂量设置等和上下法相似。如果当前受试者反应不佳，表明剂量不够，则下一个受试者增加剂量。但如果受试者反应良好，跟上下法不同，BCD 不是立即下调剂量，而是只有在掷出偏币产生"正面"时，才会按阶梯下调；否则，下一个受试者的剂量保持不变。这一设定使患者安全更有保障。正面概率由研究者设置好，为 $(100 - P)/P$，其中 P 是目标概率百分比。例如，80% 的目标概率百分比对应正面概率为 1/4，较大的目标则对应较低的正面概率值（例如，95% 的目标对应的概率约 1/20）。

与上下法一样，研究者必须根据现有研究证据来确定初始剂量。剂量差和试验终止标准的设定与上下法相同。前文所述的 PAVA 分析方法对于 BCD 试验非常适用。

3. 连续重新评估法　CRM 方法最早在肿瘤学研究中用得比较多，是一种将贝叶斯思想应用于临床试验的参数设计方法。CRM 是一种成组序贯设计方法，也就是说，每次是将治疗措施随机分配给 2 个以上的受试者的。不像上下法和 BCD 分配给一个受试者。此外，CRM 需要确定剂量曲线的已有信息，事先选好数学模型，即所谓的先验（prior）。所以 CRM 中的起始剂量既可以是研究者选定的，也可以是根据 prior 自动确定的。随后的剂量分配是根据已完成的受试者的信息，用 prior 来拟合与推断下一组的最佳剂量。当所得剂量不再变化，或已达到预先设定的最大样本数量，或达到设定的统计精度时，试验即可终止。统计分析可以使用 R 的 bcrm 包。

4. 数据的呈现　序贯设计剂量探索试验的报告中方法部分应当包括研究设计的具体类型和各项参数的设定。数据统计部分应当包括具体的分析方法。结果部分除了观察指标的数值，应当包括估计的精确度，一般以置信区间表示。

五、举个例子

1. Forty obese and 40 normal weight healthy ASA 1 to 2 children ages 3

☆☆☆☆

to 17 years presenting for surgical procedures were studied using a biased coin design. The primary endpoint was loss of lash reflex at 20 seconds after propofol administration. The first patient in each group received 1.0mg/kg of IV propofol, and subsequent patients received predetermined propofol doses based on the lash reflex response in the previous patient. If the lash reflex was present, the next patient received a dose increment of 0.25mg/kg. If the lash reflex was absent, the next patient was randomized to receive either the same dose (95% probability) or a dose decrement of 0.25mg/kg (5% probability). The ED_{95} and 95% confidence intervals (CI) were calculated using isotonic regression and bootstrapping methods respectively. ...The PAVA is used to derive the isotonic regression estimator (linear interpolated dose between the largest and smallest observed dose–response rates bounding 0.95) (Olutoye et al., 2012).

　　这项研究观察的是小儿使用丙泊酚的95%有效剂量，使用了偏币设计。有效的判断标准是睫毛反射消失。起始剂量是1.0mg/kg，剂量阶差是0.25mg/kg。如果前一例没有睫毛反射消失，下一例就增加剂量；如果前一例睫毛反射消失了，下一例就随机分到减少剂量或剂量不变。偏币设计的目标概率百分比设定为95%（代表受试者被分配到减少剂量的概率约为1/20）。数据分析采用了基于PAVA的保序回归和Bootstrap方法。

　　2. 第1例产妇舒芬太尼的剂量为5.0μg，随后利用Dixon序贯法，根据镇痛效果是否满意，确定下一例产妇的舒芬太尼给药剂量，相邻剂量梯度为0.5μg，如此反复，直到出现7个转折点，即从满意到不满意，或从不满意到满意。若判定结果可疑，则接受与上一例产妇相同的给药剂量。采用Dixon and Massey序贯分配试验法公式计算舒芬太尼的ED_{50}及95%置信区间（95%CI）。具体如下：记录舒芬太尼各个梯度给药剂量镇痛有效的例数（S）和镇痛无效的例数（r），计算各剂量的对数（$\lg X$）及该剂量下镇痛有效和无效的例数之和（n）、镇痛有效率（P）和两相邻梯度剂量对数的差值（i），按下列公式计算舒芬太尼的ED_{50}和95%CI。

　　ED_{50}的对数值：$\lg ED_{50} = \sum n\lg X / \sum n$，取反对数即得$ED_{50}$

　　ED_{50}的标准误：$s\lg ED_{50} = i\sqrt{\sum P(1-P)/(n-1)}$

　　ED_{50}的95%CI：$\lg^{-1}(\lg ED_{50} - 1.96 S_{\lg ED50}, \lg ED_{50} + 1.96 S_{\lg ED50})$（杨蕾等，2019）

第十节　析因设计

　　析因设计、正交设计和均匀设计是医学研究中常见的多因素实验设计方法。析因设计（factorial design）是指在一个临床试验中包括两个或多个研究因素，

☆ ☆ ☆ ☆

且对各因素的各水平所有组合进行比较的一种研究设计方法，又称"完全析因设计"。这里的"研究因素"通常指干预措施、暴露因素等，也可能包括非试验因素或混杂因素。因素的水平是指各研究因素的不同水平，比如不同的干预措施、暴露或者非暴露于某因素等。有些情况下，我们仅关心各因素不同水平所有不同组合中的某几种组合，这种情况称为不完全析因设计。

一、析因设计需要分析什么

作为一种多因素试验设计，析因设计的资料分析涉及主效应、单独效应和交互作用。主效应是指某一因素各水平间的平均差别，单独效应是指其他因素的水平固定时，同一因素不同水平间的差别。交互作用是指某一因素的单独效应随其他因素的水平变化而变化，两个因素间交互作用称为一阶交互作用，三个因素间交互作用称为二阶交互作用，以此类推。如果两自变量之间不存在交互效应，则着重分析主效应；如果存在交互效应，着重分析交互效应和单独效应。

结局是连续变量的析因设计可采用两因素方差分析或一般线性模型，以 2×2 析因设计为例，将 A 和 B 相乘作为交互项纳入一般线性回归方程（公式1），对回归系数进行假设检验，判断某个因素对结果的影响大小及交互作用是否存在；如果存在交互作用，也可以按照亚组分析的方法按照某一因素分层，考察另外一个因素对结果的影响。

$$Y = \beta_0 + \beta_1 A + \beta_2 B + \beta_3 AB \qquad (公式1)$$

A、B 代表不同的药物，β 为回归系数

结局是分类变量的析因设计可采用分层卡方检验或者 logistic 回归模型进行统计分析。以 2×2 析因设计为例，将 A 和 B 相乘作为交互项纳入 logistic 方程（公式2），对回归系数进行假设检验，判断某个因素对结果的影响大小及交互作用是否存在；如果存在交互作用，也可以按照前述章节介绍的亚组分析的方法按照某一因素分层，考察另外一个因素对结果的影响。

$$logit\,(P) = \beta_0 + \beta_1 A + \beta_2 B + \beta_3 AB \qquad (公式2)$$

对析因设计的生存分析资料的分析，与其他类型设计（如完全随机设计）的生存分析资料一样，也包括对生存资料的描述、生存曲线的比较和多因素分析。只是因为采用了"析因设计"，而在共性的分析方法下，增加了一些特殊性。

（1）生存资料的描述：继续使用 Kaplan-Meier 法估计各时点的生存率并绘制生存曲线。通常需要描述各因素交叉组合所有组的生存情况。

（2）生存曲线的比较：采用分层时序检验（stratified log-rank test），是用来比较两个或多个总体的生存情况在另一个分层变量的各水平下是否均相同，在每一层内，仍用 Log-rank 检验（对数秩检验）。

☆ ☆ ☆ ☆

（3）多因素分析：经典思路是建立以生存时间作为因变量，以各研究因素及其交互作用作为自变量，同时可以考虑调整其他协变量的统计模型。以 Cox 比例风险模型为例，2×2 析因设计的分析模型如公式 3 所示。

$$ln\left(H(t)\big/H_0(t)\right)=\beta_1 A+\beta_2 B+\beta_3 AB \qquad \text{（公式 3）}$$

二、析因设计的样本量估计

析因设计的样本含量估计的关键在于估计样本量时是考虑主效应还是边际效应（所谓边际效应可理解为回归模型中的回归系数，即自变量改变一个单位，因变量的变化值）？是侧重联合效应还是交互作用？以 2×2 析因设计为例，分以下几种情形讨论。

1. 不考虑交互作用，仅考虑 A 和 B 的边际效应，则样本量估计分两步进行。

第一步，按两个独立的临床试验分别估计样本量：用 A 药与不用 A 药比；用 B 药与不用 B 药比。

第二步，取两个样本中较大者作为析因设计的样本量。

2. 不考虑交互作用，但需要进行组间的多次比较，则样本量估计亦分两步进行。

第一步，按每次比较独立计算样本量：A 或 B 与安慰剂比；A+B 和安慰剂比；A+B 联用与 A 或 B 比较。

第二步，四个组每组样本量估计取各次估计中较大者。

3. 考虑交互作用，按照设定的交互作用效应，基于一般线性模型、logistic 回归或者 Cox 比例风险模型的回归公式计算。例如，假设回归系数服从正态分布且有方差固定，则模型交互项的方差是主效应项方差的 4 倍，即如果效应相同，估计交互作用的所需样本量是估计主效应样本量的 4 倍。

以上方法，当涉及多重比较问题时，样本量的估计同时需要考虑检验水准 α 的校正。

三、析因设计的 SPSS 实现和结果解读

假设要观察口服 A 药和口服 B 药对血糖的影响。A 药分为口服和不口服，B 药分为每日口服 1 次、2 次和 3 次。血糖是数值。在 SPSS 中分三列依次输入三个变量的数值。依次点击分析→一般线性模型→单变量。将血糖放入因变量，A 药和 B 药放入固定因子（图 1.10.1）。

点击模型，选择全因子（图 1.10.2）。

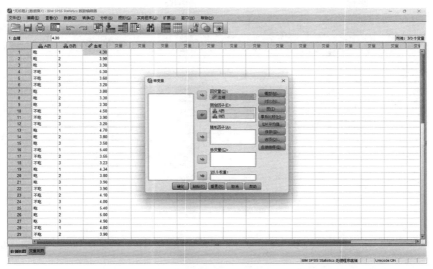

图 1.10.1　析因设计 SPSS 实现步骤 1

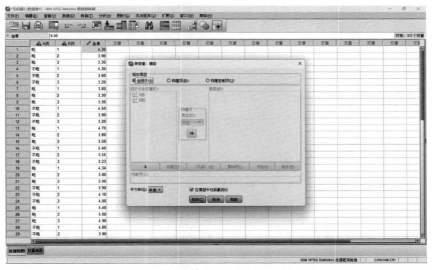

图 1.10.2　析因设计 SPSS 实现步骤 2

点击事后检验，将 A 药和 B 药放入事后检验框，勾选下方的检验方法（图 1.10.3）。

选择 EM 平均值，把左边的都放在右边框，勾选主效应，选择比较的方法（图 1.10.4）。

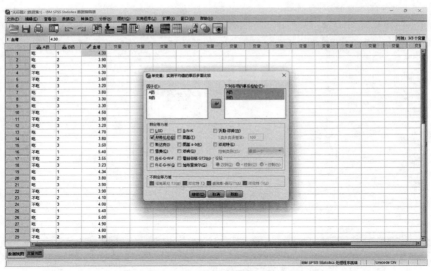

图 1.10.3　析因设计 SPSS 实现步骤 3

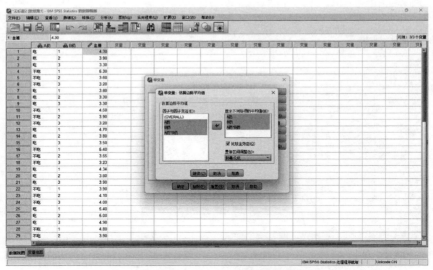

图 1.10.4　析因设计 SPSS 实现步骤 4

选择"选项"，勾选需要的检验。此处我们选择了描述统计、齐性检验和效应量估算。点击继续和确定就可以输出结果（图 1.10.5）。

输出结果中第一先看主体间效应这个表格。可以看到 A 药没有显著性，B 药有显著性，A 药与 B 药有交互作用（图 1.10.6）。

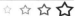

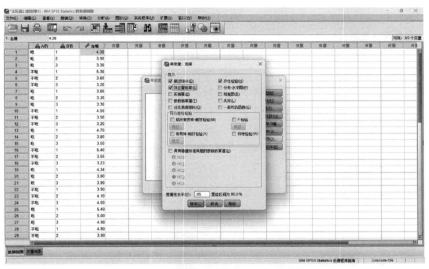

图 1.10.5　析因设计 SPSS 实现步骤 5

主体间效应检验

因变量: 血糖

源	III 类平方和	自由度	均方	F	显著性	偏 Eta 平方
修正模型	5.977[a]	5	1.195	6.571	.000	.523
截距	568.743	1	568.743	3126.250	.000	.990
A药	.358	1	.358	1.968	.171	.062
B药	2.732	2	1.366	7.508	.002	.334
A药 * B药	2.888	2	1.444	7.936	.002	.346
误差	5.458	30	.182			
总计	580.178	36				
修正后总计	11.435	35				

a. R 方 = .523（调整后 R 方 = .443）

图 1.10.6　析因设计 SPSS 实现步骤 6

对于有显著差异的 B 药不同水平，我们继续看成对比较的结果，发现是一日用药 1 次和 3 次之间有差异（图 1.10.7）。

对于交互作用的分析，我们回到单变量页面，点击粘贴，出现如下页面（图 1.10.8）。

粘贴语句

/EMMEANS=TABLES（A 药 *B 药）COMPARE（A 药）ADJ（BONFERRONI）

/EMMEANS=TABLES（A 药 *B 药）COMPARE（B 药）ADJ（BONFERRONI）

☆☆☆☆

成对比较

因变量: 血糖

(I) B药	(J) B药	平均值差值 (I-J)	标准误差	显著性	差值的95% 置信区间 下限	上限
1	2	.266	.174	.412	-.176	.707
	3	.670	.174	.002	.228	1.112
2	1	-.266	.174	.412	-.707	.176
	3	.404	.174	.082	-.037	.846
3	1	-.670	.174	.002	-1.112	-.228
	2	-.404	.174	.082	-.846	.037

基于估算边际平均值

图 1.10.7   析因设计 SPSS 实现步骤 7

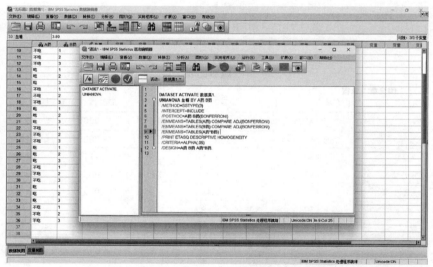

图 1.10.8   析因设计 SPSS 实现步骤 8

随后点击运行→全部（图 1.10.9）。

结果中就可以看到交互作用具体体现在哪个干预的哪个水平。本例子中显示是在每日服用 1 次 B 药的时候，吃或者不吃 A 药对血糖的影响有显著差异。其 $P < 0.001$，效应量偏 η^2 为 0.342（图 1.10.10）。

举个例子

Primary analyses were undertaken using a 2 (Alcohol；alcohol, placebo alcohol) × 2 (Energy Drink; energy drink, placebo energy drink) × 3 (Time; 45 min, 90min and 180min) repeated measures ANOVA. Significant main effects and interactions were further investigated using paired samples t-tests comparing

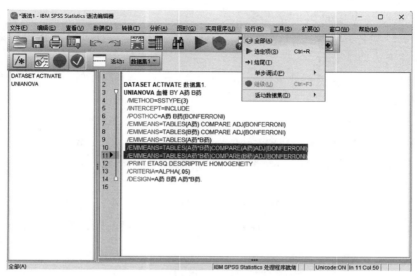

图 1.10.9　析因设计 SPSS 实现步骤 9

成对比较

因变量：血糖

B药	(I) A药	(J) A药	平均值差值 (I-J)	标准误差	显著性[b]	差值的 95% 置信区间[b] 下限	上限
1	不吃	吃	-.973*	.246	.000	-1.476	-.470
	吃	不吃	.973*	.246	.000	.470	1.476
2	不吃	吃	.008	.246	.973	-.495	.511
	吃	不吃	-.008	.246	.973	-.511	.495
3	不吃	吃	.367	.246	.147	-.136	.870
	吃	不吃	-.367	.246	.147	-.870	.136

基于估算边际平均值

*. 平均值差值的显著性水平为 .05。

b. 多重比较调节：邦弗伦尼法。

单变量检验

因变量：血糖

B药		平方和	自由度	均方	F	显著性	偏 Eta 平方
1	对比	2.842	1	2.842	15.623	.000	.342
	误差	5.458	30	.182			
2	对比	.000	1	.000	.001	.973	.000
	误差	5.458	30	.182			
3	对比	.403	1	.403	2.217	.147	.069
	误差	5.458	30	.182			

每个 F 都将检验其他所示效应的每个级别组合中 A药 的简单效应。这些检验基于估算边际平均值之间的线性无关成对比较。

图 1.10.10　析因设计 SPSS 实现步骤 10

☆ ☆ ☆ ☆

treatments at each time point.

这是一项 $2 \times 2 \times 3$ 的析因设计，采用方差分析，主效应和交互效应的进一步分析采用成对 t 检验。

For FCRT errors (the primary outcome), there was a main effect of alcohol [F (1, 23) = 7.92, P=0.010] with more errors in the alcohol conditions. There was also a significant alcohol × ED × time interaction [F (2, 46) =3.26, P=0.048]. Significantly more errors made in the AMED compared to the ALC treatment [t (23) = 2.27, P=0.033, d= 0.472]. At 90min, there was a trend for quicker responses in the ED compared to ALC treatment.

酒精有主体间效应。酒精、能量饮料和时间之间有交互作用。酒精和能量饮料混合与单纯酒精有差异。酒精饮料在 90 分钟时间点和能量饮料有差异。

第十一节　纳排标准

在设计高质量的研究方案时，需要建立纳入和排除标准来确定哪些人可以成为受试者参与研究。纳入标准指的是目标人群的关键特征，是用来回答研究问题的。所以一般纳入标准包括人口统计学、临床特点和地理特征。而排除标准指的是一部分被筛选者符合纳入标准，但他们具有可能干扰研究成功或导致发生不良事件的风险增加的特征，这些特征需要作为排除标准来对他们进行筛选。排除标准所涵盖的特征包括可能使受试者失访、可能导致采集的数据不准确、所患合并症可能造成结果偏倚，或可能增加不良事件的风险。

一、如何确定纳排标准

纳排标准不能太宽，太宽了造成混杂因素多，结果解读有困难；也不能太窄，太窄了影响研究结果的外推性。合理而规范的纳排标准应当考虑到如下方面。

1. 把握纳排标准的不同　如前所述，纳入标准是筛选的最基本条件，相当于先画个大圈把人拢来，然后再用排除标准一条条往外去除人。排除标准的目的是保护那些可能因干预措施而发生不良反应的，并最大限度地减少有混杂因素的个体。所以不要把大量的条件都写在纳入标准里面。举个可能不太恰当的例子，想要研究给 3 岁以下白毛羊注射某种药物一年后它会爱吃什么草，这个研究的核心对象是 3 岁以下白毛羊，干预是注射药物一年，指标是吃草。面对一群动物，我们先把小于 3 岁的羊都圈出来，再从羊群里依次去掉不是白色毛的、可能活不到 1 年的、对这种药过敏的、患有影响吃草的疾病的。其中纳入标准就是"羊，小于 3 岁"，排除标准就是"不是白色毛、可能活不到 1 年、对这种药过敏、患有影响吃草的疾病"。而尽量不要将纳入标准写为"羊；小于

☆　☆　☆　★

3 岁；白色毛；能活过 1 年；对这种药不过敏"；排除标准写为"患有影响吃草的疾病"。也不能说后面这个就不对，但它确实不规范、不清晰。

2. **避免纳排标准的重复**　在审稿的时候会看到一些文章里纳入标准和排除标准有重复。例如纳入标准里写了"65 岁以上患者"，排除标准里又写"年龄≤65 岁"。或者纳入标准里写着"女性"，排除标准里重复性地写"男性"。换句话说，纳入和排除标准不是对立的，而是用排除标准来补充纳入标准。

3. **清晰定义每一条标准**　纳排标准是我们负责筛选的研究者奉行的法则，所以切忌语义含糊，一定要定义很清晰。例如，要排除严重肝肾功能异常者，那么排除标准里就要写清楚怎么判断患者是不是严重肝肾功能异常，具体看哪几个指标的值，达到什么程度。

4. **要符合伦理原则**　不能为了试验更快地进行而纳入不符合伦理原则（有益、无伤害）的受试者。

5. **参考高质量研究**　由于临床研究方案的规范性，我们在纳排标准方面往往有机会借鉴其他人的方案。有的热门的研究领域还会有专门针对纳排标准的文献分析和专家推荐的纳排标准供大家参考。例如，2022 年 *Neurobiology of Sleep and Circadian Rhythms* 上发表了人昼夜节律研究中纳排标准的制定方法，为研究者们提供了有力的参考。

二、相关知识

除纳排标准外，还有退出标准。退出标准指的是什么样的受试者试验需要终止以及具体应如何、在何时退出。包括退出后后续的治疗措施和保护措施也要有详细的说明。

前文所讲的是临床试验中的纳排标准，在其他的研究如系统综述和荟萃分析中也涉及纳排标准，只不过临床试验筛的是人，而系统综述和荟萃分析筛的是文献。荟萃分析的纳入标准一般涵盖 PICOS 五方面，即纳入病例类型、干预措施、对照类型、结局指标、研究类型，在这五方面达到标准的研究方可入选。排除标准一般包括：①重复的报告；②数据不能被转化为可合并的数据 [如荟萃分析要计算比值比（odds ratio，OR），但某一研究为计量资料，无法转化为 OR]；③文献类型不符合要求（如综述、述评）；④数据不完整，结局指标不明确。

美国的联邦法律和美国国立卫生研究院（National Institutes of Health，NIH）还提出要求，要将女性和少数族裔也纳入临床研究的受试者，换句话说，不能无理由地把女性和少数族裔列在排除标准里。*JAMA* 等期刊也会要求在文章的结果部分必须提供性别和族裔 / 国别的数据。

☆ ★ ☆ ☆

三、举个例子

Inclusion Criteria

Participants were eligible to be included in the trial only if all of the following criteria applied：

● Informed consent obtained before any trial-related activities. Trial-related activities are any procedures that were carried out as part of the trial, including activities to determine suitability for the trial（对伦理需求做了说明，而且具体定义了什么是伦理需求中所说的"试验相关活动"）

● Male or female, age ≥ 18years at the time of signing informed consent（人口统计学特征）

● Body mass index (BMI) ≥ 30.0kg/m² or ≥ 27.0kg/m² with the presence of at least one of the following weight related comorbidities (treated or untreated): hypertension, dyslipidemia, obstructive sleep apnea, or cardiovascular disease（具备研究针对的关键病理状态）

● History of at least one self-reported unsuccessful dietary effort to lose body weight（研究针对的关键问题）

Exclusion Criteria

Participants were excluded from the trial if any of the following criteria applied（逐条梳理了排除标准中各个标准所归属的问题）：

Glycemia-Related：

● Glycated hemoglobin (HbA1c) ≥ 48mmol/mol (6.5%), as measured by the central laboratory at screening（可能影响研究药物疗效的合并状况）

● History of type 1 or type 2 diabetes mellitus（可能影响研究药物疗效的合并症）

● Treatment with glucose-lowering agent(s) within 90 days before screening（可能影响研究药物疗效的近期治疗）

Obesity-Related：

● A self-reported change in body weight > 5kg (11 lbs) within 90 days before screening irrespective of medical records（可能影响研究指标测量值的合并状态）

● Treatment with any medication for the indication of obesity within the past 90 days before screening（可能影响研究指标测量值的既往治疗）

● Previous or planned（during the trial period）obesity treatment with surgery or a weight loss device（可能影响研究指标测量值的既往治疗）

● Uncontrolled thyroid disease, defined as thyroid stimulating hormone (TSH)

☆ ☆ ☆ ☆

> 6.0mIU/L（可能影响研究指标测量值的合并状态）

Mental Health：

● History of major depressive disorder within 2 years before screening

● Diagnosis of other severe psychiatric disorder (e.g., schizophrenia, bipolar disorder)

● A Patient Health Questionnaire-9 (PHQ-9) score of ≥ 15 at screening

● Suicidal ideation corresponding to type 4 or 5 on the Columbia-Suicide Severity Rating Scale (C-SSRS) within the past 30 days before screening（可能影响依从性的合并状态，并作出清晰的定义）

General Safety：

● Participant was unable to adhere to low-calorie diet as judged by the investigator（实施干预可能增加患者不良事件风险）

● Physical activity was considered to be unsafe as judged by the investigator（实施干预可能增加患者不良事件风险）

解读：这篇 2021 年发表在 *JAMA* 上的文章报道了 Semaglutide 对肥胖成年人体重的影响，其中纳排标准写得条理清晰而规范，值得学习，具体请看上文中的中文标注。

第十二节　主要结局指标

　　审稿的时候总能碰见一些稿件里边把要观察的指标平铺直叙地罗列出来，这是万万不可的。我们的观察指标必然要分出个主次来。因为"一个研究只能解决一个问题"。样本量是依据主要结局指标来计算的。所以，因为要解决的问题不同，要达到相同的研究效能所需要的样本量也不同。也就是说，同样纳入了 100 个患者，可能用于说明 A 指标就效能足够，但 B 指标就效能不够。

　　结局指标分类方式众多。按研究目的可将其分为反映疗效的指标、反映安全性的指标、反映经济效应的指标和反映生活质量的指标等；按照指标测量的时间长短可分为近期结局指标和远期结局指标；按照测量客观性可分为客观指标和主观指标；按照评价方法分可分为他评指标（如医师评价）和自评指标（如患者报告结局）；按照对结局的反映度可分为中间结局指标和终点结局指标；按照病种特异性可分为共性指标和特有指标；按结局评价的多寡可分为单一结局指标和综合结局指标。

一、主要结局指标和次要结局指标

　　主要结局指标的英文为 primary outcome 或 primary endpoint，后者即主要

终点。我们常混着说，但本质上"结局"是指人体健康的变化状况，"终点"是指能测量结局的指标。主要结局指标一般是那些最能代表临床意义，且最能说明研究问题的指标。一个好的主要结局指标应当努力做到如下几点：①有价值；②够客观；③好测量。如前所述，主要研究指标是确定样本量的基础。所以，主要研究指标要事先详细考虑确定，并明确定义。比如主要研究指标是疼痛发生率，那么疼痛的定义就要非常明确。研究过程中对主要研究指标的任何动摇或含糊都可能导致严重的偏倚，造成不可挽回的后果。

除了主要结局指标以外，其他的都是次要结局指标，但要注意次要结局不是随意堆砌而成。次要结局指标的设置目的一般有两个，一个是对主要结局进行支持，例如观察药物 A 对术后睡眠的影响，主要结局指标选择了睡眠时长，次要研究指标则包含了睡眠效率、苏醒次数等与睡眠有关的其他指标。另外一个目的是回答研究的次要研究问题。例如前述的睡眠试验可以设置术后恢复评分、血清学指标为次要研究指标。

临床试验的成本比较高昂，研究者往往希望在一个研究中尽可能多地获取信息，回答尽可能多的问题，或为进一步的研究提供线索，因此会有一些额外的测量指标。但次要结局指标不能过多，应仅限于要回答的次要研究问题，否则将引起过高的假阳性率。主要结局指标的分析必须要对假阳性率进行严格控制，例如主要结局指标有多个，或者设置期中分析时，要对显著性水平 α 进行校正。但次要结局指标分析一般不强制要求控制假阳性率，也就是次要结局的分析结果只能被认为是支持性或探索性的结果。

在主要和次要结局指标之外，还有两个概念：关键次要结局指标和探索性指标。探索性结局指标可以是预先设定、也可以是非预先设定（如数据驱动）的终点，一般包括预期发生频率很低而无法显示治疗效果的临床重要事件，或由于其他原因被认为不太可能显示效果但被纳入探索性假设的终点，其结果可能有助于设计未来新的临床试验。此类终点不下结论，也就无须考虑多重性调整。个人认为探索性指标最大的特点是它可以是事后设定的。

二、多个主要结局指标

在研究中我们经常需要从多个方面对某种药物或器械对疾病的有效性进行评价，单纯一个指标就不够。针对这种需求，是可以设置多个主要结局指标的。2022 年 FDA 发布了"Multiple endpoints in clinical trials"，对多个终点进行了指南指导，其中描述了共同终点（co-primary endpoints）、多重终点（multiple primary endpoints）、复合终点（composite endpoints）、多组分终点（multiple-component endpoints）这四大类多个终点。一些需要注意的点如下。

1.若每个主要终点指标都达到显著性，才可认为是试验结论成立了，这个

☆　☆　☆　☆

称为共同终点（co-endpoint），可不校正 I 类错误。

2. 分别对各主要终点指标进行分析，但这种做法往往忽略了多个主要终点指标之间的相互联系，导致检验效能降低，尤其是在变量间高度相关时。

3. 若其中一个终点指标达到显著性就认为试验结论成立，则称为多重终点（multiple endpoints）。对多个终点指标进行多重比较，这样通常会导致 I 类错误增大，通俗地讲，相当于我们要反复回答好几次问题，答错的风险自然会累积增加。为了控制总体 I 型误差不超过 0.05，就需要限制每一终点指标在分别检验时的显著性水平，例如 0.012 5（0.05/4），等于将总体的误差水平平均分配给了各个指标。因为需要在研究设计与分析中考虑对 I 类错误的控制，I 类错误设置得小了，试验所需的样本量就会增大。

4. 若进行统计推断时遇到多重性问题但未经妥善处理，则会导致 I 类错误增大，从而会导致将一个无效或劣效的药物推向市场的概率更大，其后果是灾难性的。因此，针对多重性问题就需要在方案设计时制定出有效的策略和方法来事先控制 I 类错误率，常用的控制 I 类错误的方法有 Bonferoni 方法、Holm 方法、Shaffer 方法等。

5. 有研究者使用序贯检验或顺序检验（hierarchical testing），即按指标的重要性排序，从最重要的开始进行假设检验，前一个假设检验拒绝 H_0 时才可开始下一个。如果不拒绝，则后面全停。这种情况下每个假设检验不用调整 I 类错误。好处是不会增加样本量，缺点是这个排序不好定。

三、复合终点

复合终点（composite endpoints）是一个由几个典型的、彼此有关联的结局变量组成的终点。注意，虽然都涉及好几个结局指标，但复合终点作为主要结局指标和前面所讲的多重主要结局指标是不同的，前者最终呈现的是一个指标，而后者是两个或以上，它们的英文名称很好地体现了它们之间的区别（composite *vs* multiple）。复合终点指标的分析无须调整 I 类错误。

1. 复合终点的类型　很多文献中讲复合终点基本有两种类型。第一类为等级量表，即临床上所用的各种量表及评分系统，是由若干临床指标组成的复合终点。例如评价术后恢复常用的 QoR-15 量表，里边就整合了与术后恢复有关的自理能力、活动能力、不适感等多个指标。这种类型的复合终点是否适用取决于量表的信度和效度，信度和效度都较高的量表才能得出可靠的结论。第二类是我们一般概念中的复合终点，也就是把几种终点事件合并定义一个复合终点。受试者只要发生了这几个终点事件中的一个或几个，就认为达到了复合终点。这种类型的复合终点是否有效，取决于构成的指标是否具有临床相关性和临床意义。不过根据 FDA 的推荐意见，复合终点就是第二类，第一类实际上应该是

☆ ☆ ☆ ☆

多组分终点。

2.如何设定复合终点　复合终点不是把几个指标堆在一起就行，可以看到在心血管等领域有比较公认的复合终点，必须要满足如下条件。

（1）各个构成指标对患者来说都重要且重要程度相近。只有当复合终点中各终点事件对患者来说同等重要时，才不会产生误导。当各终点指标对患者的重要程度相似时，即使终点事件的发生率有一定差别，得出的临床结论依然有参考价值，只要干预措施对复合终点的影响是有益的，就认为该措施有效。例如如果死亡和心肌梗死对患者同样重要，那么复合终点事件绝对危险下降5%在两者之间是如何分配的并不重要，对于临床治疗决策的参考价值就大。而在一项慢性阻塞性肺病急性加重期应用皮质类固醇的临床试验中，研究者将各种原因造成的死亡、气管插管和机械通气以及加用激素类药物作为复合终点。与机械通气和死亡相比，患者一般会认为短期内应用激素的重要性不值一提，将这些终点事件混为一谈就不合适。若各指标的重要程度不相同时，需要赋予不同的权重，权重的分配依据主观等级或客观标准，等级方案的制定根据本领域专家关于不同事件严重程度的评价及事件发生率大小；以明确治疗对各组分的影响程度，使得结果的解读会比较复杂。

（2）各个构成指标发生率相近。若各指标发生率差别较大时，根据复合终点得出的结论可能会产生误导。如复合终点为"死亡或心绞痛"且只有几例患者死亡，根据复合终点得出治疗能降低病死率及减少心绞痛发作次数的结论不具有说服力，因为心绞痛发生率远高于病死率，关于病死率结果没有充分的数据支持。

（3）干预措施对各个构成指标的影响相近。也就是各指标的相对危险度（relative risk，RR）降低程度相似，而且置信区间要足够窄。如果构成指标中有的对干预措施敏感，有的不敏感，变异性就会增大，不同治疗组之间优效性检验的敏感度就会降低。因此，研究者构建复合终点时，应从既往同类型研究的经验和生物学角度考虑，治疗须对各个终点事件的影响相似。

3.复合终点的价值

（1）如前文所述，复合终点指标最大的优势是当单个结局指标的发生率很低时，把它们复合在一起可以提高终点事件的发生率，从而大大降低了所需的样本量，这往往也是研究者选择复合终点指标的最主要原因。

（2）复合终点避免了不同主要终点指标之间存在的竞争风险。竞争风险指的是随访期内研究对象发生了其他结局而致使其不可能发生研究目标事件，这些目标结局以外的结局事件即称为竞争风险事件。例如主要指标是住院率，但如果患者在研究期间死亡了，那么就不可能再发生入院了。如果干预措施使死亡率增加，会造成住院率比实际偏低，有可能得出干预措施对住院率有效的错

☆ ☆ ☆ ☆

误结论。死亡就和住院之间有竞争风险。我们把它们复合在一起，就可以有效避免竞争风险。

（3）当几个结局指标的重要性相似时，选择谁作为主要终点指标有争议，此时使用复合终点可以避免选择主要结局指标的困惑，而且使用复合终点能全面的评价干预措施的疗效，提高统计学效能。而且如前所述，避免了对多个指标进行多重比较的麻烦。

4. 解读复合终点结果的关键点　在复合终点结果的报告中，作者不仅要报告干预措施对复合终点的影响，同时也要对所有组成变量分别进行分析报道。可以将复合终点所包含的各组成事件作为试验的次要结局指标，与复合终点的分析一起报告，最好列在同一个表格里。一方面为了确定干预措施对各构成指标的影响是否一致、判断是否有某个指标在复合终点中起主导作用，另一方面可以暴露出干预措施对某个指标是否有不利影响。

（1）假如干预措施对各个组成指标影响不一致，即每个指标的发生率或 RR 降低程度存在很大差异，会削弱统计学效能，可能导致对结果解释产生误导，最极端的情况是干预措施对构成指标的疗效截然相反。如果某治疗措施能增加病死率，但对非致命的终点指标有很好的疗效，从复合终点上显示出整体效果是有利的，在这种情况下，使用复合终点会掩盖治疗措施对致命终点指标的不利影响。因此，要对各个组分做详细的说明。

（2）假如各终点事件对患者重要性不一致，对结果的解释也可能有困难，而且如前所述，制定复合终点也比较复杂，需要计算各指标的权重。通常最严重的事件往往与最低的发生率相联系，较不严重的事件发生率相对较高，这样干预措施对复合终点的影响主要由较不严重的事件决定，从而导致对治疗效果的错误评估、较重要变量的不良影响被整个复合终点的结局所掩盖。

（3）针对各个组成指标的分析注意要调整 I 类错误率。

四、硬终点与软终点

我们的主要研究指标尽量选择最重要、最客观、结局测量最可靠的指标，也就是硬终点。硬终点的名字确实很妙，够硬气。比如死亡和心肌梗死就是硬终点。当硬终点因为种种原因无法实现的时候，就选择退而求其次的软终点。软终点一般是受主观意向影响较大的指标，例如胸闷、气短。软终点还可以包括替代终点（surrogate endpoints）和中间临床终点（intermediate endpoint）。前者的定义是"在直接对临床疗效进行测量非常困难或不现实的情况下，对疗效进行间接测量的指标"，例如血清肌钙蛋白。替代终点指标的效力决定于：①从生物学的角度看，两者相关在生物学上具有可能性；②用流行病学的方法可以证明替代终点指标的值预示着疾病的转归；③通过临床研究获得的证据表明替代终点指标的值与疾病的转归相关。中间临床终点本身也是对某种症状或功能进行测量的临床终点，但与疾病最后的转归没有直接关系。虽然如此，中间临床终点的改善仍然具有临床价值，即使最后并没有降低发病率或死亡率，例如心律失常。

我们要注意，替代终点等尽管使研究实施的难度降低了，比如说减少了样本量、缩短了试验周期等，但它的结果解读难度却增加了。一方面证据力度不够，甚至只能被视为"探索性"，另一方面容易被过度解读。所以选择这类终点一定要谨慎。

五、主要结局结果解读时应考虑的问题

并不是主要结局指标阳性就万事大吉了，合理的结果解读还要考虑到多个方面。Pocock 等 2016 发表于新英格兰医学杂志（*NEJM*）的"*The Primary Outcome Is Positive—Is That Good Enough*"中给我们提供了思路。

1. $P < 0.05$ 够不够。

2. 治疗的获益有多大。

3. 主要结局指标在临床上的重要性和内部一致性如何。

4. 次要结局指标是否支持研究结论。

5. 研究结论是否在重要的亚组间保持一致。

6. 临床试验的样本量是否足够大。

7. 试验是否提前终止了。

8. 安全性问题是否可能抵消疗效。

9. 疗效和安全性之间的平衡是否存在患者特异性。

10. 研究设计和执行是否有缺陷。

11. 结果适用于哪些患者。

可以说以上这些点为我们设计敏感性分析和书写讨论提供了很有力的参考。此外，主要结局指标如果是阴性怎么办呢？Pocock 等 2016 发表于 *NEJM* 的"*The Primary Outcome Fails—What Next*"可供参考，还是要继续思索原因和探索一系列问题。

1. 有没有可能的获益。

2. 试验是不是效能不够。

3. 主要研究指标选得合适吗，或者定义正确吗。

4. 患者人群合适吗。

5. 治疗方案合适吗。

6. 研究实施过程中有没有问题。

7. 有没有非劣效。

8. 亚组分析有没有阳性发现。

9. 次要研究指标有没有阳性发现。

10. 换个分析方法有用吗。

11 有没有更阳性的外部证据。

12. 从生物学原理来讲是否干预措施更有利。

六、举个例子

1. 在 ASCOT 研究中，对比的是 Amlodipine 和 Atenolol，主要研究指标是阴性结果（非致死性心肌梗死 + 致死性冠心病）。但是次要研究指标也是具有临床重要性、能够影响指南和临床实践的指标（死亡、脑梗死）。因此这几个阳性的次要研究指标也能支持 Atenolol 的使用（图 1.12.1）。在 EMA 的指南中也写了什么情况下监管机构会采纳来自次要研究指标的结果。

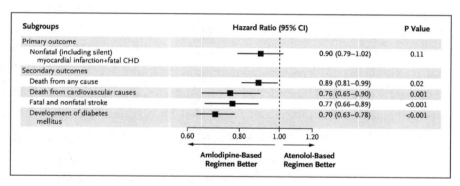

图 1.12.1 ASCOT 研究结果（Dahlöf et al., 2005）

2. PLATO 研究中，结果是阳性，但亚组分析发现低剂量组和高剂量组结果完全相反（图 1.12.2）。最后 FDA 也根据这个结果对使用高剂量阿司匹林可能降低替格瑞洛疗效做出了警告。

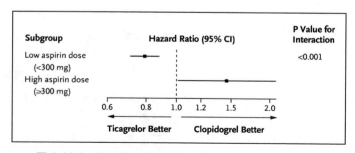

图 1.12.2 PLATO 研究结果（Wallentin et al., 2009）

3. The primary endpoint was change in baseline 24-hour urine protein-creatinine ratio (UPCR) at week（W）52 for combined anifrolumab versus placebo groups. The secondary endpoint was complete renal response (CRR) at W52. Exploratory endpoints included more stringent CRR definitions and sustained glucocorticoid reductions（≤ 7.5mg/day, W24 ～ 52). Safety was analysed descriptively.

这项研究中指标列得一清二楚。主要研究指标是 24 小时尿蛋白 / 肌酐比；次要研究指标是有完全肾脏反应（CRR）的患者比率；探索性指标是其他与 CRR 和糖皮质激素减少有关的指标，其中还包括了三个事后分析指标；安全性指标是不良事件和实验室检查指标。

4. The primary outcome for the trial was the composite of a first episode of worsening heart failure or cardiovascular death. An episode of worsening heart failure was defined as ...The first of the secondary outcomes was the composite of hospital admission for worsening heart failure or cardiovascular death. The additional secondary outcomes were the total number of hospital admissions for heart failure... and cardiovascular deaths; change from baseline to 8 months in the Kansas City Cardiomyopathy Questionnaire total symptom score...; the incidence of a composite worsening kidney function outcome..., and death from any cause.... Analysis of the change from baseline to each visit for glycated hemoglobin, eGFR, body weight, and blood pressure were prespecified exploratory outcomes. We also conducted a post hoc analysis of change in hematocrit. The prespecified analyses of adverse events included serious adverse events, ... and laboratory findings of note.

这项 *JAMA* 发表的研究中，主要研究指标是心力衰竭恶化事件和心血管死亡的复合指标。关键次要指标是由于心力衰竭恶化或心血管死亡而入院。其他次要指标是心力衰竭入院和心血管死亡入院，评分的变化，肾功能恶化及全因死亡率。预先设定的探索性指标是糖化血红蛋白等。事后分析是血红蛋白变化。安全性指标是不良事件和实验室检查。

第十三节　样　本　量

看到一篇文章里写纳入 60 例患者，分为三组，最后还得出了超级显著的差异，这个时候笔者内心往往是崩溃的。临床研究中需要纳入多少例受试者，也就是样本量，不是想当然的，而是科学计算的结果。样本量不能过大或过小。太小了说明不了问题，举个不那么妥当的例子，笔者想要研究西安人吃面高兴还是吃米饭高兴，如果只研究 10 个人，这 10 个人得出的结果代表不了西安人。样本量太大了，试验难度和时间也会很大，而且从伦理的角度来讲过大的样本量让一些受试者不必要地暴露于干预措施，是不合理的。那么，样本量怎么算呢？

一、样本量计算的基本知识

样本量的计算依据包括如下方面。

1. 研究的类型。如随机对照试验或诊断性试验。

2. 主要结局指标类型。如二分类指标或连续指标。

3. 主要结局指标的预计差异，即 δ。也就是预计干预能达到多大效果或从临床重要性角度考虑需要达到多大效果，如对照组是多少，干预组预计能达到多少，标准差是多大。

4. 检验水准 α，也就是 Ⅰ 类错误。

5. 把握度 1 − β，也就是 1 减去 Ⅱ 类错误。

6. 组数及组间分配比例。

不管用什么方法、请谁计算，研究者自己都先要明确这几大方面，不然谁也算不出样本量来。接下来，我们会对其中的几个指标重点介绍。文章中一段典型的样本量计算的描述应该包括以上各要素。例如："本研究为随机对照试验，干预组为 A 药组，对照组为空白对照组，主要结局指标为心肌梗死发生率。根据既往文献 [x]，预计 A 药组的患病率为 25%，对照组的患病率为 32%，假设双侧 α=0.05，把握度为 90%。利用 PASS 15 软件计算得到治疗组的样本量 N1=290 例，对照组的样本量 N2=290 例。考虑失访率 10%，最终至少需要的干预组和对照组研究对象各为 322 例，总计至少纳入 644 例研究对象。"

样本量计算有一些在线计算器和软件可供使用，当然研究者可以用公式计算，不过这些简便的工具也挺好用的。笔者用过后比较喜欢的有以下几个。

1. 在线计算器 http: //powerandsamplesize.com/。

2. 在线计算器 http: //hedwig.mgh.harvard.edu/sample_size/size.html。

3. PASS 软件（power analysis and sample size）。

4. G*Power 软件。

5. PS 软件（Power and Sample Size Calculation）。

6. R 也有很多包可以做样本量计算，例如 pwr 包。

二、结局指标的预计差异

此部分包含两个内容，一个是估计对照组的主要结局指标水平是多少，一个是估计能发现的两组的差异有多大。这些内容一般来自两个方面：预试验或既往研究报道，同时尽量要兼顾到临床价值。例如我们在前文非劣效试验里讲到的，非劣效试验最重要的是确定非劣效界值，根据非劣效界值来计算所需样本量和判定最终结论是否成立。而非劣效界值的确定就要基于既往试验结果的

☆☆☆☆

统计推断和临床角度的考虑。这其实就是所谓"最小临床重要性差值（minimal clinical important difference，MCID）"的概念。

三、把握度

Ⅰ类错误（α）是 H_0 假设本来是对的，但是错误地拒绝了假设，也就是本来没差别，却说成有差别。因为 H_0 假设的是没有差异，所以叫作假阳性。一般设在 0.05。Ⅱ类错误（β）是 H_0 本来是错的，但却没拒绝，也就是有差别，却说成没差别，叫作假阴性。一般设在 0.2 以下。有句很通俗的话可以帮助我们理解Ⅰ类和Ⅱ类错误。对着一位男士说您怀孕了，这是Ⅰ类错误；对着一位挺着大肚子的孕妇说您没怀孕，这是Ⅱ类错误。把握度（power）是 1 − β，又称为统计效力或检验效能，指组间确实有差异而且也正确地判断出来有差异的概率，也是我们最希望发生的情况。

四、多个主要研究指标如何计算样本量

假如研究中有好几个主要研究指标，那该如何计算样本量呢？以哪一个主要研究指标为计算依据呢？这里我们只讨论共同终点这种情况，也就是这几个主要研究指标都很重要，都得被证实有显著差异（详见相关章节）。在设置了共同终点的临床试验中，常用的方法是对每个主要终点分别计算样本量，然后取最大值作为临床试验所需的样本量。但是这里边有个很重要的问题，主要研究指标数量的增加是会增加总体Ⅱ类错误的概率的，特别是如果几个主要研究指标相互之间相关性不强的话，这个概率会增加得有点离谱。例如，若两个主要研究指标不相关，两个指标分别Ⅱ类错误概率是 0.2，也就是把握度是 0.8，假如按前边所讲的方法选择了两个指标分别对应的样本量中的最大值为样本量，那么事实上最后的把握度实际上只有 0.8×0.8=0.64，也就是Ⅱ类错误达到了 0.36。所以不管是统计专家的文献、还是 FDA 的指南中，都建议在根据共同终点计算样本量时把Ⅱ类错误水平设置得更低，比如说设置在 0.1，那么最终的把握度最低也可以达到 0.9×0.9=0.81，相对来讲所计算出的样本量会更合适。当然，假如共同终点之间相关性特别好，那么随着相关性的增加，总体Ⅱ类错误是越来越接近单个Ⅱ类错误的，专业的统计人员会使用一些方法例如蒙特卡罗模拟来与前边所讲的最大值结合求取样本量，那样更精确。但就笔者而言，可能只能做到设置更低的Ⅱ类错误水平这一步了。

五、探索性研究如何设计样本量

探索性研究也就是常说的预试验（pilot study），是一种先导性研究，是为我们的正式研究探路的。探索性研究关注的问题是：①对于主试验而言，怎样

☆　☆　☆　☆

的设计方案是最优的（安全、有效、低成本）；②对于主试验而言，怎样的数据管理 / 统计策略是最优的；③对于主试验而言，哪些结局指标需要补充或调整；④本次预试验可以给主试验带来什么启发或优化？

预试验可分为内部预试验和外部预试验。外部预试验是独立于主体的试验，此类预试验的样本不会影响主体试验的效应量及其变异；而内部预试验样本将会和主体试验合并后做最终的分析。

因此，探索性研究一般无须完成检验假设。此外，探索性研究有两个特点，第一是安全性考量更多，第二是可能缺少基础数据。所以，探索性研究中的样本量通常是无法也无须计算的。但不管样本量如何设置，在文中要对选择的理由做充分的说明。以下思路可供参考：

1. 对于很创新的东西，例如某种新术式，可能 3 ～ 5 例就够了。

2. 我国的新药注册管理办法要求，Ⅰ 期临床试验至少 20 ～ 30 例。

3. 根据预计正式试验中干预的标准效应量推断：标准化效应量≤ 0.1、0.2、0.5 或 0.8 时，在 90% 的把握度下，推荐每组样本量可为 75、25、15 或 10；在 80% 的把握度下，则分别为每组 50、20、10 和 10 例。如果对标准化效应量拿不准，可以按中等（0.4 ～ 0.6）进行估计。

4. 从可行性角度考虑，Julious（2005）提出每组 12 例对于随机分组是很便利的数字，我们可以考虑取 12 的倍数。

5. 从精确度角度考虑，统计学模拟显示，比较小的标准差下（例如 1），每组 12 例够用，比较大的标准差下（≥ 5），每组要至少 30 例。

6. 按单侧置信区间上限（upper confidence limit$_{1-0.8}$，$UCL_{1-0.8}$）的方法，若要满足使预试验和正式试验样本量总和最小的标准，正式试验样本量为 80 ～ 250（通常也是 Ⅱ、Ⅲ 期临床研究中最为常见的样本量）的研究，可以采用 20 ～ 40 例作为预试验样本量的经验估计。

7. 考虑到预试验的数据可以用来计算主试验的样本量，预试验本身也可以发表，个人建议在力所能及和保证安全性的范围内样本量可以尽量多一点。

张颖等 2021 年在《中医杂志》发表了"中医药临床研究中预试验样本量的确定"，我觉得他们的推荐意见也很实用（表 1.13.1）。

表 1.13.1　不同研究目的下中医药临床预试验样本量的推荐意见（张颖等，2021）

研究目的	推荐意见
探索可行性、可接受度、失访率和进度等	经费预算为主要依据
参数精确度的考虑	每组 30 例
中等标准效应量的情况下，期望总和样本量达到最小	连续型变量，每组 35 例；分类或等级变量，每组 60 例

☆ ☆ ☆ ☆

六、举个例子

1. The primary objective of the study is to determine the superiority of dapagliflozin versus placebo in reducing the incidence of the primary composite endpoint. Assuming a true hazard ratio (HR) of 0.80 between dapagliflozin and placebo, using a one-sided alpha of 2.5%, 844 primary endpoint events will provide a statistical power of 90% for the test of the primary composite endpoint. This is based on an overall 1∶1 allocation between dapagliflozin and placebo. The study is event-driven. The assumed HR of 0.80 is considered as clinically relevant and has taken into account the HF outcomes in the EMPA-REG trial. With an annual event rate of 11% in the placebo treatment group, 4500 patients are estimated to provide the required number of primary events, based on an anticipated recruitment period of 18 months and an average follow-up period of approximately 24 months. The assumed placebo event rate of 11% is based on a review of recently published clinical studies in the HFrEF population, including the PARADIGM-HF trial.⋯In addition, the expected number of patients who will be lost to follow-up is expected to be small: hence, these are not considered in the determination of the sample size.

教科书式的样本量计算阐述。主要研究指标：复合终点发生率；α：单侧 2.5%；把握度：90%；预计差异：风险比（hazard ratio，HR）达到 0.8；分配：两组 1∶1；失访：因为失访率低不纳入考虑。数据来源：既往研究，同时兼顾临床相关性。

2. The sample size was based on recommendations for obtaining reliable sample size estimates in pilot and feasibility studies, which suggested that 75 patients would be needed (i.e., 25 in each group), with the aim of achieving usable data for 60 participants across the three groups, allowing for a dropout rate of 20%.

A proposed sample size of 90 participants (30 per treatment arm) was considered sufficient to gain reliable information to inform sample size estimates for a larger trial and feasibility information about trial procedures. We did not do a formal power calculation to detect treatment differences, given that the focus of analysis was not hypothesis testing.

Morrison 团队的两篇 Pilot study 里的理由都写的是参考了 Browne RH 的文章。

3. Sample size calculation was informed by the WHO trial of calcium supplementation in the second half of pregnancy,... The risk of recurrent pre-eclampsia for women with previous pre-eclampsia or eclampsia is estimated to be

at least 25%. We calculated that, to show a reduction in pre-eclampsia from 25% to 15%, we would need 540 participants with pregnancies continuing beyond 20 weeks'gestation (0.05 α level, 80% power, calculated using Epi Info software (CDC, Atlanta, GA, USA). We anticipated that 50% of participants recruited would become pregnant during the trial. Allowing for a miscarriage rate of 15% and loss to follow-up of 10%, we needed to recruit approximately 1440 participants who were not pregnant. Enrolment would be stopped once we were able to predict reaching our primary sample size (i.e., the 540 participants with pregnancies continuing beyond 20 weeks' gestation).

这项研究的样本量计算中，对照组的水平是参考了既往 WHO 试验中的报道（25%），研究者假设干预组可降至 15%，α 为 0.05，效能为 80%，用 Epi Info 算出 544 例的样本量。进一步根据 50% 的入选者可能妊娠、15% 流产率和 10% 失访率，算出需招募受试者 1440 人。研究中只要达到 544 人妊娠够 20 周的目标就停止招募。

4. Based on a log-rank test with two-sided α of 0.05 and the assumption that all patients would be followed up for a duration of 5 years, we estimated that 1488 events would provide 91% power to detect a relative risk reduction of 14.9%, assuming a placebo event rate of 13.4% and an aspirin event rate of 11.4%. With an event-driven design, a sample size of 12 000 patients (6000 per group) was expected to yield a total of 1488 events. However, because of the lower than expected event rate observed, there were several protocol amendments to expand study endpoints (we included unstable angina and transient ischaemic attack in the primary composite endpoint), to add person-years of observation (we extended the study follow-up from 60 months to approximately 72 months, to result in a planned total exposure time of 60 000 patient-years). The trial became time-driven rather than event-driven. On the basis of these protocol amendments, the estimated event rate was changed from 2.48% to 1.5% per year, and the expected relative risk reduction was revised to 17.5%. This would provide approximately 80% power with the amount of follow-up time actually observed.

ARRIVE 研究中，样本量计算依据为 α=0.05，power=91%，预计效应为 RR 降低 14.9%，统计方法是 log-rank 检验，计算得到 1488 个事件，根据事件的发生率，计算出样本量为 12 000 例。随后由于观察到的事件发生率比预计的低，对方案进行了修正，拓展了研究指标的范围和观察的时间，在此基础上算出的新的 power 为 80%。请注意，并没有改变样本量，只是对样本量做了新的效能检验，看效能还够不够。

☆ ☆ ☆ ☆

5. We powered the study to detect an absolute risk reduction of a poor outcome of 7.1% or greater, on the basis of two rationales: ① consensus among investigators and international advisers that an absolute risk reduction of this magnitude would represent a clinically meaningful effect size; ② 3 month data for death and institutionalisation from a hospital that has practised early mobilisation for many years showing 9.1% better outcome than in a similar Australian dataset, with early mobilisation estimated to account for 78% of the benefit, giving a final absolute difference of 7.1%.

AVERT 研究中样本量计算的依据是不良转归的绝对风险差（参见第 3 章第四节）为 7.1%。这一差值设计的依据是：①对于有临床意义的效应所做的专家共识；②之前的数据。

第十四节　偏倚、混杂因素与效度

把这三个放在一起介绍是因为研究设计阶段这三方面尽量要控制好，不然最后就是一地鸡毛。三者密切交杂，决定了我们研究的质量。我们前文所讲的随机、对照、盲法等临床试验的核心技术都是为了尽量减小偏倚和混杂，提升效度。

一、偏倚（bias）

临床研究中的误差分为随机误差和系统误差。前者是抽样样本的变异性造成的，易于控制；而后者是研究者所得出的结果与真实的结果之间的误差，又称为偏倚。偏倚贯穿于整个研究过程，而且任何研究类型都普遍存在偏倚的干扰。各种研究设计，除严格的随机对照试验、安慰剂对照加双盲的观察方法能够有效地控制已知的偏倚外，其他如队列研究、病例对照研究、描述性和分析性研究，均不可避免地存在偏倚的影响。

1. 选择偏倚　指的是选择的研究对象不能正确代表目标人群，或者不同的组存在基线因素的不均衡。比如说单中心研究只针对了自己医院的患者，但其他医院患者的情况可能和本医院完全不同，结果可能会高估或低估试验措施的效果。

（1）相关名词

①伯克森偏倚（Berkson's bias）（入院率偏倚或就诊机会偏倚）指利用医院就诊或住院患者作为研究对象时，由于入院率的不同而产生的偏差。

②奈曼偏倚（Neyman bias）（现患病例 - 新发病例偏倚）指在病例对照研究或现况研究中，用于研究的病例一般是研究时的现患患者，而不包括死亡病

例和那些病程短、轻型、不典型的病例。

③检出偏倚指某因素与某疾病在病因学上虽无关联，但由于该因素的存在而引起该疾病症状或体征的出现，从而使患者及早就医，接受多种检查，导致该人群较高的检出率，以致得出该因素与该疾病相关联的错误结论。

④易感性偏倚指有些因素可能直接或间接地影响观察人群或对照人群对所研究疾病的易感性，导致某因素与某疾病间的虚假联系，由此而产生的偏倚称为易感性偏倚。

⑤排除偏倚指对于不同组在进行纳排的时候没有遵循相同的标准。

⑥无应答偏倚是指研究对象因为各种原因，对研究提出的问题不予回答。造成无应答的原因多种多样，如年龄大、文化水平低、对健康不重视、设计的问题不恰当或涉及隐私等，使应答率低。若无应答者超过 20%，将影响研究结果的真实性。

⑦失访偏倚是无应答的另一种表现形式，指研究对象不能坚持而退出研究、失联或停止治疗等。如果失访超过 10%，研究结果的真实性将受到影响，若超过 20%，则结果不可信。

（2）控制选择性偏倚采用的方法

①通过试验类型控制偏倚，比如要避免伯克森偏倚，可以选择多家医院的病例，或位于不同研究地区、不同方位，能代表不同水平的若干家医院的病例作为病例组，不同科室的非研究疾病的患者作为对照组，从而减少入院率偏倚。还可以设立两个或多个对照组，其中之一来自一般人群，其他来自医院，这样既可代表社区一般人群，又能代表医院内不同类型患者。

②选择起病不久的新发病例作为研究对象，可避免奈曼偏倚。

③选择对象时要注意选择那些易于随访、依从性高的对象，并注意随访询问的技巧。

④诊断性试验应选择各种临床类型（轻、中、重型、治疗和未治疗）的病例和高度怀疑该病又易于与其他疾病相混淆的病例，同时进行标准的诊断方法和新诊断方法的检查。

⑤优化随机分配方法，使各组均衡。

2. 信息偏倚　原因很多，包括测量的标准不明确、测量的主观性太强、设备性能不佳、资料遗漏等。

（1）相关名词

①回忆偏倚是指在需要回忆过去发生某指标的情况时发生的记忆模糊、遗忘或夸大。

②沾染偏倚是对照组成员意外地接受了试验组的措施或治疗组患者意外服用了试验组的药物，致使最终的结果差异缩小。

③干扰偏倚是指受试者除了所研究的治疗措施外，还加用了其他可能影响疗效的措施。

④报告偏倚指由研究对象有意地夸大或缩小某些信息而导致的偏倚，因此亦被称作说谎偏倚。

⑤疑诊性偏倚指观察者事先已经知道研究对象的某些情况，例如合并某种疾病等，会在诊断过程中更仔细地搜寻某种结果，造成更容易发现阳性结果。

⑥暴露怀疑偏倚指研究者若事先了解研究对象的患病情况或某种结局，可能会对其以与对照组不可比的方法探寻认为与某病或某结局有关的因素。

⑦测量偏倚指对研究所需指标或数据进行测定或测量时产生的偏差。所用仪器、设备校正不准确，试剂不符合要求，使用方法的标准或程序不统一，分析、测试条件不一致以及操作人员的技术问题等，均可导致测量结果的不正确，使测量结果偏离真值。

⑧调查者偏倚指调查者在对试验组与对照组的调查中标准不统一，存在系统误差所造成的偏倚。

（2）控制信息偏倚的方法

①不同组使用相同调查表、同一记录者，并进行培训，统一询问方式和询问时间，且不可中途随意更改标准。

②尽量采用盲法收集资料，以消除研究者和研究对象主观因素的影响。

③避免间隔时间太久的指标采集，减少回忆偏倚。

④各类指标要有明确的公认的标准，尽量客观。在盲法收集资料不可行时，尽可能收集客观的定量指标（利用实验室方法、病例记录等）。

⑤广泛收集各种资料，不但收集详细的疾病资料，还可搜集一些虚变量，即与疾病和暴露关系不密切的资料，以分散调查者和研究对象对某因素的注意力，减少主观因素造成的误差。

3. 混杂偏倚　当研究某暴露因素与疾病之间的关系时，由于与另一个或多个既与疾病有制约关系，又受暴露因素密切相关的外部因素的影响，从而掩盖或夸大了所研究的暴露因素与该疾病的联系。这种影响所带来的误差称为混杂偏倚。那些外部因素称为混杂因素，这部分内容我们在本章第十四节详细讲解。

4. 对临床试验偏倚的评价　对临床试验质量的评价牵扯到对偏倚风险的评价。针对不同类型的研究有不同的评价工具。例如针对 RCT 的 Cochrane 评估工具，针对诊断试验研究的 QUADAS，针对队列研究和病例对照研究的 NOS 量表，针对系统综述的 AMSTAR 等。对于 RCT，Cochrane 偏倚风险评估工具从选择偏倚、实施偏倚、测量偏倚、随访偏倚、报告偏倚和其他偏倚 6 个方面进行偏倚风险评价，结果往往用在系统综述和荟萃分析中。我们常常看到的漂亮直观的偏倚风险图就是展现的这些方面（图 1.14.1，见彩图）。

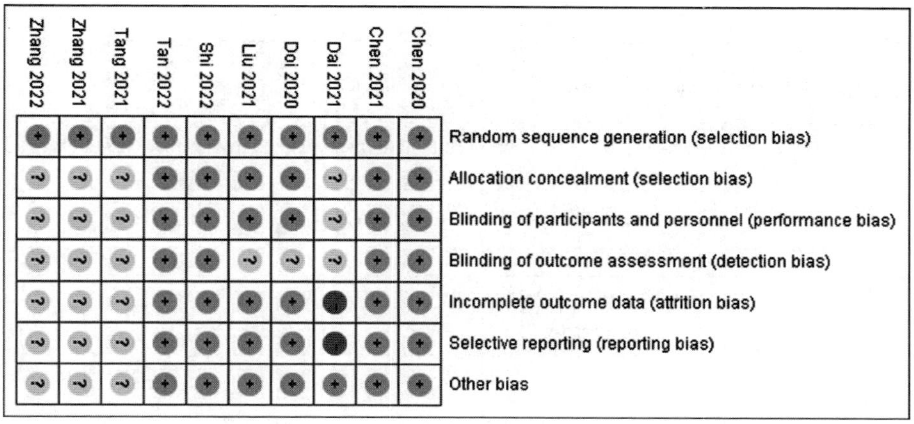

图 1.14.1　偏倚风险图（绿色，低风险；黄色，风险未知；红色，高风险）

　　在进行偏倚风险评价的时候比较迷茫的是如何判断某个试验某个方面有没有风险，或者是低风险还是高风险，因为有时候还是比较模糊的。Cochrane 给出了具体的评价标准。它的 2.0 版本 RoB 2 里有特别详细的决策树，如果拿捏不定的时候可以参考，一般的情况下下面这个 1.0 版本的表就够用了（表1.14.1）。

表 1.14.1　Cochrane 偏倚风险评估

偏倚种类	偏倚原因	高偏倚风险	低偏倚风险	偏倚风险不明
选择偏倚	生成随机序列	因随机序列的生成不当，导致选择偏倚	随机序列生成可以产生对比组	细节描述不足
	分配隐藏	因对分配的隐藏不当，导致选择偏倚	在登记之前或登记期间，很可能不能预测干预的分配	细节描述不足
报告偏倚	选择性报告	因选择性报告结果导致报告偏倚	未检测出与选择性报告结果相关的偏倚	未给出足以进行判断的信息
实施偏倚	盲法（参与者与工作人员）	因为参与者与工作人员了解研究中的干预实施而导致表现偏倚	盲法很可能有效	细节描述不足
检测偏倚	盲法（结局检测）	因评估结局的人员了解研究中的干预实施而导致检测偏倚	盲法很可能有效	细节描述不足

续表

偏倚种类	偏倚原因	高偏倚风险	低偏倚风险	偏倚风险不明
失访偏倚	不完整的结局数据	因不完整的结局数据在数量、性质与操作上的缺陷，导致失访偏倚	对不完整的结局数据进行了处理，不太可能造成偏倚	对失访与排除报告的不充分，以至于无法作出判断
其他偏倚	其他偏倚源	因上述未涉及的问题所导致的偏倚	未检测出其他偏倚	可能存在偏倚的风险，或者没有足够的信息去评估是否存在重要的偏倚风险，或者没有足够的理由与证据证明已发现的问题会引发偏倚风险

二、混杂因素（confounder）

在研究中除了我们关注的暴露 - 结局或干预 - 结局关联外，还有其他因素和这两个变量相关，而且可能部分或全部地影响两者之间的真实联系，掩盖或夸大它们的关联强度，这些因素就便被称为混杂因素，其所导致的偏倚则称为混杂偏倚。即使混杂因素在两组中是整体均衡（统计学）的，也有可能对疾病的结局产生影响。因此，校正混杂因子后，得出的研究因素（自变量）对疾病的结局（因变量）的影响，才是真正的影响。混杂因素需同时满足以下3个条件：①必须是所研究疾病的独立危险因子；②必须与所研究因素有关；③必须不是研究因素与疾病病因链上的中间环节或中间步骤（如图 1.14.2 所示，如果是中间环节的话，箭头方向就变成暴露→混杂因素→结局了）。

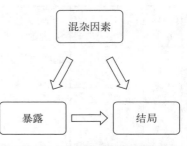

图 1.14.2　混杂因素与暴露和结局的关系

1. 正混杂与负混杂　混杂偏倚是具有方向性的，根据混杂偏倚产生的机制及对结果不同，将混杂偏倚分成以下两种类型：①正混杂偏倚，也称阳性混杂，指由于混杂因素的存在使暴露因素与疾病之间的关联被夸大；②负混杂偏倚，也称阴性混杂，指由于混杂因素的存在使暴露因素与疾病之间的关联被缩小。临床研究中，如果混杂偏倚为负混杂，调整后真实的关联强度更大，混杂因素对研究结论无明显影响。但如果混杂因素为正混杂，研究者须评估混杂因素的大小并进行合理调整，最后根据调整后的结果进行综合分析，在给出研究结论时须谨慎。

2. 混杂偏倚的控制方法

（1）设计阶段

①随机化：通过随机化使混杂因素在组间分布均衡。

②限制：通过入排标准将已知的重大混杂因素排除掉。但不可过度排除，以免影响外推性。

③匹配：在研究设计阶段，将某一个或某些可能的混杂因素，在研究对象入选时予以匹配，控制已知的混杂因素。如病例对照研究，可以匹配年龄、性别、病程等因素。但假如匹配因素较多，就会难以操作。此外，和研究因素经常并存的因素不可作为配对因素，要防止配对过度而降低研究效率。病例和对照的比例如果大于 1 ：4，效益并不提高，反而增加研究难度。一般以 1 ：2 为好。

（2）分析阶段

①分层或亚组分析：分层分析用得可能是最多的。先计算原始效应量；再根据混杂因素分成几个层或亚组，判断分层效应量之间是否一致。如果一致，用 Mantel-Haenszel 合并计算，比较合并后的效应量和原始效应量；如果不一致，分层报告即可。不过要注意层次过多会增加选择符合条件的研究对象的难度和统计难度。分层分析与亚组分析略有不同，亚组分析不计算合并后的效应量，主要是对比分层之间的效应量。

②标准化：用率的标准化法，通过"迫使"暴露组和非暴露组拥有相同的混杂因素水平，形成人为的组间可比性，然后在混杂因素分布相同的情况下比较两组的发病情况。

③多因素分析：在研究分析阶段，将已知的潜在混杂因素放入模型，利用多元回归模型进行流行病学数据分析，进而达到控制混杂因素的目的。最常用的三种回归模型为：多重线性回归（连续变量）、logistic 回归（分类变量）及 Cox（生存时间变量）回归。但同样要注意，混杂因素不能太多，因为纳入混杂因素越多，所需要的结局事件例数就越多，对于 logistic 回归和 Cox 回归，结局事件应至少为 15 ～ 20 倍的自变量个数。

④倾向性分析：将多个混杂因素进行处理，计算出一个综合的倾向值（propensity score，PS），然后根据这个倾向值进行匹配。这样最大的好处就是可以同时处理好几个混杂因素，超越了前几个方法（具体参见相关章节）。

三、效度（validity）

效度又被称作有效性、信度、真实性。如果一个试验所观察到的结果是真实的且没有被偏倚或混杂因素所影响，就称作内部有效性（internal validity）；如果该试验的结果能够外推至更大的人群，就称作外部有效性（external

☆ ☆ ☆ ☆

validity）。内部有效性是关于研究本身的，与偏倚风险密切相关。外部有效性一定程度上代表了研究结果的价值。就随机对照双盲临床试验而言，内部有效性往往比较高，但外部有效性则受纳排人群的限制。

1. 内部有效性　影响内部有效性的除了前述的各种偏倚以外，还可能是由于因果关系的模糊，也就是说没有办法确定自变量与因变量的变化顺序以及排除虚假关系。我觉得一个很好的例子就是科学家和螃蟹的段子。

步骤一：科学家从笼子里抓出一只螃蟹，放在地上，冲着它大吼大叫，螃蟹被吓得不轻，到处乱窜，慌不择路。步骤二：过了一会儿，科学家又把同一只螃蟹再次从笼子里面抓出来，不过在放到地面之前，先把螃蟹腿都拆了下来，然后重复之前的步骤，继续大吼大叫，螃蟹一动不动，非常地淡定从容。结论：螃蟹的耳朵是长在腿上的。

怎么样，是不是够虚假。

2. 外部有效性　在讨论部分很重要的一点就是要讲结果的外推性如何。可能影响外部有效性的因素有人群特征、干预手段细节等。当然，获得良好的外推性的前提条件之一，就是研究有较好的内部有效性。

3. 一点碎碎念　在这里专门把"效度"的概念列出来，不仅是因为它与研究的评估、结果的解读都密切相关，还因为我想对偏倚的概念做进一步的明晰化，并与其他类似概念相区分。

偏倚风险的概念是与内部有效性相对应的，评估时应注意其与证据质量（quality of evidence）、方法学质量（methodological quality）、报告质量（reporting quality）、精确性（precision）、外部真实性（external validity）等概念的区别与联系，不要相互混淆。

证据质量是指效应估计值能够正确反映真实情况的把握程度。证据质量用的是 GRADE 分级系统，可分为高、中、低、极低 4 个等级。证据质量评价的是某个特定结局的整个证据体，而不是针对单个研究。证据质量的评级因素里包括了偏倚风险，由此可见，偏倚风险不等于证据质量，但它是影响证据质量分级的重要因素之一。

方法学质量指研究的具体方法达到了什么标准，方法学质量高往往意味着偏倚风险低，但两者实质仍然存在一定差别。例如杨智荣等举的一个例子，在一项评价针灸干预效果的 RCT 中，即使设计和实施的质量再高，也不可能对施灸者实施盲法，因此我们不能在盲法这一方面判断为方法学质量低，但仍然可以判断为偏倚风险高。

报告质量是指有没有把该说清楚的都说清楚。报告质量可影响偏倚风险评价的结果，但跟偏倚风险实质的高低并无直接关系。例如，在一个 RCT 中，作

☆ ☆ ☆ ☆

者实施了盲法，但没有在文章里进行报告；所以如果根据研究报告来评价的话，偏倚风险只能评为不清楚，但实际上应该是低风险。

　　与精确性相对应的概念是随机误差（还记得吗，偏倚是系统误差）。假设在同一个总体中多次抽样对同一个问题进行研究，由于随机误差的存在，所得到的结果会不尽相同。精确性受样本量影响，样本量越小，精确性越低，95%CI越宽。

四、举个例子

　　First, sociodemographic characteristics were summarised for frail, pre-frail, and non-frail participants. Age, sex, ethnic origin,...were compared using χ^2 test for categorical variables, and Kruskal-Wallis test for continuous variables.

　　Next, we constructed adjusted models to test the association between sociodemographic characteristics and frailty status. We used a multinomial logistic regression model that allowed simultaneous estimation of the probability of different outcomes. ...All significant variables from the descriptive analysis were included in the final model except ethnic origin.

　　Cox-proportional hazards models were fitted to assess the effect of frailty status on all-cause mortality. Models were stratified by age and sex, and adjusted for socioeconomic status, body-mass index, smoking status, alcohol frequency, and multimorbidity count. ... The following subgroup analyses (also stratified by age and sex) were done along with tests for statistical interactions between predictors and frailty, to assess if the effect of frailty was modified by other covariates：one or fewer long-term conditions versus at least two long-term conditions, ... (方法)

　　Pre-frailty and frailty were significantly associated with mortality for all age strata in men and women (except in women aged 37—45 years) after adjustment for confounders. (结果)

　　Efforts to identify, manage, and prevent frailty should include middle-aged individuals with multimorbidity, in whom frailty is significantly associated with mortality, even after adjustment for number of long-term conditions, sociodemographics, and lifestyle. (结论)

　　这是 *Lancet Public Health* 一篇文章中对混杂因素控制的描述。先通过第一步比较识别出可能的混杂因素，在后续的多参数分析中将这些因素纳入。第二步指标的分析采用了分层和亚组分析。随后，在结果和结论部分都清晰地说明了混杂因素调控的结果。

第十五节 适应性设计

适应性设计是按照预先设定的计划，在期中分析时使用试验期间累积的数据对试验做出相应修改的临床试验设计。修改的内容和目的包括：修正初始设计的偏差，提高研究的统计学效能，使试验更加符合伦理学要求，增加研究的外推性和可解释性，提高试验效率，降低时间和成本投入等。当其用于探索性试验，可评估比非适应性设计更大的剂量范围，从而为确证性研究阶段选择有效剂量；当其用于确证性试验，可对正在进行的试验做出预先计划的更改，并保持统计学效度不变。在药物研发、精准医学、标志物研究等可以看到很多适应性设计的优秀案例。

适应性设计不是随意改动研究计划，而是需要更严密的设计和监管，因此，各国政府监管机构陆续出台了适应性设计的相关指导原则，包括 2019 年美国FDA 的《药物和生物制品临床试验适应性设计行业指南》，2021 年国家药品监督管理局的《药物临床试验适应性设计指导原则（试行）》。

一、适应性设计的原则

适应性设计既可用于探索性临床试验，亦可用于确证性临床试验。在选择使用适应性临床试验之前，需要考虑以下 4 项基本的应用原则：

1. 在期中分析阶段进行的方案修改需要在原始方案中预先设定，而非临时提出，原始方案中应该明确说明期中分析的时间、次数、适应性设计的类型、所使用的统计方法及期中分析目的等。

2. 严格和充分控制 I 类错误于合理水平（如双侧检验水平为 0.05）。

3. 选择准确的效应估计方法，减少偏倚的引入，确保结果的可靠。

4. 避免期中分析的结果泄露从而影响研究后续操作和受试者入组，保证临床试验的完整性。期中分析或方案调整应由独立的数据监查委员会执行，以保证申办方和研究者处于盲态。

二、适应性设计的主要类型

适应性设计可体现在研究设计的多个环节。依据是否处理分组信息，分为基于比较型和基于非比较型。依据适应性的目的，常用的有成组序贯设计、样本量重新估计、无缝设计、富集设计、主方案设计等，采用多种适应性调整方法的称为多重适应性设计。

1. 适应性成组序贯设计（adaptive group sequential design） 成组序贯设计是指预先计划在试验中进行一次或者多次期中分析（interim analysis），根据每次期中分析的结果做出后续的试验决策。期中分析的时间点一般基于累计数据的占比（如受试者入组比例或发生目标事件数的比例等）。期中分析的次数、时间点、试验需要的 α 消耗函数及Ⅰ类错误调整方法需要在试验方案中给予明确规定，在试验实施过程中严格按照方案执行，不可随意进行计划外的期中分析，以确保整个试验的科学性和完整性。如果存在以优效性提前终止试验的可能，选择时间点时应考虑期中分析时的信息量是否可提供足够的检验效能。

（1）Ⅰ类错误调整：如果涉及疗效分析及提前终止试验可能，成组序贯设计中的关键是如何处理多次期中分析假设检验带来的Ⅰ类错误膨胀。常用方法如 Pocock 方法、O'Brien & Fleming 方法和 Lan & DeMets 方法等（可参考多重性分析章节）。

（2）无效性评估：无效性评估以无效性边界（futility boundary）作为判定标准，分为绑定（binding）和非绑定（non-binding）。绑定边界如跨越则必须终止。非绑定边界如跨越无效性边界，一般会终止，但有时也依据数据监查委员会建议继续进行。目前设计以非绑定边界为主。

（3）适应性成组序贯和经典的成组序贯有什么不同呢？经典成组序贯主要应用于期中分析的提前决策，而适应性成组序贯，则还包含了其他适应性修改。与经典成组序贯相比，适应性成组序贯设计不仅可通过盲法改变最大样本量，还可通过非盲法改变最大样本量；可进行终点的修改，可从非劣效改有效；可根据非盲的期中分析改变其分析次数和间隔；不会因提前终止的超限造成结果翻转。

2. 样本量重新估计（sample size re-estimation）　根据预先设定的期中分析，利用累计的试验数据重新估算样本量，以保证在可容许的Ⅰ类错误概率范围内达到预先设定的目标。同时需要注意，如果重新估算得到的样本量比原样本量大，那么接下来的研究中采用新样本量；否则仍使用最初估计的样本量，也就是说通常不接受样本量减少的调整。

在上一段中我们提到了适应性成组序贯设计可以通过盲法或非盲法改变样本量。盲法又称为非比较分析，非盲法又称为比较分析，其不同在于重新估算样本量的时候是否使用组间信息。盲法计算依据为试验数据、不做组间比较、无须Ⅰ类错误调整、允许的调整较少（仅允许因未知方差调整样本量）；非盲法计算依据为试验数据＋分组信息、做组间比较、需要调整Ⅰ类错误、样本量调整可基于实际疗效。在研究方案中需要说明重新估计的时间点、决策时使用的标准、重新估计时使用的方法、调整检验水准 α 的方法，执行非盲态分析的人员以及执行整个操作过程的人员等。

3. Ⅰ/Ⅱ期或Ⅱ/Ⅲ期无缝设计（phase Ⅰ/Ⅱ, Ⅱ/Ⅲ two stage seamless design）无缝设计是将传统的两个独立的临床试验阶段整合为一个试验的两个阶段，将

☆ ☆ ☆ ☆

前一阶段临床试验结束时的分析作为期中分析，并据此进行后期试验的设计或者剂量选择。无缝设计可缩短临床试验周期，在保证一定的检验功效的前提下，使用相对较少的样本量达到两期试验的目的。无缝设计可分为操作无缝（operationally seamless）和推断无缝（inferentially seamless）设计。前者最终分析不包含第一阶段，后者在最终分析时包含两个阶段的受试者，尤其需要控制试验的总体Ⅰ类错误率。

4. 适应性富集设计（adaptive enrichment）　指试验将根据期中分析的结果，依据预先设定的标准对目标人群进行适应性调整，以确定试验后续阶段的目标人群。根据试验的前期结果分析哪些对象最可能获益，在后续试验中增加其入组比例，从而达到放大治疗效果、避免更多受试者暴露于可能的毒副作用的目的，同时也提高了试验效率。可依据适应性分析的结果，减少阴性入组、扩大阴性入组或因阳性人群的无效而终止试验。

富集可以基于疾病特征、预后生物标志物或预测生物标志物等各种标准。例如基于标志物的最优序贯富集设计（optimal sequential enrichment design，OSED），首先对阳性生物标志物亚组进行两阶段设计，在确定药物对阳性生物标志物亚组有效之后，对阴性标志物亚组进行两阶段设计。需要生物标志物团队在设计阶段就参与到预测性标志物的选择、阈值设定计划，伴随诊断的开发等。

5. 适应性主方案试验设计（master protocol with adaptive design）　指方案中包含多个子方案，如篮式设计（basket trial，一种药物多个疾病）、伞式设计（umbrella trial，一种疾病多个药物）、平台设计（platform trial，多种药物多个疾病）等。2017 年美国 FDA 药品评审与研究中心主任 Janet Woodcock 和生物统计学办公室主任 Lisa LaVange 在 *NEJM* 上发表述评 Master Protocols to Study Multiple Therapies, Multiple Diseases, or Both，对这种"主方案"的价值做了介绍，认为其是"有效地在更短的时间内回答更多问题"的"方法学创新"。

在篮式设计的临床试验中，评估药效的两种常用方法是汇集分析和独立分析。汇集分析有助于提高统计检验功效，但当试验药物在不同的篮子中的疗效有差异时，该方法将导致严重的估计偏倚和Ⅰ类错误率膨胀。而独立分析仅使用每个篮子的数据独立评估试验药物在此篮子中的疗效，在篮子之间并不进行任何信息借用，因此避免了估计偏倚和Ⅰ类错误膨胀问题，但由于每个篮子的样本量有限，往往缺乏足够的检验效能。考虑到不同篮子间异质性，可利用试验中观测到的数据自适应地在篮子之间借用信息，包括：两阶段篮子设计、贝叶斯分层模型篮子设计、校准贝叶斯分层模型的篮子设计及潜在亚组篮子设计等。

平台研究的适应性设计方法主要有具有自适应选择的多候选迭代设计

（multi-candidate iterative design with adaptive selection，MIDAS）贝叶斯Ⅱ期临床试验设计方法，能以高效、无缝的方式持续筛选大量候选药物，只需要一个主方案和一个对照组，有利于简化试验过程，降低新药研发成本。例如英国的Recovery 研究极大地提升了新药物评价的效率。

6. **适应性标志物设计**（biomarker-adaptive design）　根据临床试验进行过程中探索的分子标志物进行后续临床试验入组人群筛选的设计。常用的设计方法有标志物策略设计（marker-strategy design，MSD），是用于识别和验证预测标志物的设计。还有标志物分层设计（marker-stratified design，MSTD）是根据标志物阳性或阴性对受试者进行分层，然后在每一层内将受试者随机分配到对照组或试验组进行治疗。其他还有最优标志物自适应设计等。

7. **适应性剂量递增**（adaptive dose escalation）　在Ⅰ期试验中根据前期爬坡剂量的结果进行后续剂量选择的方法，主要用于确定试验药物的最大耐受剂量和剂量限制性毒性，常用的设计方法包括贝叶斯基于算法的 Rolling-six 设计、基于模型的 TITECRM 设计、DA-CRM 设计、TITE-BOIN 设计、TITE-Keyboard 设计、Simon 两阶段设计等。

8. **多重适应性设计**（multiple adaptive design）　一个试验中采用超过一种的适应性方法的方案设计，此时应注意控制Ⅰ类错误。

其他适应性设计的方法还包括：适应性治疗转换（adaptive treatment-switching），无效药物剔除设计（drop-the-loser design），假设性自适应设计（adaptive-hypothesis design），多臂多阶段（multiarm multi-stage）设计等。

三、注意

1. 适应性设计对团队的临床研究设计和管理能力要求很高，是个挺难的事情，要谨慎。

2. 适应性设计不是方案修正，临床试验中因为种种原因要修改方案的，那不是适应性设计。

3. 原则上一般不允许在试验进行过程中进行非预设的变更，但凡事总有例外。如果确实有不得不改的需求，在临床试验的操作实践中，基于试验过程中产生的数据提示需要进行非预先设定的修改时，应经过谨慎考虑后，在保证不破坏合理性、完整性和可行性的前提下做出修改，并需要提前与监管机构进行沟通确认。

4. 适应性设计核心就是要控制总Ⅰ类错误和避免操作偏倚，需从以下四大方面努力（表 1.15.1）。

☆☆☆☆

表 1.15.1　适应性设计的考虑因素（改编自知乎博主"文森特谈临研"）

切入点	采取的措施	目标
适用性 (fitness for purpose)	计划在前，不能试验期间临时起意 明确目的，针对提高效率和质量进行设计 基于要解决的特殊问题选择验证方法 兼顾简易性	控制总 I 类错误
合理性（validity）	多重检验方法 统计推断方法的合理性 数据合并方法的合理性	
完整性（integrity）	IMDC（独立数据监查委员会）和独立统计团队 　完成适应性分析 建立防火墙，设置相关访问权限，防止结果外泄 完善的适应性修改操作流程	避免操作偏倚
可行性（feasibility）	执行时间 系统保障 分析能力	

四、举个例子

1. KEYNOTE-158 研究（NCT02628067）是一项开放标签、非随机、多臂多队列、多中心、篮式 II 期临床试验，用于评估帕博利珠单抗在初治或经治的 11 种患者实体瘤患者的抗肿瘤活性。研究自 2015 年开始招募患者，2018 年首次于美国临床肿瘤学会（American Society of Clinical Oncology，ASCO）大会公布了小细胞肺癌亚组的结果，2019 年在 *Journal of Clinical Oncology*（*JCO*）发表宫颈癌患者的结果；2020 在 *JCO* 发表非结直肠癌患者（如子宫内膜癌、胃癌、胆管癌、胰腺癌）结果；2020 年在 *Lancet Oncol* 发表高组织肿瘤突变负荷（high tissue tumor mutational burden，tTMB-H）和非 tTMB-H 人群结果；2022 年在 *Lancet Gastroenterol Hepatol* 发表肛门鳞状细胞癌患者结果。

2. We performed a participant-assessor double-blind, multicentre, superiority randomised controlled trial (IDEAL stage 3) across 24 hospitals in the UK using a group sequential adaptive design with two preplanned interim analyses.

Trial simulations were performed at the start of the study and were used to determine a set of predefined interim stopping boundaries for a group sequential adaptive design. All of the available Oxford Shoulder Score data at 3, 6, and 12 months, and their respective correlations were used at each timepoint to increase the efficiency of the adaptive design. Two interim analyses were planned with binding rules for futility at the first interim analysis and futility and efficacy for the second interim analysis. The rules were prospectively agreed with the independent Data Monitoring Committee. The timing of the two analyses was determined by monitoring the information obtained from the observed correlations and variances of the Oxford Shoulder Score scores at each timepoint, which was performed monthly once the first 12-month data were received.

START：REACTS 研究是适应性序贯设计研究。期中分析次数为两次，事先定义了停止试验的无效边界。第一次期中分析评估无效边界，第二次评估无效边界和疗效。设有 IDMC。期中分析的时机也在具体方案中有详细介绍。

第十六节　卫生经济学

卫生经济学评价（health economic evaluation）是运用经济学的评价方法，综合分析卫生领域内干预项目的成本和产出，计算单位成果产出下所需要的成本，并以此来对备选方案进行评价和选择的方法。卫生经济学可为卫生决策提供依据，进而促使有限卫生资源的有效利用和合理配置，减少和避免可能的损失和浪费，最终实现有限卫生资源健康产出的最大化。其实就是判断干一件事儿到底值不值。我注意到不同国家对卫生经济学的具体范畴划定也不尽相同。有的国家卫生经济学更侧重卫生管理内容，而本文中想要介绍的内容在有的地方被划入药物经济学。让我们一起来看看怎么评价一项干预措施到底值不值得做吧。

一、卫生经济学的方法

卫生经济学评价目前主要有四类方法：最小成本法、成本效果分析、成本效益分析和成本效用分析。表 1.16.1 展示了几种方法的主要不同。可以看到"效果（effectiveness）""效用（utility）"和"效益（benefit）"其实是对卫生经济学中不同产出结果的不同衡量维度。从这个角度来讲，成本效用分析真正代表了患者接受干预后的实际生存质量，更具实际意义，因此也是被推荐"优先选择"的方法。

表 1.16.1　卫生经济学评价常用的方法比较

项目	最小成本分析	成本效果分析	成本效用分析	成本效益分析
前提条件	备选方案效果相同	备选目的效果相同	产出经过生命质量调整	产出用货币计量
评价要素	成本	成本、效果	成本、效用	成本、效益
评价指标性质	货币值	成本为货币值，产出为健康结果	成本为货币值，产出为经过生命质量调整的健康结果	成本和效益均为货币值

☆ ☆ ☆ ☆

续表

项目	最小成本分析	成本效果分析	成本效用分析	成本效益分析
评价标准	成本最小	成本效果比值最小	成本效用比值最小	净收益最大或成本效益比值最小

1. 最小成本分析（cost-minimization analysis，CMA）　是比较 2 种或 2 种以上产出结果相同的卫生服务项目的成本，进而对不同的方案进行评价和选择的方法。由于最小成本法对产出要求相似或相同，因此在使用之前必须证明备选方案的结果之间不存在统计学差异，所以最小成本法一般应用较少。

2. 成本效果分析（cost-effectiveness analysis，CEA）　是以特定的临床指标为产出，计算不同方案中每单位治疗效果所消耗的成本。常用的临床指标包括血压或血糖的下降值、挽救的生命年或者降低的发病率等。而成本主要指货币形式的金钱。CEA 是目前临床上最关注的指标，容易用于临床指导。

3. 成本效益分析（cost-benefit analysis，CBA）　是通过比较一种或几种备选方案货币形式的全部成本和全部收益而进行评价和选择的方法。这里的效益其实就是货币形式的效果，主要是指因患者的生存状况改善而减少的医疗费用以及其他人力物力消耗，或者因病情好转而减少的收入损失和时间损失等。在 CBA 中，成本和效益其实是一个问题的两个方面，产生的资源消耗就是成本，减少或挽回的资源消耗就是效益。CBA 直接衡量了卫生措施和经济产出，在一些国家和地区（如中国香港）是卫生经济学决策的依据。

4. 成本效用分析（cost-utility analysis，CUA）　成本效用分析则是以效用作为产出指标的评价方法。与成本效果分析不同的是，成本效用分析在评价时不仅注意健康状况的产出，而且注重生命质量。因此质量调整生命年（quality-adjusted life year，QALY）是成本效用分析当中最常用的指标。成本效用分析往往可以用同一个指标同时表示生命质量和数量，比如治疗方案 A 的成本效用比为 2000 元 /QALY，代表每挽救一个质量调整生命年需要花费 2000 元的成本。如前所说，CUA 最能反映患者真正的生存质量改变，最具实际意义。

成本和产出数据的收集工作和区分是卫生经济学分析的关键，应尽量避免数据缺失。STATA、TreAage 等软件可以完成大多数经济学评价的目标需求。

二、卫生经济学评价的具体实施

1. 研究设计流程　卫生经济学研究和其他研究一样，也要制订详细的研究方案和分析计划，包括试验目的、分析指标、样本量、阈值、贴现、分析方法、分析数据集、缺失值处理、敏感性分析和亚组分析等内容。而且，由于卫生经济学研究的结果是卫生决策的基础，从某种意义上来讲要求应当更为严格。分

☆ ☆ ☆ ☆

析应以统计分析计划为指导，并且应在数据揭盲之前完成。统计分析计划中除明确常规的分析方法外（如待分析数据集、组间比较方法、贴现率选择等），还应该指定是否使用广义线性模型、最小二乘法，或其他的多变量分析以提高分析精度。而且，为提高经济性评价的可信性，方案和统计分析计划需要在进行评价之前提交申办方和研究者确认并做版本控制。

王辉等（2022）给出了一个针刺领域卫生经济学评价的设计流程图可供我们参考（图 1.16.1）。总体来说，最小成本分析和成本效果分析关键在于"疗效结果"，因此研究设计时，重点要做好 RCT 等疗效研究；或者在进行 RCT 研究时，"顺便"进行卫生经济学研究，收集成本等经济学相关数据。对于有完整"成本"数据的住院病例来说，甚至可以回顾性收集成本数据，这样可以同时完成 RCT 疗效研究和卫生经济学分析。成本效用分析在研究设计阶段必须先确定好专用的效用量表，才能随课题进展收集到完整数据。成本效益分析需以货币为指标进行成本和产出的对比，必须采用意愿支付法进行大样本问卷调查对健康效益进行估值。这一方法在临床试验中的应用较为限制，更无法在 RCT 研究时"顺便"完成，可行性不如前两个。虽然实施起来相对复杂，但选择成本效用分析和成本效益分析更为全面和综合。

2. 成本

（1）成本测算范围：卫生经济研究可针对患者、医疗服务提供者、医保付费方和全社会四类研究角度。研究角度决定了成本测算的范围。成本分为直接医疗成本（治疗方案所消耗的医疗资源）、直接非医疗成本（因寻求医疗服务所消耗的除医疗资源外的资源）、间接成本（因病所致的患者及家庭劳动时间和生产率损失）和隐性成本（因病所致的生理及精神上的痛苦和不适，通常不单独进行计算）。研究角度 - 成本支付主体 - 成本测算范围 - 结果结论是密切关联、层层递进的关系（表 1.16.2），根据不同研究角度可确定从哪些方面进行成本测算。

表 1.16.2　研究角度与成本测算范围的关系

研究角度	成本测算范围			其他
	直接医疗成本	直接非医疗成本	间接成本	
患者	纳入患者自付部分	全额纳入	全额纳入	/
医疗服务提供者	/	/	/	纳入医院消耗的医疗资源（人力、物力、自然资源）
医保付费方	纳入医保补偿部分	/	/	/
全社会	全额纳入	全额纳入	全额纳入	纳入外部成本

☆ ☆ ☆ ☆

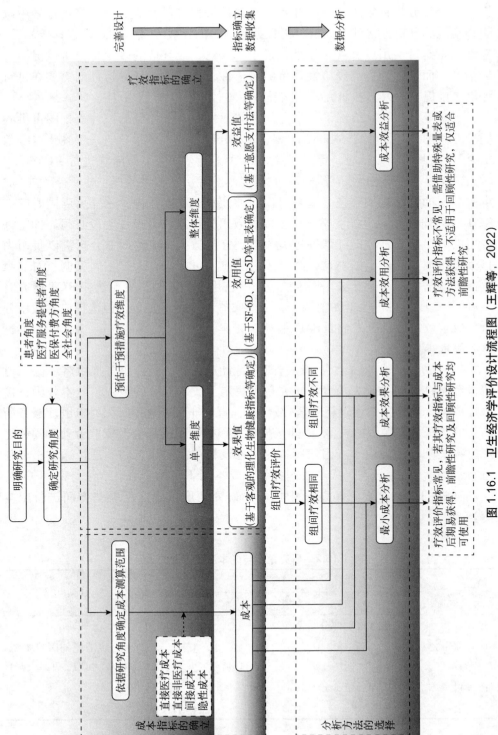

图 1.16.1 卫生经济学评价设计流程图（王辉等，2022）

☆ ☆ ☆ ☆

如果所研究的医疗干预措施中发生了不良事件，应当确认因处理不良事件而消耗的成本，尤其需要关注严重不良事件的影响。与之相关的成本主要有两类：为避免或监测不良事件发生而产生的成本；发生后进行医疗干预而产生的成本。

（2）成本的测量：应首先列出与实施干预措施相关的资源项目，明确评价项目的计量单位，再根据该计量单位测算消耗的资源数量。计量单位主要包括三类：第一，卫生资源消耗的自然单位；第二，根据国家相关部门制定的项目标准；第三，根据研究需要所界定的计量单位。

成本的计量单位可以是比较宏观的，如一年就诊、一次住院、一次门诊等单位；也可以是比较微观的，如一片药品、一次注射、一次护理等。在数据可得的情况下，应尽可能使用微观的计量单位。其好处是，一方面可以详细地考察成本数据的构成及其合理性；另一方面，即使在不同地区采用了不同的治疗方案并且价格有所差异，如果采用微观计量单位，也可以通过数据调整，使得不同地区的成本数据具有可比性。

在进行成本测量时应优先推荐使用基于中国人群的基础数据。若无法获得基于中国的基础数据，则应对来自国外的数据进行校正，使其适用于中国。

（3）成本的估值：将医疗资源使用量乘以单价，予以加和，得到总成本。根据成本项目的计量单位，获取相应计量单位的费用或价格。如果采用较为宏观的计量单位，则有次均住院费用、日均住院费用等；如采用微观的计量单位，则有每种医疗服务和药品的明细价格。对于医疗资源的单价建议使用官方或权威机构发布的最新价格信息，例如省级招标采购的中标价、国家谈判价等。如果某一医疗资源项目在市场上存在多个价格，在市场份额分布已知时，可以采用市场份额加权的平均价格；在市场份额不可获得时，可以采用所有已知价格的中位数。对药品而言，同一通用名相同剂型不同规格药品的价格可以采用限定日剂量（defined daily dose，DDD）进行校正，获得多个来源的单价，再进行加权或中位价格的计算；不同剂型的药品如果治疗目标和疗效相当，也可以通过以上方式进行价格转换，然后再计算平均价格。如果药品尚未上市，建议采用生产厂商建议价格进行分析。研究者如未使用上述推荐的价格体系，应该明确注明并解释所使用的其他价格体系的合理性。

对于因疾病治疗所付出的间接成本，建议采用人力资本法（human capital approach，HCA）进行计算，即假定所有损失的时间用于生产，用劳动力市场平均工资水平去估算因疾病或过早死亡带来的劳动力损失。

3. 样本大小　在相关参数可获得的情况下，推荐采用药物经济学试验样本公式估算样本量（Backhouse，2002）；当估算公式中的各个参数难以获得时，每组患者样本量不得低于按临床试验或队列研究中根据主要研究指标计算的样本量。

☆ ☆ ☆ ☆

4. 研究时限　在药物经济学评价中，研究者应清楚地说明所选择的研究时限并说明其合理性。研究时限需要合理地反映疾病的自然进程，时间范围应足够长以获得干预方案对患者成本和健康产出的全部影响；为了保证分析的一致性，成本和效果数据的收集应该采用相同的研究时限。在模型研究中，当对干预方案的成本和效果数据进行长期模拟时，除了应列出模型的长期模拟时间、依据及模拟结果外，还应列出原始数据的短期研究时限的结果。

5. 贴现　经济评价中，不同时间发生的等额资金在价值上是有差别的。将未来某一时点的资金按照某一比率折算成现在时点或相对于未来时点的任何较早时点的等值金额的折算过程，就称为贴现（或折现）。这一过程中所用的折算比率称为贴现率。贴现率的大小，直接关系到经济评价中各备选方案的评价指标值的大小，进而关系到对备选方案所做决策的合理性和科学性。

成本的调整涉及贴现和考虑通货膨胀两方面。如果整个临床试验进行的时间超过 1 年，需要考虑是否存在通货膨胀而需要进行调整，可以用居民消费价格指数将成本调整到同一时间点。对于是否考虑贴现，主要考虑每个患者接受治疗的时间，如果疾病治疗的时间超过 1 年，需要对成本进行贴现。贴现时建议对成本与健康产出采用相同的贴现率。建议采用每年 5% 的贴现率进行分析，同时在 0 ～ 8% 对贴现率进行敏感性分析。若采用其他贴现率，应给出合理解释。

6. 健康产出指标

（1）效果：指标应从临床疗效或实际效果指标中选择最佳的。推荐优先从循证医学临床证据等级较高的 RCT 系统评价或荟萃分析中获取临床疗效数据，特别是基于中国人群开展的 RCT 数据。以上数据不可得时，可以考虑使用单个临床试验的数据。推荐优先采用终点指标进行药物经济学评价。当缺少终点指标时，也可以采用比较关键的中间指标进行分析，但通常需要基于已发表研究对中间指标和终点指标之间的函数关系构建模型来预测终点指标。

（2）效用：推荐使用质量调整生命（QALY）年作为效用指标，且在报告QALY 之前，应当先分别报告生存时间和健康效用值。

健康效用值的测量方法包括直接测量法与间接测量法，优先推荐使用间接测量法。当没有适用的间接测量工具来获得某些疾病或症状的健康效用值时，可以使用直接测量法。间接测量法中常用的健康效用量表包括五维健康量表（EQ-5D）和六维健康调查简表（short-form six-dimensions，SF-6D）等；对于儿童建议使用针对儿童的健康效用量表（如 EQ-5D-Y）。常用的直接测量法包括标准博弈法、时间权衡法和离散选择实验法。

健康效用值只能通过直接测量法或健康效用量表测量得到，通过非效用量表测量得到的分值不能直接作为健康效用值使用。当无法通过测量获得健康效用值时，可以通过系统文献检索，从已发表研究中获取健康效用值。

（3）效益：是指用货币单位来量化健康产出。疾病治疗方案的效益包括直接效益、间接效益和无形效益三个部分。直接效益是指实行某项干预措施后所节省的卫生资源；间接效益是指实行某项干预措施后所增加的患者的健康时间或劳动生产力恢复带来的收益；无形效益是指实行某项干预措施后减轻或者避免患者身体和精神上的痛苦，以及康复后带来的舒适和愉快等。间接效益和无形效益计量的是没有直接发生实际货币交换的收益，通常需要采用人力资本法或意愿支付法等方法进行测算。推荐优先使用人力资本法计算间接效益。在采用意愿支付法时，要特别说明研究中的假设、提问方式、测量效益的范围和问题的语言表述等，并需要在报告或文章中附上货币价值的推导过程。

7. **增量分析**　CUA 和 CEA 的基本决策原则是按照增量分析结果进行决策。增量分析是在干预方案与对照方案之间进行的成本和产出两个维度的比较。如果干预方案相比对照方案成本更低而产出更高，则干预方案为绝对优势方案；相反，如果干预方案相比对照方案成本更高而产出更低，则干预方案为绝对劣势方案；如果干预方案相比对照方案成本更高而产出也更高，需要计算两方案之间的增量成本 - 效果比（incremental cost-effectiveness ratio，ICER），即两组成本之差和效果之差的比值。如果 ICER 小于等于阈值，则干预方案相对于对照方案更加经济；如果 ICER 大于阈值，则对照方案相对于干预方案更加经济。在增量分析中，对于 QALY 的意愿支付阈值建议采用全国人均国内生产总值（gross domestic product，GDP）的 1～3 倍。

8. **不确定性评价**　在卫生经济学分析中，不确定性评价是通过模型构建来进行分析的，例如马尔科夫模型。不管哪种模型，应尽量做到结构简化、说明详细、研究时限足够长、模型周期足够短等，并对模型的表面效度、内部效度、交叉效度、外部效度和预测效度进行验证。而且，为了说明研究结果的稳健性，需要对参数、方法学和模型进行不确定性分析并报告。模型由系统或方程组成，其构建不在本书阐述的范围，但作为研究的设计者需要清楚以下相关原则。

（1）方法学及模型不确定性多采用情境分析。研究者应当明确定义不同情境下的分析方法和研究假设，并对不同情境分析的结果之间差异进行合理解释。

（2）参数的不确定性可以采用单因素、多因素、极值分析法等确定型敏感性分析，也可以采用蒙特卡罗模拟进行概率敏感性分析。尽量同时报告确定型敏感性分析和概率敏感性分析结果。

（3）在确定型敏感性分析中，通常都需要进行单因素敏感性分析。参数取值变化范围的设定需要有充分的依据。常见的依据来自文献中报告的参数估计值的 95% 置信区间、最大值和最小值或者各同类研究中参数估计的高值和低值。在没有任何其他参考依据的情况下，才可以主观设定，并应说明其局限性和改

☆ ☆ ☆ ☆

进的建议。

（4）在概率敏感性分析中，应纳入尽量多的参数，每个参数的概率分布形式、分布参数和蒙特卡罗迭代的次数都应该予以说明并说明其合理性。

（5）在伴随临床试验开展的经济学评价中，可以获得患者水平数据，此时可以通过非参数自助抽样法进行抽样不确定性分析。

三、卫生经济学评价的质量提升

像本书一开始讲的，在临床研究中万事皆有规范，卫生经济学也不例外。当你不确定该怎么做的时候，就请打开这些规范读一读，就知道在哪些方面需要下功夫了。卫生经济研究质量评价（Quality of Health Economic Studies，QHES）是 2003 年发布的用于快速、准确评价卫生经济学研究质量的工具，由16 个条目构成，内容涵盖研究目的、研究角度、试验设计、成本测算、疗效评价、数据分析、结果解读等多方面，侧重于评价研究本身，具有较好的信度和一致性。所以，在研究设计与实施过程中参考卫生经济研究质量（Quality of Health Economic Studies，QHES）评价工具，可以自查研究的设计和执行过程是否科学。卫生经济学评价报告标准（Consolidated Health Economic Evaluation Reporting Standards，CHEERS）是卫生经济学评价的报告标准，涵盖了卫生经济学评价的基本要素，包括标题和摘要、前言、方法、结果、讨论、其他 6 大部分 24 条建议，侧重于评价研究报告。在写文章的时候要参考 CHEERS。

四、举个例子

We did a model-based economic evaluation to assess the cost-effectiveness of combined strategies of vaccination and cervical cancer screening in China, from a health-care system perspective. The model was constructed using TreeAge Pro 2019 and the analysis was reported according to the Consolidated Health Economic Evaluation Reporting Standards statement and .... （研究角度是医疗系统，建模使用 TreeAge Pro, 报告遵循 CHEERS 规范）

A Markov model was constructed to simulate the ... （模型为马尔可夫模型）

Table. Parameters used in the model （对模型参数做了细致的列表说明）

The costs of vaccination included the vaccine price ($95. 4 for two doses), the cost of staff services in vaccination ($4 for two doses), and .... （成本测算范围）

The expected QALYs and costs discounted to 2019 for each strategy were obtained from the model. We calculated the incremental costs and incremental QALYs for each intervention strategy compared with no intervention. We identified the cost-effectiveness frontier and calculated the incremental cost-effectiveness

☆ ☆ ☆ ☆

ratio (ICER), defined as the incremental cost per QALY gained for each strategy on the cost-effectiveness frontier compared with a lower-cost non-dominated strategy to identify the most cost-effective strategy. We adopted a definition of cost-effectiveness from WHO (highly cost-effective, cost-effective, or not cost-effective with an ICER<1, 1 ～ 3, or>3-times the per-capita gross domestic product [GDP]；Chinese per-capita GDP was $10 276 in 2019). （质量调整生命年和成本贴现到 2019 年；计算增量成本 - 效果比；对是否有成本效果根据 WHO 的规定做了定义）

　　Probabilistic sensitivity analysis was done based on 10 000 simulations to establish the probability of being cost-effective for each intervention strategy compared with all others. （不确定性分析）

　　这篇 2019 年 Lancet 子刊的文章展示了卫生经济学分析的范例，分析详见上文中的中文标注。

第十七节　公共数据库

　　如果自己没有数据，可以先利用公共数据库来进行研究。

　　1. 重症医学信息数据库 （Medical Information Mart for Intensive Care，MIMIC）系列　网址：https：//mimic.mit.edu/docs/gettingstarted/

　　MIMIC 多年来发布了若干版本，其中 MIMIC- Ⅲ 数据库可以免费申请使用。MIMIC 是目前公认最好的有关院内治疗及监测的真实世界免费数据库，缺点是为单中心数据库。

　　（1）MIMIC- Ⅳ 包含 2008—2019 年的数据，数据来自 Metavision 床旁监护仪。

　　（2）MIMIC- Ⅲ 包含 2001—2012 年的数据，数据来自 Metavision 和 CareVue 床旁监护仪，包含 2001—2012 年贝斯以色列女执事医学中心重症监护室患者真实医疗数据，共有年龄 ≥ 16 岁调查对象 53 423 人，以及 2001—2008 年 7870 个新生儿的临床医疗数据。数据信息包括人口统计学特征、患者生命体征、化验结果、用药情况、医学图像（超声、磁共振、CT 等）、患者的医疗过程、床边生命体征的测量，实验室测试结果、各种操作、药物、影像报告和死亡指标等。

　　（3）MIMIC- Ⅱ 包含 2001—2008 年的数据，数据来自 CareVue 床旁监护仪。MIMIC- Ⅱ 不再公开使用，但仍然可以从 MIMIC- Ⅲ 获得数据。

　　2. 美国国家癌症数据库 （National Cancer Database，NCDB）　网址：https：//www.facs.org/quality-programs/cancer/ncdb

　　NCDB 是美国国家认证的临床肿瘤数据库，由美国外科医师学会和美国癌

☆☆☆☆

症学会联合组建。数据来源于 1500 多家癌症委员会认可的医疗机构，这些数据用于分析和跟踪恶性肿瘤患者的治疗和结局。含有超过 3400 万个记录。

3. SEER　网址：https：//seer.cancer.gov/

美国肿瘤监测、流行病学与终末结局数据库（Surveillance, Epidemiology and End Results Program，SEER）由美国国立癌症研究所于 1973 年建立，是北美最具代表性的大型肿瘤登记注册数据库之一，是美国癌症统计的权威来源。由美国国家癌症研究所（National Cancer Institute，NCI）癌症控制和人口科学部（Division of Cancer Control and Population Sciences，DCCPS）的监测研究项目（Surveillance Research Program，SRP）提供支持。目前，SEER 数据库主要针对癌症预防和控制以及协助与老年人有关的流行病学和卫生服务研究。

4. 美国 NHANES 数据库　网址：https：//www.cdc.gov/nchs/nhanes/index.htm

美国国家健康和营养检查调查（National Health and Nutrition Examination Survey，NHANES）是一项基于全美各层次人群的横断面调查，旨在收集有关美国家庭人口健康、营养和社会学信息。NHANES 项目始于 20 世纪 60 年代初，项目每年调查一个全国代表性的样本，约 5000 人，分为访谈和体检数据两大部分。NHANES 的访谈包括基本人口学信息、社会经济、饮食和健康相关的问题，检查部分包括医学、牙科和生理测量以及实验室测试。这项调查的结果将用于确定主要疾病的流行情况和疾病的危险因素，评估营养状况及其与促进健康和预防疾病的关系，也为身高、体重和血压等国家测量标准奠定科学基础。这个数据库完全开放免费下载，而且每两年更新一次。

5. WHO　Mortality Database　网址：https：//www.who.int/data/data-collection-tools/who-mortality-database

世卫组织死亡率数据库，汇编了会员国每年从其民事登记和生命统计系统报告的死亡率数据，收集了 1950 年至今的死亡原因的数据，是按原因分列的死亡率比较的流行病学研究的主要数据来源。

6. Orphanet　网址：http：//www.orpha.net/consor/cgi-bin/index.php?lng

Orphanet 数据库是一个收集罕见病相关知识，以提高罕见病患者的诊断、护理和治疗效果的数据库，旨在提供有关罕见病的高质量信息。Orphanet 数据库是由法国国家健康和医学研究所（French National Institute for Health and Medical Research，INSERM）于 1997 年在法国建立的，从 2000 年开始逐渐发展成为一个由欧洲和全球 40 个国家组成的联盟。

7. 中国 CHNS 数据库　网址：https：//www.cpc.unc.edu/projects/china

中国健康与营养调查（China Health and Nutrition Survey，CHNS）是美国北卡罗来纳大学人口中心与中国预防科学医学院联合进行的大规模的社会健康

☆ ☆ ☆ ☆

调查，旨在研究健康、营养以及国家和地方政府实施的计划生育政策和项目，并了解中国社会的社会和经济转型如何影响其人口的健康和营养状况。这项调查采用多阶段随机聚类方法，从 15 个省和直辖市的约 7200 个家庭、3 万多个人中抽取样本，还通过对食品市场、卫生设施、计划生育部门以及其他社会服务机构和社区负责人的调查收集了详细的社区数据。调查的内容涉及健康学、营养学、社会学、人口学、经济学、公共政策等多个学科，数据内容包括社区调查、家庭户调查、个人调查、健康调查、营养和体质测验、食品市场调查及健康和计划生育调查。

8. 国家人口健康科学数据中心　网址：https：//www.ncmi.cn/

国家人口健康科学数据中心（National Population Health Data Center，NPHDC）是科技部和财政部认定的 20 个国家科学数据中心之一，集成涉及基础医学、临床医学、药学、公共卫生、中医药学、人口与生殖健康等多方面的科学数据资源。

9. TCGA　网址：https：//cancergenome.nih.gov/

美国癌症基因组图谱（The Cancer Genome Atlas，TCGA）是由美国国家癌症研究所（National Cancer Institute，NCI）和国家人类基因组研究所（National Human Genome Research Institute，NHGRI）合作开发的，目前包含了 33 种癌症的数据，每种癌症都涉及关键基因组变化的全面、多维的图谱。TCGA 数据库储存有 2.5PB 的数据，对 1.1 万余名患者的肿瘤组织及配对正常组织进行描述，目前已被广泛应用于研究领域。这些数据已为独立研究人员进行的癌症研究或者 TCGA 研究网络出版物做出了超过 1000 多项的贡献。

在 TCGA 中直接下载数据的方法较为烦琐，但是有多个网站提供 TCGA 数据（包括表达和临床等）完善的整理，以下是其中整理最为完整和可靠的：

GDAC：http：//gdac.broadinstitute.org/

Cancer Browser：https：//genome-cancer.ucsc.edu/

cBioportal：http：//www.cbioportal.org/index.do

10. Dryad　网址：https：//datadryad.org/stash

Dryad 数据库受美国国家科学基金会资助，于 2008 年 9 月成立，是一家非营利性会员制组织。Dryad 数据库中储存医学、生物学、生态学领域的研究数据，向全球开放，可免费下载其中的数据资源并可再次使用。

11. figshare　网址：https：//figshare.com/

类似 Dryad 的开放数据存储网站。

12. Zenodo　网址：https：//zenodo.org/

类似 Dryad 的开放数据存储网站。

☆★☆☆

第十八节　预测模型

预测模型不需要自己去艰苦地做研究收集数据，从写文章的角度来讲是必备技能。通过建立风险预测模型，我们可以发现风险因素、验证风险因素和预测结局，具有较大的临床意义。但预测模型和荟萃分析一样，"garbage in, garbage out"，选择有价值的题目和数据集非常关键。

一、预测模型的类型

1. **按功能分**　如前文所讲，预测模型可以识别风险和预测结局，根据其功能可将其分为诊断模型和预后模型。前者用于估计患者发生某种疾病的风险；后者用于预测患者某一时间段发生某一结局的风险（表 1.18.1）。不管是哪一种，预测模型的根本目的都是为了准确地预测结局。

表 1.18.1　诊断模型与预后模型的区别

模型类型	研究性质	研究目的	对象特点	时间因素	主要模型
诊断模型	横断面研究	预测患病概率	未患病	不涉及时间变化	logistic 回归
预后模型	队列研究	预测结局	已患病	涉及时间变化	Cox 回归

2. **按算法分**　预测算法可以分为基于时间序列的和基于因果关系的两大类。前者如平滑和自回归；后者如二分类问题、多分类问题和连续型问题。

3. **按状态分**　预测模型研究按状态可分为：①完全新建模型；②在原有模型基础上改良；③单纯验证模型。

二、预测模型建立的过程

预测模型的建立包括了构建模型→验证模型→模型可视化几大步骤。完成预测模型的建立后，后期还需对其进行报告和临床应用评估。下面对各步骤做详细介绍。

（一）模型构建

1. **确定临床问题**　明确地提出要分析的临床问题，如患者苏醒期低体温的风险预测模型。临床问题要有价值，且能对应比较充足的数据。

2. **数据收集与处理**　数据可以是自己收集的，也可以是来自现有的数据集的，包括临床病历资料库、注册数据库等。这两年用 MIMIC 数据库等注册数据库发表预测模型的文章数不胜数。不管是自己采集的还是来自别人的，数据的质量决定了模型预测的准确度，数据的处理是模型建立的关键基础。

（1）数据清洗

①缺失值：缺失值的处理在第三章有专门的介绍。

②噪声：是被测量变量的随机误差或方差，是观测点和真实点之间的误差。可采用分箱法或回归法处理。

③离群值：可以根据箱线图、各分位点、绝对离差中位数等方法判断是否存在离群值。

④不一致数据：处理方法包括与原始记录比对等。

（2）协变量的处理

①数值变量：主要包括将不同单位的同一指标换算成相同单位（如血糖值 mmol/L 和 mg/dl）；将连续变量按界值转换为分类变量（根据临床界点值或 3 ～ 5 分位）等。

②等级变量：可作为无序多分类变量。

③分类变量：二分类变量无须处理。无序多分类变量要进行哑变量设置。

☆知识拓展

哑　变　量

　　哑变量英文名称为 dummy variable，笔者没在"变量"章节介绍它，是因为它算不上严格意义上的变量。哑变量又称为虚拟变量，是人为设定的变量，通常取值为 0 或 1。哑变量用于无序多个分类的变量，有 n 个分类的话，就取其中一个为参照，从而产生 $n\text{-}1$ 个哑变量。为什么这里要使用哑变量呢？一方面多分类变量的各个分类之间间距并不相等，此外我们在回归中分析的是自变量每变化一个单位所带来的因变量的变化，但多分类变量没办法讲这个"每变化一个单位"。这时候就需要将多分类变量转化为哑变量，每个哑变量代表某级别的差异。举个例子，季节包括了春夏秋冬四个分类，各个分类之间的关系是无序的，不能简单的用数字来给它们赋值，这时候就要用到哑变量。以春为参照，夏为哑变量 1=1，哑变量 2=0，哑变量 3=0；秋为哑变量 1=0，哑变量 2=1，哑变量 3=0；冬为哑变量 1=0，哑变量 2=0，哑变量 3=1；春为哑变量 1=0，哑变量 2=0，哑变量 3=0。这样就成功地把无序多分类变量转换为了若干个哑变量。用哑变量来进行回归，可以得出相应哑变量与参照相比对因变量的影响，这样就更直观和准确地反映出该自变量的不同属性对因变量的影响，从而提高模型的准确度和精度。

3. 变量筛选　先根据临床知识和既往研究来选变量，再用统计方法来筛选，

☆☆☆☆

如逐步回归法、信息准则和正则化法。逐步回归法最常用。

逐步回归法是在每个步骤中逐步从模型中添加协变量（前进法）或从模型中移除潜在协变量（后退法），直至选择出最佳模型为止。后退法中，先把所有协变量都放进模型，再一个个去掉，直到模型中剩下的协变量 P 值都达到了设定的显著性标准，一般是 < 0.05。前进法中，按 P 值顺序从最小的（关联最显著的）开始依次把协变量放进模型。

4. 模型构建　结合可用的数据和研究目的，构建 1 ～ 2 个统计模型。

（1）参数化模型：一般线性模型（线性回归）、广义线性模型（logistic 回归，泊松回归）、判别分析。

（2）半参数化模型：Cox 比例风险模型、竞争风险模型。

（3）非参数化模型：机器学习算法。

（二）模型验证

1. 模型评价标准　模型的好坏可以从区分度（discrimination）和校准度（calibration）两方面考虑。

（1）区分度：是模型区分感兴趣结局的能力。可通过 ROC（receiver operating characteristic，受试者工作特征）曲线下面积（AUC，the area under the ROC curve）或 C 统计量来评价。

① AUC：我们有专门的章节介绍，从 AUC 我们可以知道模型的准确性。

② C 统计量：在二分类结局变量的模型中可以使用 C 统计量（一致性统计量）来检验区分度，C 统计量可以扩展应用于包含时间数据的 Cox 回归模型。C 统计量的范围从 0 ～ 1。0.5 表示没有判别能力；1 表示可以将发生感兴趣结局和不发生感兴趣结局的病例完美分开；0.5 ～ 0.69 表示判别能力较差；0.70 ～ 0.79 表示可以接受；0.80 ～ 0.89 表示优秀；0.90 以上表示判别能力很优秀。

（2）校准度：实际风险与预测风险的一致性。可通过 Hosmer-Lemeshow 检验或校准图来评价。Hosmer-Lemeshow 检验的 P 值低于界值代表预测概率和实际概率无法很好地吻合，模型的拟合度不佳。

2. 模型验证方法　模型建好后，要对其内部有效性和外部有效性进行验证（内部验证和外部验证），以确保模型的稳定性。

（1）内部验证

① 半分法：数据随机分成两部分，一部分用于建立模型（训练集），另外一部分用来验证模型（验证集）（图 1.18.1，见彩图）。对于样本量较小的研究不适用。

② 交叉验证：将数据集拆分为多个相等大小的子集，然后重复进行包括变量筛选在内的模型构建步骤，并使用这些子集数据对模型性能进行多次检验：每次选用其中的一个子集用于评估模型性能，其他所有的子集用来构建模型。通过比较每个检验子集获得的 C 统计量的平均值和总体模型 C 统计量来评估模

型性能。

③ Bootstrap 方法：我们在别的章节也会做介绍，就是在原始数据集中进行 N 次随机抽样（500 次或 1000 次），从而建立多个数据集。随后用这些数据集进行内部验证。

（2）外部验证：是用新的数据集来验证模型，比如说可以来自不同医院的数据。注意：用同一医院在建模后继续收集的数据所做的验证是内部验证。

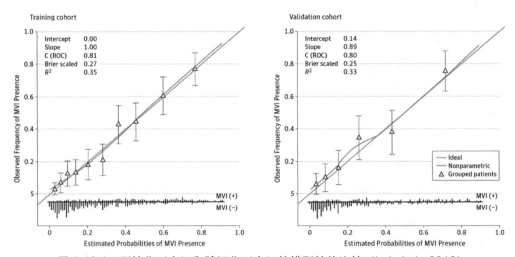

图 1.18.1　训练集（左）和验证集（右）的模型性能比较（Lei el al., 2016）

（三）模型可视化

可视化是我们展示研究结果的很重要的部分，优质的可视化对于模型的展示、理解、应用非常关键。可视化展示的数据主要是风险因素值及其对应的评分和预测概率。

1. 列线图（alignment diagram）　又称诺莫图（Nomogram），是将多个预测指标进行整合，然后采用带有刻度的线段，按照一定的比例绘制在同一平面上，从而表达预测模型中各个变量之间的相互关系，非常直观（图 1.18.2）。列线图的基本原理是通过构建多因素回归模型，根据模型中各个影响因素对结局变量的贡献程度（回归系数的大小），给每个影响因素的每个取值水平进行赋分，然后再将各个评分相加得到总评分，最后通过总评分与结局事件发生概率之间的函数转换关系，计算出该个体结局事件的预测值。

列线图主要由左边的名称以及右边对应的带有刻度的线段所组成。名称主要包括三类：预测模型中的变量名称、得分（包括单项得分即每个变量在不同取值下所对应的单项分数，和总得分即所有变量取值后对应的单项分数加起来合计的总得分）、预测概率。将患者各项变量值所对应的得分相加就可以得到总分，而总分对应的预测概率就是我们想要知道的该患者某项结局的预测概率。R 软件中的 rms 程序包可以绘制列线图。

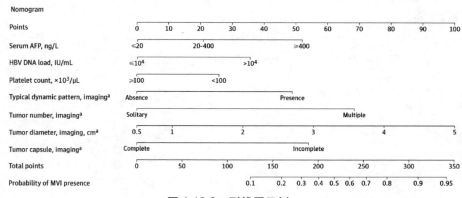

图 1.18.2　列线图示例

2. 量表　分为两个。一个是风险因素值与对应得分；一个是得分与对应的风险预测概率。可以看出来，展示的内容与列线表相同，不过换了一种方式。

3. 在线计算器　将模型以在线计算器形成推广的实例有很多，有利于推广使用。例如 Goldman 将术前心脏风险评分以网站在线计算器的形式呈现，便于使用（图 1.18.3）。

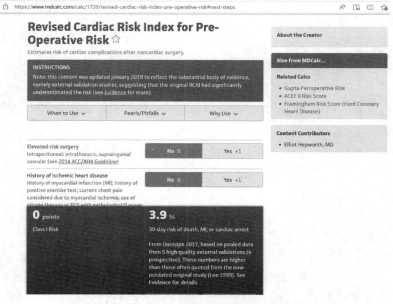

图 1.18.3　Goldman 的术前心脏风险评分网站

（四）模型的报告

2015 年 *BMJ* 杂志发表了题为 Transparent reporting of a multivariable predic-
tion model for individual prognosis or diagnosis (TRIPOD): the TRIPOD statement
的论文，即 TRIPOD 声明，对于疾病诊断和预后的预测模型研究统一了报告规
范，包括标题和摘要、前言、方法、结果、讨论和其他信息 6 个部分，共 22 个
条目，适用于模型开发、验证、增量值等研究类别（表 1.18.2）。

表 1.18.2　TRIPOD checklist（D 代表与预测模型开发相关，V 代表与预测模型验证相关）

条目	编号		条目细节
题目	1	D；V	应明确研究为预测模型建立研究还是验证研究，研究目标人群和预测的结局指标
摘要	2	D；V	概述研究目标、研究设计、研究设定、研究对象、样本量、预测因子、结局指标、统计分析方法、结果和结论
背景和目的	3a	D；V	阐述研究的医学背景（包括是诊断还是预后）以及建立或验证多因素预测模型的理由，包括对现有模型的引用与参考
	3b	D；V	详细说明研究目标，包括研究是建立模型还是验证模型，还是两者都有
数据来源	4a	D；V	描述研究设计或数据来源（如随机试验、队列研究或注册研究数据等），并分别描述建立或验证模型的数据集
	4b	D；V	详细描述关键研究日期，包括数据收集的开始时间、结束时间，如果适用还应有随访结束时间
研究对象	5a	D；V	详细说明研究设定的关键信息（如初级医疗机构、二级医疗机构或普通人群），包括研究中心的数量和位置
	5b	D；V	描述研究对象的纳入标准
	5c	D；V	如相关，详述研究对象接受干预治疗的具体细节
结局指标	6a	D；V	清晰定义预测模型所要预测的结局指标，包括如何以及何时进行评估
	6b	D；V	报告对预测结局指标盲法评价的所有细节
预测因素	7a	D；V	清晰定义建立或验证多因素预测模型所使用的所有预测因素，包括如何以及何时测量
	7b	D；V	报告对预测因素指标盲法评价的任何细节
样本量	8	D；V	解释研究样本量是如何确定的
缺失数据	9	D；V	描述缺失数据的处理方法（如仅分析完整数据、单一插补和多重插补等），并详细说明插补方法
统计分析方法	10a	D	描述预测因素在分析中是如何处理的

☆★☆☆

续表

条目	编号		条目细节
	10b	D	详细说明模型类型，建模过程（包括预测因素的选择）和内部验证方法
	10c	V	描述模型验证中预测值的计算方法
	10d	D；V	详述评估模型预测效果（或比较不同预测模型）的所有方法
	10e	V	如果有，描述验证模型后进行的任何模型的更新（如再校准等）
风险分层	11	D；V	如果进行了风险分层，提供如何建立风险分层的细节
建立 vs 验证	12	V	识别建模数据集与验模数据集在研究设定、纳入标准、结局指标和预测因素上的任何差异
研究对象	13a	D；V	描述研究对象纳入研究的过程，包括有结局或无结局的研究对象数量以及随访情况（如果适用），建议制作流程图
	13b	D；V	描述研究对象的特征（包括人口学资料、临床特征与可用的预测因素）以及缺失预测因素与结局指标的研究对象的数量
	13c	V	比较模型验证数据集与模型开发数据集在重要变量上的分布差异，如人口学资料、预测因素和结局指标等
模型建立	14a	D	明确每个分析中的研究对象和结局事件的数量
	14b	D	可报告每个候选预测因素与结局指标的未校正的关联程度
模型详述	15a	D	提供可对个体进行预测的完整预测模型（如所有的回归系数、模型截距或既定时间点的基线生存率等）
	15b	D	解释如何使用预测模型
模型效能	16	D；V	报告预测模型的预测效果参数（及其置信区间）
模型更新	17	V	如果有更新，报告模型的更新结果（即更新后的模型参数和模型预测效果）
局限性	18	D；V	讨论研究的局限性（如非代表性样本、预测结局指标平均事件数不足、缺失数据等）
解释	19a	V	讨论模型在模型验证数据集与模型开发数据集或与任何其他模型验证数据集中的预测效果的对比
	19b	D；V	结合研究目的、局限性、其他相似研究的结果和其他相关证据，对研究结果进行整体解释
意义	20	D；V	讨论模型的潜在临床应用和对未来研究的启示
补充信息	21	D；V	提供补充资料和信息，如研究方案、网页计算器和数据集
资助	22	D；V	提供研究资金来源和资助方在本研究中的角色

三、举个例子

1.The significance of each variable in the training cohort was assessed by univariate logistic regression analysis for investigating the independent risk factors of presence of MVI. All variables associated with MVI at a significant level (0.05) were candidates for stepwise multivariate analysis. A nomogram was formulated based on the results of multivariate logistic regression analysis and .... The nomogram is based on proportionally converting each regression coefficient in multivariate logistic regression to a 0- to 100-point scale. The effect of the variable with the highest β coefficient (absolute value) is assigned 100 points.... The predictive performance of the nomogram was measured by concordance index (C index) and calibration with 1000 bootstrap samples to decrease the overfit bias.

For clinical use of the model, the total scores of each patient were calculated based on the nomogram. Receiver operating characteristic curve analysis was used to calculate the optimal cutoff values that were determined by maximizing the Youden index (i.e., sensitivity + specificity -1). Accuracy of the optimal cutoff value was assessed by the sensitivity, specificity, predictive values, and likelihood ratios.

这一段是对建模方法的描述。

2.The resulting model was internally validated using the bootstrap validation method. The nomogram demonstrated good accuracy in estimating the risk of MVI, with an unadjusted C index of 0.81 (95% CI, 0.78 $\sim$ 0.85) and a bootstrap-corrected C index of 0.81. In addition, calibration plots graphically showed good agreement on the presence of MVI between the risk estimation by the nomogram and histopathologic confirmation on surgical specimens. In the validation cohort, the nomogram displayed a C index of 0.80 (95% CI, 0.75 $\sim$ 0.86) for the estimation of MVI risk. There was also a good calibration curve for the risk estimation.

The optimal cutoff value of the total nomogram scores was determined to be 200. The sensitivity, specificity, positive predictive value, and negative predictive value ...were ...in the training cohort, and...in the validation cohort, respectively.

这一段是对建模结果的描述。

☆☆☆☆

第十九节 新药临床试验

新药临床试验分为 Ⅰ、Ⅱ、Ⅲ、Ⅳ 期。2006 年 FDA 还在 "Guidance for industry, investigators and reviewers exploratory IND studies" 中提出 0 期临床试验概念，其受试者更少（≤ 10 例），研究周期更短（≤ 7 天），用于探索新药在人体的药代动力学和药效学研究，为 Ⅰ 期临床提供指导。这里只简单介绍几期临床试验分别是干什么的（表 1.19.1）。

表 1.19.1　新药临床试验各期主要比较

	Ⅰ	Ⅱ	Ⅲ	Ⅳ
特点	首次人体研究	探索性	确证性	上市后
ICH 分类	人体药理学	治疗作用探索	治疗作用确证	临床应用
解答问题	药物的不良反应是什么；药物是如何被吸收代谢的	药物在 Ⅰ 期临床确证的安全剂量范围内对某一特定适应证的有效性如何？患者短期的新药不良反应和风险是什么	新药的受益 / 风险比如何	适应证和少见或长期不良反应有哪些
研究对象	健康人	目标适应证患者	目标适应证患者	患者
样本量	20 ～ 40	数十至数百	数百至数千	不定
试验设计	单 / 多剂量耐受试验和单 / 多剂量药代试验	剂量递增设计和平行剂量 - 效应设计	随机平行对照、交叉、析因等设计	随机平行对照、交叉、析因等设计

一、Ⅰ 期试验

Ⅰ 期试验是新药的首次人体研究，国际人用药品注册技术协调委员会（International Council for Harmonisation，ICH）分类为人体药理学研究。在健康人群中进行，主要目的是测试试验药物的安全性和毒性，研究人对新药的耐受程度，了解新药在人体内的药代动力学过程，提出新药安全有效的给药方案。因此需要完成单 / 多剂量耐受试验和单 / 多剂量药代试验。

二、Ⅱ 期试验

Ⅱ 期试验被称为 "治疗探索性" 试验。其目的是对试验药物的有效性、安全性作出初步评价。对象是患者。设计包括单臂试验和随机对照试验。

Ⅱ 期试验又可分为 a 和 b 期。Ⅱa 期为早期概念探索性研究，采用剂量递

☆ ☆ ☆ ☆

增设计，目的是确定新药对患者的最佳服用剂量、最大耐受剂量等，以及为Ⅱb提供更为精准的剂量和治疗方案；Ⅱb期为早期对照研究，采用平行剂量 - 效应设计，目的为评估有效性、安全性，评估试验终点、受试群体的选择。

三、Ⅲ期试验

Ⅲ期试验又被称为"疗效确证"或"疗效比较"试验，是循证医学的重要标准。通常为随机盲法试验，目的是在较大范围内进行新药疗效和安全性评价，回答"新药的受益 / 风险比如何"这个问题。一般除在Ⅱ期试验的基础上增加病例数之外，还应扩大中心，所以成本更高，周期更长。我们在适应性设计中还会讲到无缝Ⅱ/Ⅲ期试验，将Ⅱ期（学习阶段）与Ⅲ期（确认阶段）结合，更快、成本更低。

四、Ⅳ期试验

Ⅳ期试验也称上市后研究，ICH 分类为临床应用。目的是进一步考察新药的安全性和有效性，识别不太常见的或长期的不良事件，拓展适应证等。据 FDA 数据，在此阶段有 20% 获得 FDA 黑框警告，有 4% 因安全问题而被召回。所以Ⅳ期试验也是相当重要的。

五、举个例子

1. A placebo-and midazolam-controlled phase Ⅰ single ascending-dose study evaluating the safety, pharmacokinetics, and pharmacodynamics of remimazolam (CNS 7056): Part Ⅰ. Safety, efficacy, and basic pharmacokinetics.

2. A phase Ⅰb, dose-finding study of multiple doses of remimazolam (CNS 7056) in volunteers undergoing colonoscopy.

3. A Phase Ⅱa, randomized, double-blind study of remimazolam (CNS 7056) versus midazolam for sedation in upper gastrointestinal endoscopy.

4. A phase Ⅱb study comparing the safety and efficacy of remimazolam and midazolam in patients undergoing colonoscopy.

5. A phase Ⅲ study evaluating the efficacy and safety of remimazolam (CNS 7056) compared with placebo and midazolam in patients undergoing colonoscopy.

6. The Efficacy and Safety of Remimazolam Tosilate versus Etomidate-Propofol in Elderly Outpatients Undergoing Colonoscopy: A Prospective, Randomized, Single-Blind, Non-Inferiority Trial.

解读：以上研究展现了瑞马唑仑这个药物的新药试验过程。从Ⅰ期在 10 例健康志愿者中研究安全性和初始探索剂量，到最后上市后拓展应用人群的试验。

☆☆☆☆

第二十节　文献计量分析

想写文献计量分析是因为有一次在组会上研究生君宝分享了一篇 CiteSpace 所做的文献计量分析，图很漂亮。作为对美丽图片毫无抵抗力的人，我很好奇地用 CiteSpace 做了一些围术期针刺领域的分析，感觉还挺有意思，所以跟大家分享一下相关知识。

文献计量分析（bibliometric analysis），是指用数学和统计学的方法，定量地分析一切知识载体的交叉科学，可以反映出某一个领域总体文献的数量、作者、机构、热点等信息。很多检索平台本身就可以提供简单的文献计量分析信息，也有一些专用的文献计量分析软件。

一、基本原则

文献计量分析的过程是：确定研究的目的文献内容→检索文献→进行分析→结果展示。

文献计量分析要求的研究范围要足够大，文献数量要足够多，一般认为 500 篇以上可以保证文献分析的效果，否则不适合开展文献计量分析。

不同的数据库有自己的文献计量数据格式，在使用多个数据库进行文献计量分析时，需要将文献格式转换为统一的格式。

不同的文献计量分析方法针对的计量目的不同，所需的文献输出格式也不尽相同。建议先选择好文献计量方法，再进行文献检索和输出。

文献计量分析的结果包括描述性和分析性。

二、基本概念

1. 引文（citation）　指引用了某一文献的文献，代表研究的去向。

2. 共被引（co-citation）　指和某一文献同时被其他文献引用的文献，代表与本研究可能有紧密联系。换句话说，两篇（或多篇论文）同时被后来一篇或多篇论文所引证，则称这两篇论文构成文献共被引关系。此外，还有作者共被引和期刊共被引。共被引分析时要用到参考文献中的篇名、作者、期刊等。

3. 共现（co-occurance）　指不同文献中出现同样的特征项信息，例如题名、作者、关键词、机构等。共现分析是对共现现象的定量研究。

4. 耦合（coupling）　两篇论文同时引用一篇论文（即共同的参考文献）称为耦合论文，它们之间的这种关系称为文献耦合。它们所包含相同参考文献的个数称为耦合强度。此外，还有作者关键词耦合，也就是两个作者同时使用某一关键词的次数。还有期刊作者耦合分析、期刊关键词耦合分析、期刊 - 引文期刊耦合分析等，从名字可以知道其内容。

5. 节点（node）　　指某一个单独的对象，例如某一篇文献、某一个作者或某个关键词。在文献计量分析生成的图中，节点的大小可以代表这个对象出现的频次，颜色可以代表对象出现的年份。不同节点间的连线多少可以代表不同节点间的联系紧密程度。

6. 中介中枢性（betweenness centrality）　　一个关键词连接好几篇文章，起着枢纽的作用，那这个词就叫中介中枢。这个中介中枢所代表的枢纽的强度叫中介中枢性。

7. 聚类（cluster）　　文献计量分析需要将内容联系密切的论文聚合为一个个文献簇，并定量给出簇与簇之间的联系程度，这一个个簇就叫聚类。也就是说，将一群物理的或抽象的对象，根据它们之间的相似程度分为若干组，其中相似的对象构成一组，这一过程就称为聚类过程，一个聚类就是由彼此相似的一组对象所构成的集合。聚类分析，是指把分析对象根据彼此之间的相关程度分成类群，群内尽量相似，群间尽量相异，然后进行分析研究的过程。

8. 突现（burst detection）　　用来探测在某一时段引用量有较大变化的情况，以发现某一个主题词、关键词衰落或者兴起的情况，所以可以找到学科前沿的研究主题。

三、基于平台的文献计量分析

1. 知网的文献计量分析　　检索出所需要文献后，点击导出分析→可视化分析，就可以对文献进行文献计量分析。可以根据主题、学科、作者、机构等显示分布情况，还可以对某一主题进一步进行不同年度的比较分析（图 1.20.1 ～图 1.20.3）。

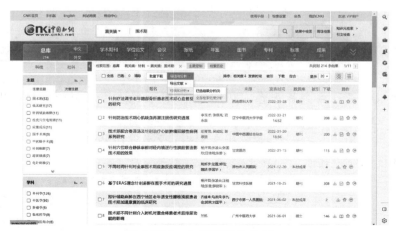

图 1.20.1　知网可视化分析

☆ ☆ ☆ ☆

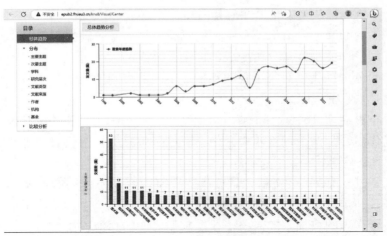

图 1.20.2　知网可视化分析的分布显示

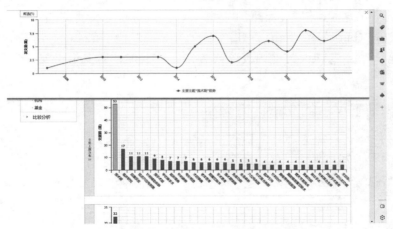

图 1.20.3　知网可视化分析的比较分析显示

　　2. Web of Science（WOS）　和知网一样，完成检索后，点击分析检索结果，即可进行简单的描述性展示（图 1.20.4）。

　　3. 文献计量在线分析平台　网址为 https：//bibliometric.com/（图 1.20.5）。可以分析文献量、合作关系、影响力、关键词和引用情况。注意分析只能针对 SCI（Science Citation Index，科学引文索引）文献，在 WOS 中完成文献检索后，输出格式要选择"其他"。

☆ ☆ ☆ ☆

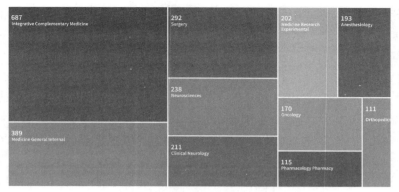

图 1.20.4　WOS 的可视化显示

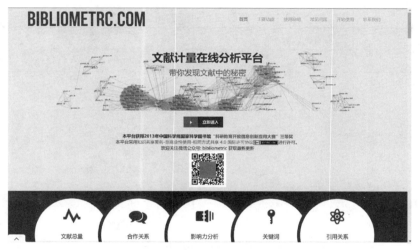

图 1.20.5　文献计量在线分析平台

四、基于软件的文献计量分析

1. Bibliometrix　是基于 R 语言的文献计量分析工具。下载工具网址：http：//www.bibliometrix.org。注意只能对英文文献进行分析，此外，使用 WOS 数据库的文献的时候导出要选择 BibTex 格式。

2. VOSviewer　和 CiteSpace 都是基于 JAVA 开发的，所以要先安装最新版本的 JAVA，再安装这两个软件。VOSviewer 下载地址：http：//www.vosviewer.com/download。VOSviewer 不仅支持文献数据库，还可以进行通用网络数据及文本数据的导入和分析。通用网络数据指用户可以自建节点、联系数据或者直接导入 GML 或 Pajek 等网络数据文件实现共现聚类。文本数据指 VOSviewer 可以从单行文本中提取主题词，其中文本数据可以来自用户自建文件，也可以

☆☆☆☆

来源于相应文献数据库中的标题或摘要字段。操作非常简单，而且所见即所得。但与 CiteSpace 相比，VOSviewer 能供用户调整的功能几乎没有，呈现的结果也比较简单。

3. CiteSpace　下载地址：https：//sourceforge.net/projects/citespace/。可分析中英文文献，进行合作网络分析、共现分析和共被引分析。英文文献信息一般基于 WOS，中文文献信息一般基于中国知网。CiteSpace 是基于 WOS 的数据格式进行开发的，在非 WOS 数据库下载得到的数据都需要先转化为 WOS 的数据格式。此外，不同数据库数据源不一样，能实现的功能也不同（表 1.20.1）。使用 WOS 数据库的文献的时候导出要选择"其他格式"，记录内容选择"全记录与引用的参考文献"，文件格式选择"纯文本"。

表 1.20.1　不同数据库对应的可实现的功能

数据源	合作网络			共现分析			共被引			文献耦合	双图叠加
	作者	机构	国家	关键词	术语	领域	文献	作者	期刊		
WOS	✓	✓	✓	✓	✓	✓	✓	✓	✓	✓	✓
Scopus*	✓	✓	✓	✓	✓	×	✓	✓	✓	✓	✓
Derwent*	✓	×	×	✓	✓	✓	✓	✓	✓	×	×
CNKI*	✓	✓	×	✓	×	×	✓	×	×	×	×
CSSCI*	✓	✓	×	✓	✓	×	✓	×	×	×	×
CSCD	✓	✓	×	✓	✓	×	✓	×	×	×	×
RCI	×	×	×	✓	✓	×	×	×	×	×	×
KCI	×	×	×	✓	✓	×	×	×	×	×	×

* 代表需要进行格式转换才能用 CiteSpace 分析

CiteSpace 是具有较强分析功能的软件，可分析研究主题的知识基础、相应的学科结构和最新的研究前沿。如前所述，共被引文献体现了研究主题的知识基础；聚类分析可以体现不同阶段知识基础主题的变化情况；高频节点和高中介中心性节点体现了某一时期的研究热点；突现可以反应研究前沿。

五、举个例子

1. Based on CiteSpace results, we discussed key clustering, the established research model, and emerging trends in references. By exploring clustering software, we identified that the main knowledge domains in AD research are biomarkers, tau protein, neuropathology, microglia, and excitotoxicity. It could be concluded from the detected citation bursts that AD diagnostic criteria are an emerging trend in AD research.

通过 CiteSpace，分析了阿尔茨海默病研究领域的关键聚类，得出了关键知识领域，并通过引文突现分析获知了正在兴起的研究趋势。

2. 节点大小代表文献所属国家出现的频次，节点"年轮"的颜色表示文献所属国家的出现时间，节点间连线粗细表示国家之间的联系程度，节点周围连线多少表示该国家在文献发表方面的中心性大小（中心性代表该节点在网络中位置的重要性，中介中心性超过 0.1 的节点称为关键节点）。可以看到美国在该领域重要性居第一（图 1.20.6）。

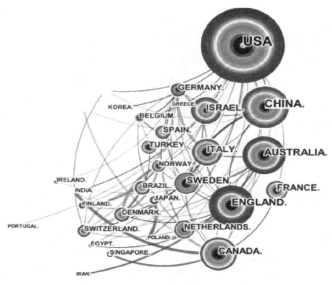

图 1.20.6　WOS 分娩镇痛文献国家合作网络图

第二十一节　实效性试验与解释性试验

我最早注意到这两个概念是因为在做围术期针刺相关研究的过程中，看到实效性研究逐渐增多。解释性随机对照试验（explanatory randomized controlled trial，eRCT）和实效性随机对照试验（pragmatic randomized controlled trial，pRCT）可以说是随机对照试验的两大类型。eRCT 在理想条件下实施，评价的是一种治疗方法在理想的实验条件下对严格符合受试条件的受试者的治疗效能（efficacy）；而 pRCT 关注的是实际或接近实际的医疗环境，评价的是一种治疗方法在日常的临床实践中的效果（effectiveness）。两者都很重要，从不同层面回答了不同的问题。还记得我们前边讲到的内部有效性和外部有效性，也就是内推性和外推性吗？我觉得可以理解为 eRCT 关注内推性，而 pRCT 关注外推性。所以 pRCT 旨在帮助医疗卫生做出循证的决策，2015 年 Califf 等在对 pRCT 的

☆★☆☆

定义中也明确指出是"以告知决策者某一生物医学干预或行为健康干预在个体或群体水平的获益（benefits）、负担（burdens）和风险（risks）为主要目的RCT"。此外，"均值回归"现象（临床试验中显著有效的干预措施在更广泛的场景中无效）的存在也促使我们得去开展实效性研究。

我们一般关注的临床随机对照试验的概念往往是 eRCT 相关的，本部分我们略倾向于介绍 pRCT。

一、eRCT 与 pRCT 的对比（表 1.21.1）

同为 RCT，eRCT 和 pRCT 都要遵守 RCT 研究的随机、对照、重复及盲法的一般设计原则。其中 eRCT 关注干预措施的特异性疗效，意在将偏倚因素降低到最小，却不能展示出干预措施在真实情况的整体治疗效果。而 pRCT 侧重于研究结果在临床决策中的实用性，其试验环境的控制相对比较宽松，不能排除众多偏倚因素从而探求干预措施的特异性效应。所以大家就能理解为什么中医药相关研究特别适合做 pRCT。因为严格的 eRCT 往往不符合中医药技术的实施特点，可行性和患者的依从性都会比较差，而 pRCT 允许一定程度的个性化治疗方案，应用于中医药临床研究更具优势。除中医药以外，其他的替代医学疗法也越来越多地开始应用 pRCT。

表 1.21.1　eRCT 与 pRCT 的比较（改编自唐立等，2017；焦睿珉等，2022）

条目	eRCT	pRCT
研究目的	效力：评估干预措施在理想条件下的最大疗效或效力，即特异性疗效	效果：评估干预措施在临床实际环境下是否有效果，即整体疗效
用途	可用于药物和器械上市前评价	可用于药物和器械上市后实际效果和安全性评价、非药物复杂干预的临床评价，为医疗卫生决策提供依据
试验环境	理想环境	临床实际环境
受试者选择	严格的纳入与排除标准，排除依从性差的受试者，同质性高	宽泛的纳入与排除标准，设定广泛的临床适应证，较少设置额外限制标准，异质性高
干预措施	标准化且严格执行临床方案，由临床专家或经过培训的专业研究人员严格按照要求标准化实施，密切监测受试者的依从性	相对灵活可变，更符合日常医疗实际，对依从性不作特别要求
对照措施	可安慰对照	不用安慰对照，一般与不给予干预或者公认的阳性干预对比

续表

条目	eRCT	pRCT
结局评价	可以是生物替代指标或中间变量，随访时间较短	通常选择具有重要临床意义的远期结局，随访时间较长
研究结果有效性	内部有效性较好	外部有效性较好
与医疗实践的相关性	间接性：与临床实际相关性低	直接性：与临床实际相关性高

二、"p"到什么程度叫 pRCT

从前文可以看出来，eRCT 设计更严格，pRCT 设计更宽松，那么多严叫严，多松叫松呢？首先，eRCT 和 pRCT 不是非黑即白，是可以延续一体的，一项研究可以既包含 eRCT 也包含 pRCT。eRCT 会融入 pRCT 的特征；pRCT 也可能考虑一些严格的设定。现实中几乎不存在纯粹的 eRCT 或纯粹的 pRCT，大部分都兼顾两种设计的部分属性。只是因研究目的不同，各试验偏向解释性或实效性设计的程度有所差异。其次，对于 eRCT 和 pRCT 的区分有工具可用，即 PRE-CIS-2 工具（Pragmatic-Explanatory Continuum Indicator Summary）。PRECIS-2 包括 9 个维度：纳入标准（eligibility criteria）、招募（recruitment）、场景（setting）、组织（organisation）、灵活性（flexibility）、依从性（adherence）、随访（follow-up）、主要结局（primary outcome）、主要分析（primary analysis）。按 1～5 分对每个维度进行评分，各维度得分越低则解释性越强，越高则实用性越强。可以登录网站：http：//www.precis-2.org/，注册后输入自己试验的信息，就会生成 PRECIS-2 车轮图，清晰地显示更倾向于 eRCT 还是 pRCT（图 1.21.1）。这种评价是为了帮研究者确定自己研究设计的目的是否与预期效果一致。

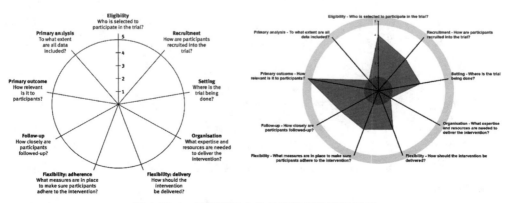

图 1.21.1　PRECIS-2 车轮图和评价结果示例

☆☆☆☆

三、pRCT 的设计要点

1.设计类型 pRCT 需要通过随机的方法平衡组间已知和未知的预后因素，提高组间可比性，减少选择性偏倚。有一些方法可能适用于某些有特殊情况的pRCT。

（1）整群随机（cluster randomization）：指以群体为单位进行随机化分组，用于干预措施只能施加于群体（如医院、医师或社区）而非个体时，或者干预措施针对个体时会对群体里的其他人产生影响时。前者例如，研究社区宣传栏的健康教育对控制食盐摄入的作用，干预措施会影响整个社区的人群，此时只能以社区为单位进行随机化分组。后者例如在产后病房开展促进母乳喂养的干预研究，干预组的产妇可能会与医院内其他产妇分享信息，从而影响其他产妇的母乳喂养行为。此类型设计的试验，在数据分析时除考虑群组效应外，也将以个体为单位进行效果的评价和分析。

（2）结合意愿和偏好分组（preference based）：在实际医疗环境下，面临多种可供选择的治疗方案，由于患者或者医师具有强烈的意愿，常规的随机可能无法实现。在这种情况下，可结合患者的意愿和偏好进行分组。如：将无明显偏好且愿意接受随机分组的患者随机分入干预组和对照组，拒绝随机分组的患者则根据其偏好接受干预或对照措施（详见"随机"章节）。

（3）基于专长分组（expertise based）：在开展如手术等复杂干预研究时，常出现因医师对干预和对照措施的掌握程度不同而导致的专长差异偏倚（differential expertise bias）。由在这种情况下，推荐采用基于专长的随机化分组：即随机分配到干预组的受试者，只由擅长干预措施的医师实施干预；而分配到对照组的受试者，由擅长对照措施的医师进行干预，从而克服专长差异偏倚对研究结果的影。

（4）适应性设计（adaptive designs）：即在临床试验开始后，根据累积的信息，动态修改试验设计的某些方面，包括：样本量调整、组间治疗分配比例调整、临床终点更改、统计检验方法变更、提前中止试验等。适应性设计方案必须预先制定并写入临床试验研究方案中，对试验的修改应尽量在试验的早期阶段进行。

2.研究对象 由于关注的是医疗干预措施在实际临床环境下的结果如何，一般 pRCT 的研究环境会覆盖多家医院，研究对象也尽可能接近真实医疗环境中使用该干预措施的群体。纳入标准较宽泛、排除标准较少，允许不同研究对象间存在临床异质性。但为保证统计分析具有足够的检验效能，pRCT 所需样本量相对较大。

3.干预措施 干预方案的低标准化是 pRCT 的重要特征之一。它允许干预

☆ ☆ ☆ ☆

实施者基于患者疾病特征、自身专业技能和执业经验等实际情况，灵活决定干预措施的实施细节。同时，pRCT 对受试者的依从性往往也要求比较灵活，不强调所有受试者必须按照分配方案完成试验，甚至可能将依从性作为一个结局指标进行分析，若依从性差则提示该干预措施在现实情况下行不通。因日常医疗中几乎不使用安慰剂治疗患者，故 pRCT 的对照组很少选用安慰剂，通常选用常规或目前公认最佳的临床治疗方法。

4. 结局设定　主要结局强调选择对患者（或研究结果的运用者）有重要临床意义的指标，即能直接反映健康变化的测量指标，一般不采用生物学或影像学指标等中间指标。采集成本数据进行卫生经济学评价也是 pRCT 的一个关键组成部分，有利于医疗服务提供者从成本和结果不尽相同的数个备选方案中选择最佳方案，从而引导有限的医疗资源分配给成本 - 效益更高的治疗手段。从设计角度看，试验评价的是干预措施的整体效果，而不是解释干预各成分的效果。从实施角度看，结局指标在真实世界环境中应容易获取和评测，否则就不太适合实效性试验。

四、pRCT 的质量提升

宽松不代表放松，pRCT 的质量控制从某种意义上来讲比 eRCT 不遑多让。

1. 克服偏倚　与传统临床试验一致，pRCT 通过随机分组和分配隐藏，可最大程度减少研究的选择偏倚。对于 pRCT 而言，未对试验实施者和受试者实施盲法不一定对研究产生不利影响，因为在临床实践中，医师和患者对治疗的了解本身就是治疗的环节之一，由此带来的治疗预期及其对治疗结局产生的影响正是"真实世界"环境下治疗结局的一部分。不过，为了尽量克服因知晓随机分组情况而导致的报告偏倚，和传统临床试验相似，pRCT 也强调尽量对结果测量者和统计分析人员施盲。

2. 数据质量　在 pRCT 设计时，应尽量利用现有资源（如医院电子病历、电子健康记录、来自人口普查的人群特征信息）用于患者招募、干预实施和结局评价等，应充分利用现有电子信息系统进行患者筛选和数据采集，从而降低研究成本、提高研究效率。注意事先验证电子病历数据的准确性和完整性。当从不同电子信息系统收集数据时，各个系统的互联互通或兼容性是应该考虑的因素之一。此外，因 pRCT 的研究目的在于评价干预措施在真实世界环境下的效果，其特点是研究对象、干预措施和结局测量多样化，覆盖面更广。因此，所有与此目的相关的数据都应该尽量收集，且尽可能分类和细化，将有助于理解和说明干预措施的可应用性。此外，由于随访时间较长，在设计上应使随访的数据尽量简单、明了和易于获取，试验中应制订患者管理计划。

3. 分析质量　意向性治疗（intention to treat，ITT）分析是基本原则，使用

☆ ☆ ☆ ☆

全分析集(FAS)作为主要分析集。应注意 pECT 中纳入人群的异质性较大的问题，必要时可根据人群特征采用分层分析、亚组分析方法。若随机单位为群组，则既要从群组层面做分析，也要从个体层面做分析。效果比较时可采用固定效应模型估计组内相关系数、群组效应和时间效应等。分析也应考虑群组层面和（或）个体层面的协变量调整。试验中个体层面数据的分析可采用混合效应模型、多水平/层次建模，以便可同时考虑群组、个体水平和组间特征的影响。还可采用贝叶斯层次建模方法。

五、举个例子

We were challenged to design a high-quality clinical trial while providing a definitive yet timely result to inform hospital clinical practice without disturbing active clinical care. Our research team has had to maintain high expectations while executing a pragmatic plan. The engagement of administrative leaders as members of our study team has heightened the collaboration between clinical research and hospital operations. Hospital leadership has justified being more patient than administrative practice typically allows in anticipation of high-quality results. If a benefit is demonstrated, it can be expected to translate well as a clinical care programme since it was tested in the context of real-world clinical practice.

Enabling features of our study that can be considered to advance work in this area include waiver of consent, defining a feasible yet generalisable study population to produce results that can be translated to diverse care environments, engaging clinical informatics with clinical and statistical partners to facilitate data capture from the EHR, considering whether post-randomisation exclusions would contribute or diminish generalisable results, employing sample size considerations and power calculations that include hospital administrative projections while maintaining conservative enrolment targets. More broadly, we have focused on the effectiveness of our intervention under real-world conditions and limitations, rather than efficacy. This involves accepting potential contamination of our effect from non-study-related usual care. We expect that these factors will be distributed evenly among intervention and control patients by randomisation. They may potentially dilute the intervention effect. We expect our large sample size will provide enough power to detect a clinically meaningful effect.

这项研究的讨论部分写得极具说服力。开篇就点出对于要研究的问题，eRCT 不够提供能改变临床实践的信息，所以要在 eRCT 的基础上加上 pRCT 的设计。第二段对 pRCT 设计要素做了描述，包括无须知情同意、患者人群拓展、从电子病历（electronic health record，EHR）采集数据、样本量计算的调整，以及最重要的，关注的是效果，而非效能。最后还提及了本研究中 eRCT 设计要素如何弥补了 pRCT 的不足：随机化可以抵消可能的沾染；大样本可以弥补治疗效应的稀释。

第二十二节　二次分析

二次分析包括描述性综述、系统综述和 Meta 分析（荟萃分析），一方面对现有证据和数据进行梳理和解读；另一方面为未来的研究指出方向。我建议研究者们在开始一个领域的研究前都认真进行二次分析，特别是研究生们。此外，此类文章通常不需要新的数据，对于苦于无资金无资源的医务人员，至少是条在职业早期发表论文的道路。谨记，系统性综述和 Meta 分析需要遵循的是 PRISMA 指南，同时需完成注册。在投稿的时候往往需要同时提交 PRISMA checklist 和注册号。注册最常用的是 PROSPERO 系统（https：//www.crd.york.ac.uk/PROSPERO/），注册流程简单，审批也很高效（图 1.22.1）。

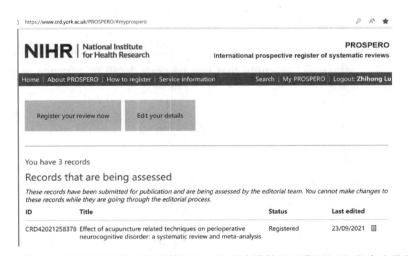

图 1.22.1　PROSPERO 注册系统页面及注册完成的项目范例，ID 即为注册号

一、PRISMA 指南

PRISMA 的全称是 Preferred Reporting Items for Systematic Reviews and Meta-Analyses，在我们进行系统回顾和 Meta 分析的时候，要遵从 PRISMA 的要求，文中要有 PRISMA 流程图，投稿时很多期刊也会要求一起提交 PRISMA checklist（图 1.22.2，图 1.22.3）。2015 年以来还发布了一些针对特定研究的 PRISMA 的拓展版本，例如适用于网状 Meta 分析的 PRISMA-NMA，适用于系统回顾方

PRISMA 2020 Checklist

Section and Topic	Item #	Checklist item	Location where item is reported
TITLE			
Title	1	Identify the report as a systematic review.	
ABSTRACT			
Abstract	2	See the PRISMA 2020 for Abstracts checklist.	
INTRODUCTION			
Rationale	3	Describe the rationale for the review in the context of existing knowledge.	
Objectives	4	Provide an explicit statement of the objective(s) or question(s) the review addresses.	
METHODS			
Eligibility criteria	5	Specify the inclusion and exclusion criteria for the review and how studies were grouped for the syntheses.	
Information sources	6	Specify all databases, registers, websites, organisations, reference lists and other sources searched or consulted to identify studies. Specify the date when each source was last searched or consulted.	
Search strategy	7	Present the full search strategies for all databases, registers and websites, including any filters and limits used.	
Selection process	8	Specify the methods used to decide whether a study met the inclusion criteria of the review, including how many reviewers screened each record and each report retrieved, whether they worked independently, and if applicable, details of automation tools used in the process.	
Data collection process	9	Specify the methods used to collect data from reports, including how many reviewers collected data from each report, whether they worked independently, any processes for obtaining or confirming data from study investigators, and if applicable, details of automation tools used in the process.	
Data items	10a	List and define all outcomes for which data were sought. Specify whether all results that were compatible with each outcome domain in each study were sought (e.g. for all measures, time points, analyses), and if not, the methods used to decide which results to collect.	
	10b	List and define all other variables for which data were sought (e.g. participant and intervention characteristics, funding sources). Describe any assumptions made about any missing or unclear information.	
Study risk of bias assessment	11	Specify the methods used to assess risk of bias in the included studies, including details of the tool(s) used, how many reviewers assessed each study and whether they worked independently, and if applicable, details of automation tools used in the process.	
Effect measures	12	Specify for each outcome the effect measure(s) (e.g. risk ratio, mean difference) used in the synthesis or presentation of results.	

图 1.22.2　PRISMA 清单的部分示例

只要遵照 checklist 中一项一项做到位，您的系统回顾与 Meta 分析至少可以达到 80 分

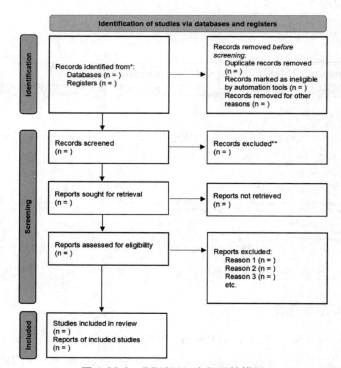

图 1.22.3　PRISMA 流程图的模板

对于还包含网站等其他数据来源的或在之前的综述基础上进行更新的，均有对应的流程图模板。* 如有可能，请列出各个文献检索库或注册系统中检索出的文献数量；** 表示如果使用了自动筛选工具，需注明人工排除和自动排除的文献数量各有多少

案的 PRISMA-P，适用于单个患者数据的 PRISMA-IPD。到 PRISMA 网站上多看看，必有一款适合你。

二、文献检索与筛选

文献检索与筛选是系统回顾和 Meta 分析的基础，既要检索得全面、无遗漏，又要从资源和人力物力上有可行性。文献检索的核心第一步是确定检索的信息需求。这时候我们万能的 PICOTS 就又登场了，针对何种研究对象、干预措施或暴露因素是什么、对照是什么、结果指标是什么、纳入哪种类型的文献，确定了这些，我们的问题表达式也就确定了。

第二步是根据问题表达式确定检索词，检索词应兼顾全和准，至少应覆盖如下方面：数据库主题词、期刊和文献所用关键词、近义词。在检索词的基础上确定检索式，灵活使用 OR 和 AND。检索要覆盖几个主要的数据库，一般英文都应包括 PubMed， EMBASE, Web of Science, the Cochrane Central Register of Controlled Trials 和 ClinicaTrials.gov（表 1.22.1）。

表 1.22.1　检索式示例

PubMed

No.	Query	Results
#1	"acupuncture" [MeSH Terms] OR "acupuncture therapy" [MeSH Terms] OR "electroacupuncture" [MeSH Terms] OR "transcutaneous electrical acupoint stimulation" [Title/Abstract] OR "transcutaneous electrical acustimulation" [Title/Abstract] OR "acupuncture, ear" [MeSH Terms] OR "acupuncture, ear" [MeSH Terms] OR "laser acupuncture" [Title/Abstract] OR "acupressure" [MeSH Terms] OR "acupoint stimulation" [Title/Abstract]	27 225
#2	"postoperative cognitive complications" [MeSH Terms] OR "emergence delirium" [MeSH Terms] OR "postoperative cognitive dysfunction" [Title/Abstract] OR "postoperative cognitive decline" [Title/Abstract] OR "postoperative delirium" [Title/Abstract] OR "perioperative neurocognitive disorder" [Title/Abstract] OR "emergence agitation" [Title/Abstract]	3724
#3	#1 AND #2	24

注：使用了医学主题词表（Medical Subject Headings，MeSH）主题词，以及所有可能与 acupuncture 有关的类似描述，如 acupoint stimulation；通过 OR 做到了全面；通过 AND 做到了准确

检索完数据库还不算结束，第三步是将各个来源检索出的文献使用 Endnote 等文献管理工具进行去重，通过阅读题目和摘要进行初筛。随后对剩余的文献进行全文查找。对于注册数据库中查到的研究，首先确认其是否已发表，对于未发表的，进一步确认是否完成和是否有数据上传。如果有数据上传则应纳入

☆ ☆ ☆ ☆

分析。检查这部分研究有助于不遗漏那些可能未发表出来的阴性结果（阴性结果可能不会被发表，所以才有发表偏倚一说）。

第四步，对于全文的参考文献进行筛查，寻找是否有被遗漏的和主题相关的文献。有一点应注意，对于之前发表过的类似主题的综述类文献的参考文献也应当进行筛查，有时会有意外收获（永远不要太过自信，不遗漏是我们文献检索的底线）。

三、Meta 分析

Meta 分析常常被译为荟萃分析，是一种对现有研究的结果的 pooling（合并），做荟萃分析不难，但好的荟萃分析不简单。荟萃分析要牢记"garbage in, garbage out"，用垃圾做出来的只能是垃圾，所以不是什么题目都可以拿来荟萃分析的。第一，所选择的科学问题要有价值；第二，现有的研究数量和质量要能够支撑得起一次荟萃分析；第三，荟萃分析中的统计方法要运用得当；第四，结果解读要合理。

1. Revman 软件　能做 Meta 分析的工具不止 Revman，但很多人的第一篇 Meta 分析都是用 Revman 完成的。Revman 就像我们智能手机上的 APP 一样，简单易入门，所见即所得，适合新手和经典 Meta 分析。看看 Revman 的出身就知道了，它是国际 Cochrane 协作网为系统性综述提供的专业软件，下载也是从 Cochrane 的官方网站上下载，出身名门。功能键简单直白，新学者依次把各个条目点开一遍也就学会使用了。如果还有不明白的地方，可以点开菜单栏中的 help 选项或者阅读下载时自带的教程。Cochrane 还提供了用 Revman 来进行 Meta 分析的指南，可以参考：https：//training.cochrane.org/handbooks。

2. κ　在 Meta 分析中我们会让两名以上的研究者同时进行一项工作，如文献检索和文献质量评估，这样就能避免一个人从头干到尾所带来的偏倚和疏漏。那么两个人评价的一致性用什么来表示呢，可以用 Cohen Kappa（κ）统计量。κ 统计量是当项目分成相互排斥的类别时，对两名评分者（观察者）之间的一致程度进行量化的指标。对于两名以上的评分者，可以使用 Flelss Kappa。对于有序条目，例如两名评分者评估同一名患者的 ASA（American Society of Anesthesiologists，美国麻醉医师协会）分级，可以使用加权 Cohen Kappa。κ 值最高为 1，代表完全一致且非偶然。但注意，Kappa 统计量不是绝对一致性的评价标准，其本质是排除偶然后的一致性。所以假如要评估的对象本身很容易发生，或者说偶然一致性很高，那么即使评分者观察的一致性很好，κ 值也会相对较低。

书写范例：Two authors (A.K. and H.M.) independently, and in duplicate, reviewed the articles retrieved through the search and selected the eligible ones. We resolved disagreements by consensus (κ= 0.92). (Kuriyama A, Can J Anesth/J Can Anesth, 2019)

☆ ☆ ☆ ☆

3. **质量评价**　我们前面讲过了，好的 Meta 分析其结论的质量不仅依赖于严格的 Meta 分析操作流程，更依赖于研究文献本身的质量及其对偏倚的控制。所以要对纳入分析的研究进行质量评价和偏倚评估。我们所讲的质量评价包括了三大方面：对文献方法学质量、对文献报告的质量以及对 Meta 分析所产生证据的质量进行评价。注意，第一，不同类型的研究文献有不同的质量评价标准，如果把本该用于 RCT 的 Cochrane 偏倚风险评估用到了观察性研究上，那就可笑了；第二，前述三大类质量评价针对的对象不同，把本该用在证据质量评价的 GRADE 用在了文献方法质量评估上，也会贻笑大方（表 1.22.2）。

表 1.22.2　质量评价的方法

评价对象	文献方法学质量	文献报告质量	证据质量
	评价文献中做的研究合不合规	评价文献对研究的报告合不合规	评价 Meta 分析的结果证据等级如何
评估方法　动物实验	SYRCLE	ARRIVE	GRADE
RCT	Cochrane ROB	CONSORT	
非随机试验	MINORS	TREND	
病例对照研究	NOS	STROBE	
队列研究	NOS	STROBE	
诊断性试验	QUADAS-2	STARD	
荟萃分析	ROBIS	PRISMA/MOOSE	

4. **异质性**　分析的时候我们所纳入的研究的效应量大小可能也不同，这种不同可能是由于随机抽样误差，也可能是效应量确实不一样。把远近高低各不相同的一群研究拉在一起做分析，自然要先评估一下大家的差异到底有多大。我们把不同研究之间效应大小的真实变化称为异质性。异质性可以从三方面进行全面展示：

（1）临床异质性。这在 Meta 分析文章的"表 1"中进行展示，包括各项研究的基本特征、临床参数等。

（2）方法学异质性。这在 Meta 分析文章的偏倚风险表，也就是前文所述的"文献方法学质量评价"中进行展示（图 1.22.4，见彩图）。

（3）统计学异质性。I^2 这个统计指标就是用来量化这种异质性的。I^2 简单地说就是：不是抽样误差所导致的那部分异质性在总变异中所占的百分比。评估一致性还有一个经典指标是 Cochran Q，但与之相比，I^2 不依赖于纳入研究的数量，所以用的更多。I^2 是一个百分比，是评价异质性的相对指标，范围为 0 到 100%。基本上可以按照 10%、25%、50%、75%、90% 来划档，10% 以下说明研究一致性很好，90% 以上说明研究异质性很高（Schober P et al., 2021）。

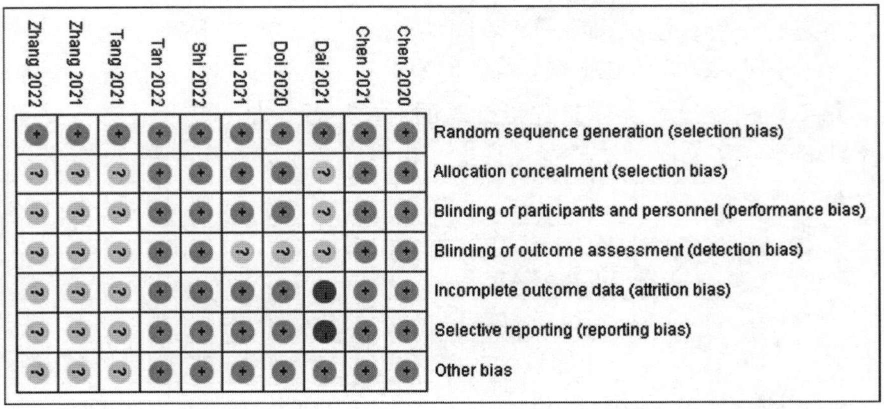

图 1.22.4   Meta 分析中展示的纳入研究的偏倚风险表，不同颜色代表了风险的不同，绿色为低风险，红色为高风险，黄色为因信息不足而无法确定风险

5. 发表偏倚（publication bias）   通俗地讲是指已发表的文献往往倾向于报告有统计学意义的结论，阴性结果容易不被发表。这对 Meta 分析这种基于已发表的文献的研究就可能有影响。评价发表偏倚的方法包括可视化漏斗图和 Egger 检验等统计学方法。

漏斗图（funnel plot）是以样本含量与效应量所做的散点图，绘制比较简单，RevMan 就能直接生成。但漏斗图法是一种定性判断方法，通过图形是否对称来判断是否存在发表偏倚，所以主观性较强。而且漏斗图对纳入研究个数有要求，原则上 5 项以上才能进行。此外，在系统评价和 Meta 分析中，漏斗图虽然是检验发表偏倚的直观方法，但并非所有的漏斗图不对称均是由发表偏倚导致的。异质性也是导致漏斗图不对称的重要原因。如果各研究间异质性太大（$I^2 >$ 75%），使用漏斗图不对称来判断发表偏倚可能不妥。

针对发表偏倚的常见定量统计方法包括 Egger 检验、Begg 检验、Harbord 检验和 Macaskill 检验等，相对于漏斗图法更客观。不同方法有其优劣，用 R 语言大部分可以方便地分析（表 1.22.3）。其中 Egger 检验最为常见，是一种基于回归的方法，以标准化的效应估计量为因变量、以效应估计量的精度（标准误的倒数）为自变量建立简单线性回归模型，经假设检验，若截距不等于零，即认为"发表偏倚"存在。

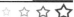

表 1.22.3　几种发表偏倚检验方法的比较（郑辉烈等，2009）

	优点	缺点	推荐
Begg's	对样本大小分布不作要求；能控制 I 类错误	检验效能低	不推荐
Egger's	检验效能高	I 类错误较大；不适合大样本量	连续性和二分类资料
Macaskill's	能控制 I 类错误	检验效能低；不适合大样本量	不推荐
Harbord's	能控制 I 类错误	仅适用于二分类	纳入研究数量不足 10 篇时
Peters	能控制 I 类错误	纳入研究小时检验效能低	二分类资料
Schwarzer	能控制 I 类错误	检验效能低	非二分类资料
Arcsine	能很好呈现异质性	异质性比较小时结果比较保守	存在异质性的情况

　　若分析发现发表偏倚较大，一方面需尽量完善文献的检索，特别是去努力发现因阴性结果而未报道的研究；另一方面需进行敏感性分析，通过剪补法（具体方法不在此处讨论）排除低质量研究，分析评价检验结果的稳定性，如果发表偏倚影响了分析的结论，则应如实报告并着重提醒读者注意。

　　6. 稳健性　意思就是改变分析中纳入的研究会不会影响到结果。比如说，一项 Meta 分析基于 12 项研究得出结果 A 优于 B，这 12 项中有一项研究偏倚很高，当我们将其去除后再次分析，发现结果变成了 B 优于 A，这就叫稳健性不好。好的 Meta 分析会对结果的稳健性进行敏感性分析，基本包括如下方面：

　　（1）剔除个别研究，观察结论有无方向改变。

　　（2）采用试验序贯分析（trial sequential analysis，TSA）等方法，确定纳入样本量是否足以得出目前结论。

　　（3）如前文所述的异质性也可反映出稳健性。异质性低，偏倚小，结果也就趋于稳健。

　　☆ 知识拓展

TSA

　　TSA Meta 分析是序贯 Meta 分析的两种方法之一，如前文所述，它对于阐明 Meta 分析结果的稳健性很重要，所以进行 TSA 分析是提高 Meta 分析质量、增强对审稿人说服力的一个重要方法。TSA 的原理是把每个研究都看作一个研究对象，每一次纳入都是一次期中分析，直到出现统计学差异，或者直到数目达到期望样本量。所以通过 TSA，可以确认试验是否还需继续开展和是否最大限度地控制了 I 类错误。我们来看一下 TSA 的图，结合图来解读 TSA。

图 1.22.5 中，x 轴代表样本量，y 轴代表效应 z 值。可以看到 y 轴 0 以上为丙泊酚更好，0 以下为瑞马唑仑更好。图中蓝色的折线叫作 z-curve，代表按年份依次纳入研究所得到的效应量，该研究依次纳入了五项研究，所以有 5 个折点。图中红色的两条水平线①和②叫作 traditional boundary，代表传统 Meta 分析得到的 95%CI。最上下方的两条红色折线③和④叫作 trial sequential monitoring boundary，代表 TSA 阳性结论的 95%CI，假如蓝色折线和这两条线交叉了，说明阳性结论确凿。中间的两条红色折线⑤和⑥叫作 futility boundary，代表 TSA 阴性结论的 95%CI，假如蓝色折线和这两条线交叉了，说明阴性结论确凿。图最右侧的红色竖线⑦为 TSA 给出的界值，代表得出当前结论所需的样本量，图中的期望样本量为 2116，蓝色折线若与界值线交叉，代表达到了所需的样本量，若像该图中一样没有交叉，则需将 95%CI 调整为 TSA-adjusted（用 TSA 软件可以算出来，下载地址：https：//ctu.dk/tsa/downloads/）。

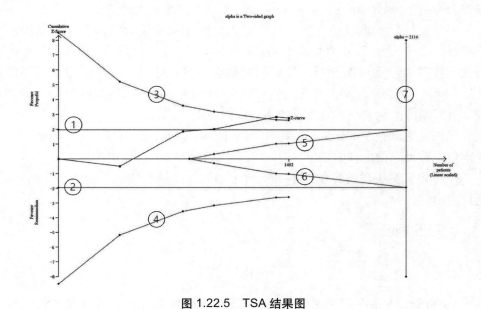

图 1.22.5　TSA 结果图

写作范例：The cumulative Z-curve crossed the monitoring boundary for benefit at the third trial yielding an effect that is both statistically and clinically significant. However, the cumulative *z*-curve did not reach the required information size (2116). Therefore, the TSA confirm the statistically significant difference of success rate between remimazolam and propofol. Since the required information size was not reached，the confidence interval has to be TSA-adjusted and it ranged from 1.01 to 1.04.

四、数据的转换

Meta 分析要汇总不同研究结果，考察平均效应大小，很重要的前提就是各项研究得提供同样度量的指标，就像秦始皇要统一六国的经济，就要先统一度量衡。Meta 分析中用的统一标准是效应量，不同研究有的会提供效应量，有的则只提供统计量，有的效应量与别的研究的类型不同。所以，我们得知道什么是效应量，如果只有统计量，该如何转换为效应量，以便我们进行汇总。此外，有的文章中所采用的统计量不符合我们计算效应量所需的统计量类型，比如说计算标准化均数差（standardized mean difference，SMD）需要各项研究的标准差，但有的文献报道的是标准误，如果能找作者要到原始数据当然好，但恐怕不是那么容易，所以需要进行数据间的转化。

1. 数据间转化

（1）中位数与均数间转化

$M = (Q_3 + m + Q_1) / 3$

$SD = (Q_3 - Q_1) / 1.35$

M：中位数；Q_1，Q_3：25% 四分位数和 75% 四分位数；m：均数；SD：标准差

还有在线计算器可供使用：http：//www.comp.hkbu.edu.hk/˜xwan/median-2mean.html（Wan X et al.，2014）

（2）标准差与标准误间转化：$SE = SD / (1/)$

SE：标准误

（3）置信区间与标准误间转化

$SE = (CI \text{上限} - CI \text{下限}) / (2 \times 1.96)$（适用于 $N > 100$）

$N < 100$ 时需将 1.96 替换为 $t_{0.05/2,v}$

（4）HR（95%CI）反转：如果在荟萃 HR 值的时候，研究 1 算的是 A 与 B 相比，而研究 2 算的是 B 与 A 相比，这时候就需要用到反转了。

$HR_2 = 1 / HR_1$

$LL_2 = \exp[\ln HR_2 - (\ln HR_1 - \ln LL_1)]$

$UL_2 = \exp[\ln HR_2 - (\ln UL_1 - \ln HR_1)]$

LL：置信区间下限；UL：置信区间上限

☆★☆☆

（5）图中取值：使用 Engauge Digitizer 等软件可以从图中导出粗略的数据，用在确实没有数据可用的时候。这常见于生存曲线和重复测量数据折线图。用 Engauge Digitizer 打开曲线图片，先在曲线上为三个点设定值，这三个点的值要尽量精确，所以多选择 0 点，x 轴刻度点，y 轴刻度点。设定好后把鼠标移至想要取值的位置即可显示对应的数据。

（6）缺失数据填补：可借用其他相似研究的数据进行填补，并进行敏感性分析。

2. 统计量转为效应量　表 1.22.4 展示了 Meta 分析中基本的效应量。效应量包括标准化的和非标准化两种（standardized and unstandardized effect sizes）。标准化的效应量可以分为三大家族：

（1）d-family（difference family，分析差异）：如 Cohen's d、Hedges' g。

（2）r-family（correlation family，分析相关性）：如 Pearson r、R^2、η^2、ω^2、f。

（3）OR-family（categorical family，分析分类数据）：如 odds ratio（OR）、relative risk（RR）。

表 1.22.4　Meta 分析中基本的效应量

变量类型	效应量	计算	适用范围
二分类	比值比（OR）	（试验组发病 × 对照组未发病）/（对照组发病 × 试验组未发病）	RCT、队列研究、病例对照研究和横断面研究
	相对危险度（RR）	试验组发病率 / 对照组发病率	RCT 和队列研究
	危险差（RD）	试验组发病率 - 对照组发病率	RCT 和队列研究
连续型	均数差（MD）	试验组均值 - 对照组均值	各类研究 需要知道每个研究的均数、标准差和样本量
	标准化均数差（SMD）	包括 Cohen d, Hedge G, Glass Δ	各类研究 需要知道每个研究的均数、标准差和样本量

Meta 分析是根据均值、标准差等原始的描述统计量来计算效应量的，如果没有这些原始的统计量，也可以通过公式把 X^2 等统计量转换为效应量。具体内容不在这里赘述，可以参考一个在线转换小程序（https://www.psychometrica.de/effect_size.html#transform），或参考一篇知乎上的帖子（统计量 – 效应量的相互转换 | 元分析基础）。

五、举个例子

We calculated the relative risk (RR) and standardized mean difference (SMD) for dichotomous and continuous outcomes, respectively. When a trial had zero events in either arm, we applied continuity corrections by adding 0.5 to each cell of the 292 tables from the trial. When a study presented the data as the median with interquartile range, we converted the values to the mean and standard deviation using the method proposed by Wan et al. We pooled the data using the DerSimonian and Laird random effects model. We assessed statistical heterogeneity using Q and I^2 statistics. We deemed $I^2 > 50\%$ as substantial statistical heterogeneity and conducted subgroup analysis by the type of non-analgesic method. Since there is no evidence to suggest that non-analgesic methods work similarly, we conducted subgroup analysis by the type of comparator. ...Because the number of studies for each outcome was less than ten, we did not test for publication bias. We pooled the data into a single arm when a study examined groups based on different dexamethasone doses. We conducted sensitivity analyses by excluding trials at an unclear or high risk of bias with regard to sequence generation, allocation concealment, blinding of participants and outcome assessors, and conflicts of interest/industry sponsorship.

这段话是对 Meta 分析数据管理部分的典型描述。计算的指标是 RR（二分类指标）和 SMD（连续指标）。若出现事件数量为 0 则进行校正。对于中位数数据进行了向均数的转换。亚组分析基于非镇痛方法的类型和对照的类型开展。因为分析的研究数量 < 10，所以发表偏倚没有进行分析。若有不同剂量组，则汇总成一组。敏感性分析为去除偏倚风险高或不明的研究后的分析。

第 2 章
与研究实施有关

第一节 伦理审查

涉及人的生命医学研究均需经过伦理审查。伦理审查由医学伦理委员会(Institutional Review Board, IRB)进行。医学伦理委员会,又称为伦理审查委员会,是由有医学、伦理学、法学等各学科专业背景的专业人员组成,依据一定的伦理学原则,在医疗、生物医学研究和预防保健等领域中实施医学伦理教育、咨询、监督,在特定授权范围内具有伦理审查批准功能的组织,是跨学科、多领域、部门交叉且相对独立的伦理监督审查机构。

一、伦理的原则

医学伦理的四大原则是尊重原则、不伤害原则、自主原则、公正原则。伦理审查的各项规定都是紧密围绕这四大原则进行的。

二、审查的要点

1. 审查的流程 目前国内伦理审查委员会的统一性和规范性越来越好了。以笔者所在医院伦理审查委员会的审查流程为例。整体流程为:提交资料→伦理委员会秘书对资料形式审查→委员审查→审查意见通知→根据意见做相应修改→再次审查→审查批件。形式审查主要是审核资料的完整性,并确定审查方式和主审委员。审查方式包括快审和会议审查,无论哪种方式,都会有两位主审委员,一位重点审核方案,一位重点审核知情。审查意见包括同意、必要的修改后同意、必要的修改后重审、不同意。如果意见为"同意",则直接给予批件;若为"必要的修改后同意",则经修改后的项目一般经快审审核;若为"必要的修改后重审",则一般需要再次会议审查。会议审查采用的是投票表决的方式。

伦理审查分为初始审查和跟踪审查。初始审查指对项目能否开展进行审查。跟踪审查包括年度进展报告审查、修正案审查、非预期不良事件审查、方案违背审查、提前终止研究审查和结题审查。一项科学、规范、严谨的研究在进行中须按要求进行跟踪审查,这是维护受试者权益和保证研究质量的重要内容。此外,伦理批件是有有效期的,一定注意及时提交年度报告,获取新的有效期。

☆　☆　☆　☆

对于以上审查所需的文件资料，笔者所在医院伦理审查委员会提供了详细的清单和模板，非常方便。

2. 审查的范围　随着国家卫生健康委员会（简称"国家卫健委"）2023 版《涉及人的生命科学和医学研究伦理审查办法》（以下简称《伦理审查办法》）、2020 年国家标准《人类生物样本保藏伦理要求》(GB/T 38736—2020) 等一系列文件的发布，伦理审查的范围也在扩大。目前定义的涉及人的生物医学研究包括以下几个方面：①采用物理学、化学、生物学、中医药学等方法对人的生殖、生长、发育、衰老等进行研究的活动；②采用物理学、化学、生物学、中医药学、心理学等方法对人的生理、心理行为、病理现象、疾病病因和发病机制，以及疾病的预防、诊断、治疗和康复等进行研究的活动；③采用新技术或者新产品在人体上进行试验研究的活动；④采用流行病学、社会学、心理学等方法收集、记录、使用、报告或者储存有关人的涉及生命科学和医学问题的生物样本、信息数据（包括健康记录、行为）等科学研究资料的活动。

从以上规定可以看到，伦理审查所关注的人的权利不再局限在人体本身，还包括人体废弃组织、行为、信息等。特别是对于非干预性研究中的一些简单调查类研究、临床诊治样本的二次使用等，研究者往往会误以为不需要进行伦理审查，但只要是涉及人的组织、样本、资料、信息，以及个人隐私等伦理问题，就必须经过审查。

3. 审查的六项原则　《伦理审查办法》中明确规定了六项伦理审批原则，每一项还有详细的说明，使得伦理审查可以充分落实。我们在研究设计和实施过程中要对照这六项原则进行检查与审视。

（1）知情同意原则：是伦理审查的首要关键点。审查时会关注知情同意书要素是不是完善，书写是不是规范，给受试者提供的信息是不是完整和真实，描述和用语是不是受试者能理解的方式，等等。例如，"其他可选的药物和治疗方法及其重要的潜在获益和风险"就是容易被遗漏的知情同意书内容。再例如，知情同意书内使用了患者不能理解的英文缩写，就是不恰当的表达方式。伦理审查委员会成员有居民代表、律师和多个专业的医务人员，知情同意书要让大家都能看懂。

知情同意其实包含了两大方面，知情同意书和知情同意获取的过程。后者的两大关键点是充分的逐项告知和给予充分的时间作出决定并签署知情同意书。国家标准《人类生物样本保藏伦理要求》中要求所有知情同意书应永久保留。

（2）控制风险原则：伦理委员会在审查时，重点会评估风险的大小相对于受益是否合理，是否给受试者带来较严重的生理或心理上的伤害，研究者是否可以通过优化方案来减少甚至去除风险，以及有没有相应的保护措施。

（3）免费、补偿和赔偿原则：这是受试者享有的权益。伦理委员会重点关

☆ ☆ ☆ ☆

注受试者参加研究的合理支出是否得到了合理补偿，以及受试者参加研究受到损害时，给予的治疗和赔偿是否合理、合法。获取知情同意的过程中要求明确告知受试者补偿情况，以及发生损害的赔偿和免费治疗。免费一般要考虑如下方面：①参与试验应当免费；②作为研究对象的药物和医疗器械均免费；③超出诊疗常规的费用原则上应由申办者负担，符合诊疗常规内的检查、治疗等费用，原则上应当由受试者自行负担，并进行充分告知。受试者参加研究受到损害时，应当得到及时、免费的治疗，并依据法律法规及双方约定得到赔偿。值得注意的是，此类费用是对受试者因参加研究或试验而造成伤害的赔偿，不属于受试者获益！不应放在获益内容中作为吸引受试者参加试验的条件，而且赔偿的金额并非越高越好，避免赔偿成为引诱受试者参加的条件。

这里要注意区分免费、补偿、赔偿三部分。免费是指免除跟试验有关的费用；补偿是指因造成受试者不便而给予的费用，包括交通补助、营养补偿等；赔偿是指发生了与研究相关的损害而给予的费用。

（4）保护隐私原则：在方案和知情同意书中都要写明是研究可能涉及哪些隐私信息，研究中是如何保护患者隐私的。要如实将受试者个人信息的储存、使用及保密措施情况告知受试者，未经授权不得将受试者个人信息向第三方透露。隐私保护的方法包括匿名或用编码储存、为访问数据者设置权限等。特别要注意论文发表时的受试者隐私信息保护。

（5）公平公正原则：应当公平、合理地选择研究参与者，公平合理分配研究受益、风险和负担。

（6）特殊保护原则：指对儿童、孕妇、智力低下者、精神障碍患者等特殊人群要有相应的特别保护措施。详见下文相关内容。

4. 审查批准标准　《伦理审查管理办法》里规定的审查批准标准是：①研究具有科学价值和社会价值，不违反法律法规的规定，不损害公共利益；②研究参与者权利得到尊重，隐私权和个人信息得到保护；③研究方案科学；④研究参与者的纳入和排除的标准科学而公平；⑤风险受益比合理，风险最小化；⑥知情同意规范、有效；⑦研究机构和研究者能够胜任；⑧研究结果发布方式、内容、时间合理；⑨研究者遵守科研规范与诚信。

三、年度报告

伦理委员会对审查项目每年至少进行一次年度/定期跟踪审查。内容包括：①试验的进展；②受试者纳入例数，完成例数，退出例数等；③严重不良事件及时上报，妥善处理；④可能影响研究风险受益的任何事件或新信息。

这一点容易被忽略但特别重要。在试验进行的过程中，别的研究也可能会发现新的证据，而这些新的证据是有可能改变试验的风险的。例如史上最臭名昭著的不符合伦理的临床试验之一——Tuskegee 研究，该研究从 1932 年开始纳入了近 400 例梅毒晚期的黑种人男性患者，一直持续到 1972 年，其间 1946 年已经发现青霉素可有效治疗梅毒，但未对受试者们进行治疗。这项研究是对伦理准则悲剧性的漠视，值得我们所有人警醒。

四、严重不良事件（serious adverse event，SAE）报告

SAE 指满足以下一条或一条以上标准的不良事件（adverse event，AE）：

（1）导致死亡。

（2）危及生命（定义中的"危及生命"是当其发生时受试者有死亡风险的 AE，而不包括如果事件加重才可能会引起死亡的 AE）。

（3）需要住院，或延长住院时间。

（4）导致永久或显著的残疾 / 功能丧失。

（5）先天性异常或出生缺陷。

（6）重要的医学事件，指不符合上述任何一条标准，但可能危害受试者健康或可能需要药物或手术干预治疗来预防上述定义中列举的严重后果的医疗事件。

还有一个概念是 SUSAR（可疑且非预期严重不良反应，suspected unexpected serious adverse reaction），指所有与试验药物或上市后药品肯定相关或可疑的非预期且严重的不良反应。SUSAR 是 SAE 的一种。

这两类事件报告时限是有明确规定的，不要拖延。研究者应在获知 SAE 的 24 小时内（除方案另有规定）将报告发送至申办者。针对 SUSAR 报告，申办者应当遵循 7 天和 15 天的快速报告要求向研究者、临床试验机构及伦理委员会递交。即：①对于致死或危及生命的 SUSAR，申办者应在首次获知后 7 天内递交，并在随后的 8 天内报告、完善随访信息（申办者首次获悉当天为第 0 天）。②对于非致死或危及生命的 SUSAR，申办者应在首次获知后 15 天内递交。

五、方案违背报告

方案违背在以前常根据重要程度区分为方案违背和方案偏离，现在一般都称为方案违背（protocol deviation，PD），根据其严重程度和影响力分为一般方案违背（minor PD）和重要方案违背（major PD）。是否重要取决于是否对受试者的权益造成伤害，以及对数据的完整、准确、真实、可靠性造成影响。一般违背可以定期报告，但重要违背需要立即报告。下面这些是重要违背的情况：

1.有伤害到受试者的实质性的风险　受试者接受了错误的治疗或错误的药量；在试验过程中，受试者达到了退出标准而没被退出；受试者使用了方案规定的禁止合并用药；方案规定要暂停用药的情况下，患者仍在继续用药，和 /

☆☆☆☆

或暂停用药后，方案规定的重新开始服药的标准尚未达到时就让患者又开始用药。

2. 影响到试验收集数据的科学完整性　不符合入排标准而纳入试验；不遵循方案操作规程而错误治疗受试者；没有得到委员会批准而改变方案；无意丢失样本或数据；未能按照方案要求进行安全性指标、主要疗效指标或关键的次要疗效指标的检查。

3. 违反受试者保护法律、管理法规及相关政策　开始了试验相关流程才签知情同意书；伪造研究和药物记录；没有相应的专业资质和授权但做了相关的检查或操作流程。

4. 涉及严重违反或不服从当地政府或机构的受试者保护管理法规或规程　专业许可证或证书过期；不遵守当地法规或临床研究法律；重复轻微的方案偏离；获取知情同意的过程不适当；试验药物管理不当；试验样本处理不当；不遵循严重不良事件报告的规定。

5. 涉及违法伦理原则　违反保密；不足或不合适的知情同意流程。

六、免除（waive）伦理审查

《伦理审查办法》第 32 条规定了 4 种可以免除审查的涉及人的生命科学和医学研究，其前提条件是不伤害人体、不涉及敏感个人信息、无商业利益，且只使用人的生物样本或信息数据。

1. 合法获得的公开数据或观察且不干扰公共行为产生的数据：公开数据包括通过公共可及的网络平台或开放式数据库等获取的信息数据，且研究者记录信息数据的方式是匿名化的，如来自发表文章、公开报告的信息数据。如果使用已被政府在互联网公开的疫情数据预测疫情发展趋势的研究，可以免除审查。医疗卫生机构患者的病历资料属于患者个人信息，虽一定程度上对医疗卫生机构的医务人员是开放的，但不属于公开数据。

观察且不干扰公共行为产生的数据的研究，包括不涉及研究参与者的任何干预措施，与被观察个体或群体无直接的交流沟通、预期被观察个体或群体不存在隐私保护问题、不得以能够识别个体研究参与者的方式传播研究结果。

大多数社会学和行为学研究对研究参与者通常不会造成伤害，伦理审查的方式由研究风险的大小决定。如果为获取研究资料，涉及研究参与者回忆痛苦生活经历，导致研究参与者心理伤害，则不可免除审查或采用快速审查。

2. 匿名化信息数据：注意，利用病历资料但不摘录患者姓名等隐私信息不是我们所说的"匿名化"。匿名化是指个人信息不可复原的处理过程，无法通过匿名化信息数据再次识别个人信息。信息数据的匿名化需要有规范的处理流程，满足相应的技术要求。如果希望未来利用医疗健康数据，医疗卫生机构必须有相应的匿名化流程。基于《中华人民共和国个人信息保护法》，匿名化的信息数据不属于个人信息范畴，所以只有使用匿名化的信息数据的研究可以免除审查。所以直接采集个人信息数据的研究不符合免除审查的标准。

3. 使用已有的人的生物样本开展研究，所使用的生物样本来源符合相关法规和伦理原则，研究相关内容和目的在规范的知情同意范围内，且不涉及使用人的生殖细胞、胚胎和生殖性克隆、嵌合、可遗传的基因操作等活动。

4. 使用生物样本库来源的人源细胞株或者细胞系等开展研究，研究相关内容和目的在提供方授权范围内，且不涉及人胚胎和生殖性克隆、嵌合、可遗传的基因操作等活动。

☆知识拓展

泛知情同意

泛知情同意（broad consent）指在初次采集样本时签署对于后续储存和二次的知情同意。需涵盖以下内容：可能进行的二次研究类型；可能将哪些信息或标本用于研究，是否可能发生信息或生物标本的共享，以及可能使用信息或生物标本进行研究的机构或研究人员的类型；信息或生物样本可以存储、维护和使用多长时间；说明受试者将或不会被告知任何后续研究的细节；声明研究结果将或不向受试者披露；联系信息，以便受试者询问有关存储和使用信息或生物标本的权利以及研究相关危害。

七、免除知情同意

各国对免除知情同意的情况规定各不相同。我国 2016 年发布的《涉及人的生物医学研究伦理审查办法》第 39 条规定以下两种情况经伦理委员会批准后，可以免除签署知情同意书。①利用可识别身份信息的人体材料或者数据进行研究，已无法找到该受试者，且研究项目不涉及个人隐私和商业利益的。②生物样本捐献者已经签署了知情同意书，同意所捐献样本及相关信息可用于所有医学研究的。

但是在 2023 年发布的《伦理审查管理办法》中这部分内容被删除了。此外，如前文"免除伦理审查"部分所说的，已有生物样本的二次使用，还要满足研究目的在采集资料时所签署知情同意范围内等条件。

八、特殊情况下的伦理考量

1. **弱势人群的伦理考量**　弱势人群是指相对或绝对没有能力保护自身利益

的人。他们可能没有足够的能力、智力、受教育程度、资源、力量或者其他所需的属性来保护自身的利益。弱势人群的特点导致其需要特别的保护。尽管要慎之又慎，但弱势群体并非临床试验的禁区。为了避免伦理问题而拒绝接纳弱势群体参与临床试验，恰恰是对弱势群体最大的不公正。

伦理关注点在于：

（1）伦理委员会在审查过程中首先会重点关注该研究是否一定需要纳入此类人群，如果非必要，建议从一般人群研究开始。其次，如果弱势群体是必要的研究对象，需要审查其相应的权益保障条款。

（2）对弱势人群的知情同意过程要求多数情况下必须是受试者的法定监护人来被告知和签署。对儿童受试者，知情同意书要有儿童版和家长版两个版本。

（3）研究方案要有特别的保障措施来保护此类受试者群体，并需要有合理的补偿方案。

（4）注意除了生理意义上的弱势人群外，还要关注社会意义上的弱势人群。例如终末期患者、囚犯、雇员、学生、军人等。社会性的弱势人群由于缺乏社会竞争力或者话语权，在临床试验中更容易受到外部压力或诱惑的影响，从而承受更大的研究风险。

（5）孕妇这一特殊人群除了孕妇本人由于其妊娠期间的特殊状况而面临更多潜在的、额外的临床试验风险外，一定要关注试验可能给胎儿带来的伤害。

2. 实效性研究的伦理考量　在前文所述的一些特殊情况下，经伦理委员会审批，实效性研究可以豁免患者知情同意。例如：比较不同医院管理政策对医院感染防控的影响，研究只能以医院为单位进行整群随机，而干预措施针对医院管理系统，与患者的日常诊疗活动无直接联系。此时研究者在取得医院管理方同意后，提交伦理委员会申请豁免患者知情同意，一般可获批准。假如实效性研究的实施（包括干预和对照措施、数据收集等）完全符合实际临床医疗实践，通常认为也可申请豁免患者知情同意。但即使在完成伦理审查和患者知情同意的情况下，实效性研究也仍可能存在诸多伦理学问题的挑战。

（1）因为实效性研究的研究方案一般未要求严格标准化，研究者通常可以灵活调整医疗干预措施，这可能带来临床安全隐患。例如在药物上市后研究中，若未对药物使用剂量做严格规定，医师可能超剂量用药，导致安全性问题。

（2）实效性研究的对照组多采用常规或目前公认最佳的临床治疗方法。有学者认为这种设计方式可能违反了临床均势原则（clinical equipoise），使干预组的受试对象错过了最佳治疗。

3. 群组设计的伦理考量　尽管以群组为观察、干预单位时，伦理审查、知情同意的原则与人体生物医学研究所要遵守的《赫尔辛基宣言》的伦理规范一致，但其伦理学考量有别于以个体为单位的试验。在知情同意的实施方面，应基于群组的团体权益考虑，试验应该制订群组咨询计划，向研究人群利益相关方充分告知研究的风险与预期受益，征求团体意见。由于群组规模大小不同，群组的咨询计划及知情同意方式可能不尽相同。例如，以社区为群组的试验，研究者应该制订社区咨询计划、团体知情同意告知书，在研究开始前公开披露研究计划，以保证更广泛的研究对象利益相关方获知研究计划及其风险与预期受益，必要时建立独立的数据与安全监查委员会进行监督。

经过充分的团体咨询、告知后，群组内个体需个人单独签署书面知情同意书（有未成年人为研究对象的，也需其监护人签署）。如果符合豁免个体知情同意的标准，在取得群组管理方同意后，可提交伦理委员会申请豁免患者个人知情同意书的签署。

4. 紧急情况下的研究的伦理考量　紧急情况下的研究往往由于患者的情况不允许其提供知情同意，或时间太短来不及向患者充分解释或让患者充分考虑，因此很难获得知情同意。国外观点认为这种情况下免除知情同意需要满足两个标准：①研究不能在非紧急情况下进行；②研究必须直接解决受试者的紧急需求。

但我国《涉及人的临床研究伦理审查委员会建设指南》中指明：①即使是紧急情况下，未经伦理审查委员会事先审查和批准，不允许开展以人作为受试者的临床研究；②当紧急医疗涉及使用研究中药物、设备、生物制剂时，患者不能被认为是紧急情况下的受试者。这样的紧急处理是医疗而不是研究，涉及该医疗的任何数据也将不会被包含在任何一个前瞻性研究活动的报告中。

5. 二次使用健康数据的伦理考量　前文免除知情同意和免除伦理审查部分已经对二次使用健康数据的伦理考量要点做了介绍，这里再做个小小的梳理。健康数据可以二次使用，但要符合伦理原则和伦理管理规范。

（1）来源要合法，标准储藏和管理要规范。

（2）个人隐私和数据安全风险是数据二次使用涉及的最直接的伦理问题，根本原则是维护公众信任。要满足隐私信息管理的要求，或者匿名化，或者能保密。

（3）在采集标本时所签署的知情同意很重要。是否可以二次使用，或者是否可以用于其他特定研究目的（不同于初始目的）等相关信息都需要在原始版本知情同意书中找到合理依据。

（4）根据是否有可识别标识和研究风险的大小，对伦理审查方式的要求也不同。例如，如果研究涉及的风险不大于最小风险，同时研究仅涉及去标识的数据，且研究者不会以任何方式尝试识别个体受试者，则可以快审。

☆ ☆ ☆ ☆

☆知识拓展

最 小 风 险

最小风险（minimal risk）是指研究预期伤害的可能性和程度不超出日常生活中的或进行体格检查和心理测试时遇到的身体或心理伤害程度。满足其中任意一个就可以被评估为最小风险。

九、举个例子

This study was approved by the Institutional Review Board (IRB) at the AOMA Graduate School of Integrative Medicine (AOMA: 2015–002). The research was conducted in accordance with the approved protocol and complied with the standards of the Declaration of Helsinki. This study involved a retrospective review of existing data that was de-identified prior to analysis and was granted a waiver of informed consent by the AOMA IRB.

该研究用去标识的电子病历信息做回顾性研究，进行了伦理审查，并经 IRB 许可免除了获取知情同意。

第二节　人类遗传资源管理

先看两个基本概念：人类遗传资源材料指含有人体基因组、基因等遗传物质的器官、组织、细胞等遗传材料；人类遗传资源信息指利用人类遗传资源材料产生的数据等信息资料。针对人类遗传资源的管理，2019 年国务院颁布了《中华人民共和国人类遗传资源管理条例》（2024 年修订），科技部也随即制定了相关审批指南和示范文本，主要包括四项审批指南（采集、保藏、国际合作科学研究和出境），两项备案程序（国际合作临床试验、信息对外提供或开放使用），和一项登记（重要遗传家系和特定地区人类遗传资源申报登记办法）。这些文件为我们划定了需要审批、备案和登记的情形。

一、四项审批指南

对于以下四种情况需要经审批获得行政许可后才可以开展相应活动。总体而言就是，外方单位不得在我国境内采集、保藏中国人类遗传资源，不得向境外提供我国人类遗传资源；中方单位要经过审批。

1. 采集人类遗传资源　2022 年科技部发布的《人类遗传资源管理条例实施细则（征求意见稿）》中列出的需要审批的采集范围如下：

（1）重要遗传家系。指患有遗传性疾病或具有遗传性特殊体质或生理特征的有血缘关系的群体，患病家系或具有遗传性特殊体质或生理特征成员涉及三代以上（含三代）。高血压、糖尿病等常见多基因疾病的人类遗传资源采集不在此列。

（2）特定地区人类遗传资源。指在隔离或特殊环境下长期生活，并具有特殊体质特征或在生理特征方面有适应性性状发生的人群遗传资源。特定地区不以是否为少数民族聚居区为划分依据。

（3）用于大规模人群研究（3000 例以上）的采集活动。为获得相关药品和医疗器械在我国上市许可的临床研究涉及的采集活动不在此列。

（4）采集临床图像数据、不涉及人群基因研究的临床数据无须申报采集许可。

申请开展中国人类遗传资源采集活动的应是具有法人资格的中方单位。流程为：

（1）申请单位向科技部申请账号，通过网上平台提交电子版申请材料（包括申请书、法人资格材料、知情同意书文本、伦理审查批件、采集方案以及人类遗传资源管理制度，如涉及还应提供合作协议文本。

（2）申请单位通过科技部的预审查，经单位审核同意后再向科技部递交纸质申请材料。

（3）科技部在完成形式审查后，对申请材料齐全、符合规定形式的申请，予以正式受理并组织专家进行技术评审，形成评审意见。

（4）科技部作出批准或不批准的决定，并将审批结果在科技部网站上公布。

2. 保藏人类遗传资源　保藏审批是对整个保藏平台的设置进行审查，而不是对单个研究活动。办理流程同采集审批。不同的是，保藏审批技术评审时科技部将组织专家对受理的申请事项进行现场勘查，形成专家评审意见。

3. 国际合作科学研究　利用中国人类遗传资源开展国际合作科学研究需申报国际合作科学研究审批行政许可。申请人应是具有法人资格的中方单位、外方单位。只有电子数据采集（Electronic Data Capture，EDC）供应商是外方单位的，无须申请国际合作科学研究审批。

4. 遗传资源材料出境　将中国人类遗传资源材料运送、邮寄、携带出境的，应申请中国人类遗传资源材料出境审批行政许可。申请人应是具有法人资格的中方单位。

二、两项备案程序

1. 遗传资源国际合作临床试验　为获得相关药品和医疗器械在我国上市许可，在临床机构利用我国人类遗传资源开展国际合作临床试验、不涉及人类遗传资源材料出境的活动，需进行中国人类遗传资源国际合作临床试验备案操作。需要在科学技术部政务服务平台（https: //fuwu.most.gov.cn）在线提交备案材料并获得备案号。多中心试验要合并办理，不能拆分。

2. 遗传资源信息对外提供或开放使用　将人类遗传资源信息向外国组织、个人及其设立或者实际控制的机构提供或者开放使用，应由中方单位向科技部备案并提交备份信息。先在人类遗传资源信息管理备份平台(国家生物信息中心，网址 https: //ngdc.cncb.ac.cn）进行数据备份，再根据备份号，登录科学技术部政务服务平台在线提交备案材料，获得备案号。

此外，对于如下情形要经过安全审查：①重要遗传家系的人类遗传资源信息；②特定地区的人类遗传资源信息；③ 500 人以上人群的外显子组测序、基因组测序信息资源；④可能影响我国公众健康、国家安全和社会公共利益的其他信息。

三、一项登记

单位或个人发现重要遗传家系和特定地区人类遗传资源的，应及时主动向科技部申报登记。

四、举个例子

例子："针对外国收集印度许多种族人群血样的'基因勘探'行为，印度人类遗传协会于 1996 年公布了一套准则，规定未经印度人类遗传协会批准，不得出口'全血、细胞系、DNA、骨骼和化石材料'，还规定所有合作协议都必须注明'不论是现在还是将来，该课题的目标、预期的科学数据以及经济利益等，都必须由合作双方分享'。"

"1996 年 7 月 19 日，美国《科学》周刊刊登了一条消息，称美国哈佛大学已与中国 6 家医学中心签订合作协议，该大学群体遗传学计划项目将在中国研究包括糖尿病、高血压、肥胖症、早发心脏病、关节炎、精神分裂症和传染病在内的疾病基因，计划在中国安徽等地采集 2000 万中国人的血样及 DNA 样本。为实施这个计划，由多个医药公司赞助的以 600 万中国人哮喘基因为样本的项目已经上马。1997 年，美国西夸纳公司从中国浙江象山的一个相对隔离人群中获得哮喘家系标本用于药物研究。之后，《华盛顿邮报》的相关深度报道引起了很大反响，美国社会各界对哈佛大学的行为提出了质疑。联邦政府下属的人类研究保护局不得不介入调查，哈佛大学本身也开始审查，指出该项目在'知情同意'方面存在问题，最后项目被暂停。"（褚嘉祐，2020）

解读：以这两段话为例是想展示如果疏忽人类遗传资源管理将是多么可怕。

第三节　研 究 注 册

临床试验注册是指：在任何以人为研究对象的前瞻性研究试验（一种新药或干预措施）的起始阶段，需要在公共数据库上注册，公开其所有的设计信息，并跟踪已注册试验的结果，使临床试验的设计和实施透明化，让所有人可以通过网络免费查询和评价注册的临床试验。

一、为什么要注册

1. 临床试验注册是临床试验透明化的重要部分。国际临床试验注册机制是实现临床试验透明化的全球性举措之一，也是提高临床试验质量的有力措施。

2. 基于第一条原因，对临床试验注册是硬性要求的。2013 版的《赫尔辛基宣言》里要求 "Every research study involving human subjects must be registered in a publicly accessible database before recruitment of the first subject." 2005 年 WHO 就已经发布了关于临床试验注册的声明。2017 年 6 月，WHO 联合 15 个研究组织在 BMJ 发表了关于临床试验透明化的联合声明，要求所有临床研究结果必须在 WHO 下属的临床试验注册平台公开。WHO 对这个 "临床试验" 的定义是 "任何前瞻性地将人类参与者或人类群体分配到一项或多项与健康相关的干预措施以评估对健康结局的影响的研究"。国际医学期刊编辑委员会（International Committee of Medical Journal Editors，ICMJE）也要求必须在纳入第一例受试者前进行注册。FDA 对临床试验注册的要求比 WHO 的要求更严格更具体，要求在 2007 年 9 月 27 日之后开始招募或在 2007 年 12 月 27 日之后仍继续招募的试验必须进行注册。

3. 注册信息影响论文是否能发表。2004 年 9 月 ICMJE 宣布从 2005 年 7 月起只发表在公共临床试验注册平台完成注册的临床试验结果报告。换句话说，只有注册过的临床试验研究论文才会被刊登于国际医学期刊编辑委员会所属的医学期刊。审稿人也会拿着投稿论文对照网站上的注册信息看是否一致。

二、在哪里注册

注册必须在公共临床试验注册平台进行，ICMJE 所认可的注册机构包括：
1. www.anzctr.org.au　澳洲和新西兰临床试验注册中心。
2. www.clinicaltrials.gov　在美国建立，流程简便，国际影响力较大。
3. www.isrctn.org　英国注册网站。
4. www.umin.ac.jp/ctr　日本注册网站。
5. www.trialregister.nl　荷兰注册网站。

☆ ☆ ☆ ☆

6. eudract.ema.europa.eu/　欧共体药物临床试验的一个非公开数据库。

7. WHO 一级注册机构　2006 年，WHO 成立国际临床试验注册平台（WHO ICTRP），澳大利亚、英国、中国、印度等国的临床试验注册机构先后成为 ICTRP 一级注册机构（现有 17 个成员）。上面的 ANZCTR 和 ISRCTN 也都是 WHO 的一级注册机构。中国的是 ChiCTR（中国临床试验注册中心）。

三、注册些什么

WHO 发布了注册需要完成的数据集（又称为 TRDS，Trial Registration Data Set），要求注册的信息量应包括如下 24 项（表 2.3.1）。

表 2.3.1　WHO 要求注册的 24 项信息

信息	示例
注册项目的名称和编号	A 和 B 对 C 的影响研究，XJH-123
注册日期	2023-01-07
注册编号	NCT203567
资助来源	陕西省重点项目（No.123）
主要申办者	西京医院麻醉科
次要申办者	无
公众问询联系方式	029-8477****
科学问询联系方式	1381233****
公众标题	A 减少 C
科学标题	A 和 B 对 C 的影响研究
入选受试者的国家	中国
研究的问题	C
干预措施	A，B
关键纳排指征	纳：符合 X 和 Y 的患者 排：α，β，γ
研究类型	随机对照双盲临床研究
首例入选时间	2023-02-07
样本量	128 例
招募状态	已完成
主要研究指标	C 的发生率
关键次要研究指标	C 的严重程度评分
伦理审查情况	西京医院伦理委员会 2023-01-01 审批，批件号 2023123***

☆ ☆ ☆ ☆

续表

信 息	示 例
完成日期	2023-04-07
结果的总结	A 组的 C 发生率为 X，B 组为 Y，相比有显著差异（效应量为 Z）。无不良事件发生
数据分享声明	论文发表后患者结果数据可联系主要研究者获取

四、如何注册

以 clinicaltrials.gov 为例，来展示注册中可能涉及的问题。

clinicaltrials.gov 中的方案注册系统叫 PRS（protocol registration system）。第一步要注册 PRS 账号。账号可以是单位账号，也可以是个人账号，点击主页面"obtaining a PRS account"来申请。笔者申请的是个人账号。登录系统后按系统流程逐项填写研究信息即可。其中带红色"*"号的为必填项目，带蓝色"*"的要看它下方的具体注解怎么说，带"*§"的是 2017 年 1 月 18 日以后项目必填的。完成填写后，检查无误，依次点击"Approve"和"Release"，就把方案提交了。方案经过审核后，在系统中就会显示状态更新为"Public"，并且有了开头为 NCT 的注册号。下面讲一些容易产生疑问的具体的关注点：

1. 识别号和名称　Organization's unique protocol ID 指研究者给研究方案起的编号，Secondary ID 指方案在其他机构或系统的登记号。Brief title 往往是将来用作公众宣传的名称，比如"阿司匹林减少搭桥后再次心梗"。Acronym 即缩写名，是方案首字母的缩写，起个响亮又有意义的缩写吧，例如 FOOD 研究。Official name 就是完整的名称。

2. 研究类型（study type）　expanded access 指拓展性应用，包括了所有"非方案"的试验，包括单病例新药研究、试验意外、同情使用、在研新药用于治疗、应急使用等。

3. 组织者信息　Responsible party 指责任方，可以是 PI，也可以是 sponsor，还可以是 sponsor-investigator；sponsor 指申办方，可以是与责任方一样的，也可以不一样；collaborator 是协作方，包括参与的研究中心、数据处理方等，都是单位名称，不是个人。比如说在一项研究者发起的多中心研究中，笔者将 PI 列为责任方和申办者，协作方包括了各个分中心和 CRO、数据处理中心。

4. 试验状态（status）　Record Verification Date 指最近一次核查试验方案的日期。Overall recruitment status 代表招募状态，包括：①尚未招募（Not yet recruiting：participants are not yet being recruited）；②招募中（Recruiting）；③指定招募（Enrolling by invitation），即受试者由预定人群中遴选而出；④试验进行中，但目前不招募（Active，not recruiting）；⑤招募已结束（Completed）；⑥招

☆☆☆☆

募暂停（Suspended）；⑦招募终止（Terminated）；⑧招募取消（Withdrawn），即在招募首位受试者之前，研究即已停止。

5. 分组和干预 干预模型（interventional study model）包括单组（single-group）、平行（parallel）、交叉（crossover）、析因（factorial）、序贯（sequential）几类，详细区分可以参见相关章节。

Arm 指分组，intervention 指干预，要把所有的干预（包括试验干预和对照干预）都写上，然后为每个 Arm 勾选对应的干预措施。所以每个 Arm 都会对应某个或某几个干预，每个干预也会对应有 Arm，否则就会报错（图 2.3.1）。

Arms	Interventions		
	Other: high frequency acupoint stimulation	Other: low frequency acupoint stimulation	Other: electrodes attached
Sham Comparator: control			✔
Experimental: low frequency stimulation		✔	✔
Experimental: high frequency stimulation	✔		✔

✔ - Intervention is administered to patients in this Arm.

图 2.3.1　为每个 Arm 勾 Intervention

6. 指标 Outcome measures 每项指标要写清楚相关的定义和具体的时间。例如"术后 30 分钟低血压发生率"这一指标，要在描述（description）里写清楚血压降到多少为低血压，在时间框（time frame）里写清楚时间是"从缝合最后一针开始到 30 分钟后，总时长 30 分钟"。

7. 其他 Condition 指的是研究针对的疾病。

IPD Sharing Statement 指数据分享声明，在相应章节中会有介绍。

参考文献（Reference）建议填写充分，使得自己的注册更丰满。

此外，不是注册完就万事大吉了，在试验进行中要及时更新状态和信息。

五、可以补注册吗

试验已经开始了，却没有注册，那么能补注册吗？据笔者所知，对于干预性研究，只有中国临床试验注册中心有这种亡羊补牢的可能。但是有条件，需要把试验的原始数据提交到中国临床试验注册中心的临床试验公共管理平台

ResMan，经过审核才能有补注册的可能，而且还要缴纳一定的 ResMan 使用费用。Clinicaltrials.gov 则是这么说的："您可以随时在本网站注册您的研究，但美国 FDA 法案要求在入组第一个受试者 21 天内完成研究注册。而 ICMJE 和其他期刊要求临床试验应该在入组第一个受试者前就完成注册"。也就是说，即使补注册了投稿期刊也不认，不能补注册。

对于观察性研究，ICMJE 并未硬性要求像干预性研究那样在纳入第一例受试者前注册，但最好还是提前注册好，不要给自己挖坑。ICMJE 讲的是允许"纯粹的观察性研究（那些医疗干预的分配不是由研究者自行决定的研究）不需要注册"，而笔者会为每一项研究提前做好注册。

第四节　主要研究者

《醉古堂剑扫》中有一句："君子对青天而惧，闻雷霆而不惊；履平地而恐，涉风波不疑。"我觉得这是对主要研究者（principal investigator，PI）所应具备品质的最佳描述。注重细节，排除隐患，信念坚定，全力以赴，才能领导一项研究圆满完成任务。

一、PI 的职责

PI 是指对研究整体负责、在研究全程起关键性协调作用的研究者。PI 对于一项研究的意义和重要性毋庸置疑。特别是随着研究者发起的研究（investigator initiated trial，IIT）日益增多，PI 的责任更加重大。与制药企业申办的研究相比，IIT 的 PI 除了作为发起者，还要承担本来企业方要承担的所有责任，包括方案设计、团队组建、经费的获得和管理、设计分析、项目总结等。这里我们的讨论不涉及所谓的完全靠下属负责人的"挂名"PI。

二、如何提升 PI 管理的质量

做好 PI 是很不容易的。PI 完成一个研究的质量涉及自身的知识范畴、研究团队的建设和及时的把控。

1. 自身的知识范畴　PI 要对临床研究相关的知识领域有比较清晰的了解。临床医师担任 PI 是跨领域的进步，PI 是否具备临床研究概念和伦理意识对研究的顺利开展非常重要。因此 PI 要熟悉临床研究的基本要素，了解伦理审批等必备项的流程，掌握研究数据的质量管理和解读。用句老话通俗地讲，PI 可以没有吃过猪肉，但要见过猪跑。

2. 研究团队的建设　PI 不可能一个人完成所有的事情，时间和精力不允许，研究的规范性也不允许。所以，一个优秀的 PI 必须能组织并带领一个优秀的团队。

☆ ★ ☆ ☆

（1）亲力亲为 *vs* sub-PI：在 PI 之外还有 sub-PI 或 co-PI 的说法，也就是 PI 之下的负责具体工作的辅助研究者，他 / 她可以将 PI 的思想和指令贯彻执行，使 PI 能够及时作出好的决策。相比较而言，这种 sub-PI 能提升研究的效率。但有些必须 PI 完成的事情不可轻易让人代劳。

（2）团队角色的完备：团队角色应当尽量完备，并且团队成员要经过培训。不能想当然地觉得研究者们都会做研究了。要针对研究的细节在开始研究前和研究的过程中开展培训。此外，人手要尽量备足，团队角色中很多不能相互替代，例如在随机化的实施中，产生随机序列的人和进行随机分组的人必须是不同的研究者。而且有的团队角色不能等最后才找人，要贯穿始终，如统计人员，在研究设计、实施和数据分析中都应介入。

（3）强大的协调能力：临床研究往往涉及多个部门多个学科，特别是麻醉学科的研究，要涉及各个手术科室；即使在本科室内，也涉及术前、术中、术后多个管理团队。因此，PI 要有较好的协调能力，确保在资源和责任方面临床研究能稳步推进。研究推进难免遇到这样那样的问题，PI 要有咬定青山不放松的坚定决心（笔者见到过太多无疾而终的"僵尸"项目），才能保证研究的完成。

3. 及时的把控　PI 最忌撒手不管，不是说研究立项、审批等之后就万事大吉、任由研究者们发挥了。密切的关注、及时的反馈、有效的沟通才能把控住研究质量。2013—2016 年 FDA 对临床试验研究者发出的警告信中就包括了"主要研究者对试验监督不到位"这一问题，具体包括未对授权的研究团队成员进行有效监督、未对委托的试验现场管理组织工作人员进行有效监管。因此，主要研究者要重点抓监督责任。例会和周报制度是确保 PI 关注研究进度并及时解决问题的有效方法。具体可以见"研究监查"章节。

第五节　预　试　验

预试验（pilot study，有些情况下被称为 exploratory，preliminary，try out，vanguard，可能略有区别，但大致意思一样）就是正式开始试验前，按照研究设计的方案进行的小样本试验，主要是为了摸索条件，看正式试验能不能做。但预试验不是随便做做就可以的，有其要遵循的规则。

一、预试验的目的

预试验可分为外部预试验和内部预试验。

外部预试验，又称为"可行性研究"，是独立于多中心试验的各种小样本研究，也是我们传统意义上的预试验。其主要目的是分析主试验的可行性（研究问题是否合适，时间进度，成本等）和有效性（干预方式、剂量、频次等，随机和盲法是否适合，患者的接受度、样本量计算等）。预试验还可以探索干预措施（如药物）在人群中的耐受剂量、剂型、干预的暴露时间、不良事件发生率、效应量的大小和变异程度，从而预测未来开展较大规模正式研究的样本量，达到控制统计推断中 I 型错误和 II 型错误的目的。一般药物或新技术试验需要进行比较多的外部预试验，对于药物 III 期试验而言，I 期临床试验就是剂量探索外部预试验，II 期就是临床疗效探索外部预试验。此类预试验的样本不会影响主体试验的效应量及其变异。

内部预试验属于主试验的一部分，先进行内部预试验，数据分析后，调整后续试验的一些参数或变量，或重新计算样本量，继续完成整体试验。内部预试验的数据和后续试验数据最终可以一起分析。所以内部预试验能减少总体样本量、节约成本、缩短研究周期。但如果直接用传统分析的话，会导致 I 类错误的膨胀和检验效能的降低，所以需要通过相对复杂的设计来控制 I 类错误。近年热门的适应性设计就是采取这样的思路进行临床试验设计。

预试验也可能侧重点不同，可以关注主试验的设计在实施过程（process，例如能不能按计划招募）、资源（resources，例如每次随访的时长会不会太久）、管理（management，例如监查人员是否到位）、科学性（scientific，例如结果指标变异度大不大）中的某一或某几个方面。

二、预试验实施的基本要求

1. 预试验的方法学　预试验是为了主试验而进行的，所有研究设计都和主试验一样（除样本量比较小以外），所以随机、盲法、干预的细节等都不能草率，要认真设计确定。

2. 样本量　我们在"样本量"部分已经介绍过预试验样本量设定的基本原则，此处不再赘述。牢记预试验是小样本的试水，样本量基于经验性的考量而不是科学计算。这也意味着 I 类错误和 II 类错误是未控制的。

3. 预试验的结果解读　我们要牢记预试验的检验效能是不够的，因此它的目的是检验可行性，而不是验证假设。而且预试验显示有统计学显著性不代表就不用做正式试验了。同样的，预试验结果为阴性也不能代表"evidence of no effect"。所以不要在预试验的结果解读中下有关研究假设的结论。

4. 伦理考量　从伦理的角度来看，预试验也一样是要通过伦理审查的，而且从某种程度上来讲，预试验的风险还要更高一些。预试验的文件显然和主试验不同，特别是知情同意书，里面要写清楚这是预试验。

5. 如何判断预试验是否成功　与主试验相比，预试验是否成功的评价很大一部分在于实施得是否成功和主试验能否进行。我们知道，预试验后能否继续主试验有这么几个可能：①停止，主试验不可行；②继续，需修改方案；③继续，

☆☆☆☆

无须修改方案，但需密切监查；④继续，无须修改方案。所以在预试验的评价中要有可行性的具体标准。

例如 PROTECT 研究中对预试验成功给出了具体的标准，如下：① 98.5% 的患者在随机后的 12 小时内接受了研究药物；② 91.7% 的患者以盲法的模式接受了所有计划次数的研究药物；③ 90% 或以上的患者在计划的时间点接受了下肢超声检查；④按照预先设定的实验室检查指征对 90% 以上的剂量做了必要的调整。

又例如 POET 研究中对预试验成功的标准：①每周每家中心能入组至少 1 例患者；②至少 70% 的符合条件的患者能被招募；③分在 A 组而接受 B 组干预的受试者不超过 5%；④至少 95% 的招募来的受试者能完成随访。

也就是说符合以上标准，就认为预试验成功，可以进行随后的主试验。从这两项研究的成功标准也可以看出来，预试验关注的是可行性而非结果。

三、预试验的发表

预试验的文章也是可以发表的。预试验文章的内容应注意以下方面：

1. 题目中须注明 "pilot study"。

2. 引言部分既要说明主试验的研究背景，也要说明为什么做预试验。

3. 方法部分要提供充足的细节。

4. 结果部分除了基线指标、纳排数量、研究指标以外，还要对方法学的有效性进行描述，并写明要调整的地方。

5. 讨论部分要重点描述主试验是否可行。总结主试验进行中注意的点以及可能发生的偏倚及实施中的问题。

6. 结论要总结主试验是否可行。

☆知识拓展

概 念 验 证

概念验证（proof of concept）试验也是在大样本试验之前进行的，是验证某个概念能否在真实世界被实现，就临床研究而言就是验证某项治疗或药物有无效果。这个概念解释很绕口、很模糊，不如英文名称好理解。概念验证试验在新药试验中见得比较多，一般在Ⅰ期或Ⅱa期。与预试验的不同是，概念验证试验目的不是主试验的可行性，而是能否成功观察到疗效。

四、举个例子

According to the method of upper confidence limit, a sample size ranging from

20 to 40 can be the guideline for choosing the size of a pilot sample. Considering the overall resource input issues (e.g., funding availability and expected completion time), the total sample size was fixed at 90 patients, 30 patients per group.

In this pilot randomized clinical trial, acupuncture in both the SA and NSA groups showed clinically meaningful improvement in IBS-D symptoms, although there were no significant differences among the 3 groups. These findings suggest that acupuncture is feasible and safe; a larger, sufficiently powered trial is needed to accurately assess efficacy.

第一段是对样本量选择依据的描述。第二段是文章的结论，里面讲了通过本试验证实对于受试者针刺技术是可行而安全的，也就是主试验的可行性是可以的。

第六节　研究监查

研究监查是指申办者为保证开展的临床试验能够遵循临床试验方案、标准操作规程、本规范和有关适用的管理要求，选派专门人员对临床试验机构、研究者进行评价调查，对临床试验过程中的数据进行验证并记录和报告的活动。

一、研究监查人员

临床研究中需要有申办者选派的对医疗器械临床试验项目进行监查的专门人员，称为临床研究监查员。

1. 几个相关名词

（1）CRA：clinical research associate，临床研究监查员，等同于 monitor，是申办者和研究者之间的主要联系人，是监督试验进展的人。

（2）CRC：clinical research coordinator，临床研究协调员，还被叫作研究护士。是主要研究者授权的，在临床试验中协助研究者进行项目管理与协调等非医学判断相关工作的人员，是参与临床试验的人。

（3）CRO：contract research organization，合同研究组织，是通过签订合同授权，执行申办者或者研究者在临床试验中的某些职责和任务的单位。主要职能是派遣 CRA 对临床试验全过程进行组织管理、督促检查研究者的临床试验工作，以保证临床试验按方案和药物临床试验质量管理规范（good clinical practice，GCP）执行。

（4）SMO：site management organization，临床试验现场管理组织，是协助临床试验机构进行临床试验具体操作的现场管理组织。与 CRO 代表申办者行使临床试验中部分申办者工作职责不同，SMO 主要是代表研究者行使部分研究者

☆ ☆ ☆ ☆

工作职责的商业组织，主要业务是通过派遣 CRC，在主要研究者的指导下，进行非医学性判断的事务性工作，以确保临床试验顺利进行。

2. 监查员的设置　《药物临床试验　监查稽查·广东共识（2020 年版）》里提出，监查员应符合如下标准：

（1）应有适当的临床医学、护理、药学等医药相关专业的大专及以上学历。

（2）经过专业化的培训，熟悉药品注册管理办法、中国 GCP 及 ICH-GCP 等法律法规，取得国家或行业认可的 GCP 培训证书。

（3）熟悉有关试验药物的临床前和临床方面的信息以及临床试验方案及其相关的文件，能够有效履行监查职责。

（4）具备较强的责任心，工作态度积极、细心且有耐心，具有良好的沟通能力，无同行业举报并查证属实的不良记录，由申办者委派并为研究者和临床试验机构所接受。

所以，只要符合以上条件，经常进行临床科研的单位既可以雇佣外部来的监查员，也可以自己培养和招聘专职 CRC。

3. 监查的内容　监查主要审查文件，但广义地讲，如有条件也可以监查研究病例实施的过程。监查形式可分现场监查和中心化监查（远程监查）。前者是在临床试验现场进行监查，通常应当在临床试验开始前、实施中和结束后进行。后者是对正在实施的临床试验进行远程评估，以及汇总不同的临床试验机构采集的数据进行远程评估。中心化监查的过程有助于提高临床试验的监查效果，是对现场监查的补充。

监查前要列好监查计划，监查中要做好记录，监查后要做好书面总结和反馈。笔者大概总结了监查的主要内容如下。

（1）数量全不全：所有文件完备且为最新版本。

（2）内容对不对：所有文件填写完整、规范，记录和文件可溯源。

（3）操作妥不妥：知情同意和试验操作按试验方案执行。

（4）问题有没有：不良事件、方案违背、退出、失访等事件记录且按要求处理和上报。

（5）关键点对不对：试验用药管理符合要求；盲态试验的盲态信息管理符合要求等。

二、中心访视（site visiting）

中心访视主要指多中心研究中对各个分中心的拜访和调研。不同阶段中心访视的目的也不同，是确保研究按计划实施、提升多中心研究质量的重要内容。把中心访视放在研究监查这一部分并不是说访视隶属于监查，相反，监查只是访视内容的一部分，而访视又是监查的重要手段。

☆　☆　☆　☆

1. **调研访视**　主要是为了评判某家单位能不能作为研究中心，所以一般是在研究者会议前进行的。很多研究不会进行筛选访视，而是主要根据声誉、既往的合作体验等来确定合作伙伴，但这不是很稳妥。如果能做一次筛选访视，会更适宜。调研访视主要关注有没有充足的人力物力和患者资源、适宜的设备和药品等，具体如下：

（1）调研试验单位的设备和人员与试验条件的匹配情况，收集可证明研究中心符合项目要求的文件。

（2）了解试验单位参与试验的意向情况。

（3）了解受试者的来源及数量情况。

（4）了解临床试验机构运行管理和伦理委员会的工作流程。

2. **启动访视**　是在研究方案确定、伦理审查和注册完成并可以开始研究时对各分中心的访视。内容包括整体试验内容的讲解和讨论、实施细节的介绍和讨论、试验操作的培训。培训很重要，我们之前的研究中采用了多种多样的形式来培训分中心研究者，包括制作了标准操作的演示视频、研究者提示卡、小组模拟培训等。此外，强烈建议在启动访视期间，由牵头中心所派出的访视人员在分中心跟进一些试验病例（2 例以上），从而确保分中心的研究人员掌握和遵守了试验实施的要求。

3. **过程访视**　是我们本部分强调的重点。现场访视有利于更快更精准地发现问题，并及时与分中心研究人员沟通解决。在多中心试验中，监查后的反馈是非常重要的，不能有来无回。我们既往监查后反馈的形式包括：①申办方发出正式质询，被审查的研究者答复质询；②分中心监查报告，将监查所发现的问题总结发送给被审查的研究者，并可抄送其他中心；③研究周报，将监查发现的问题和解决情况呈现在研究周报中发送各分中心。这样有利于尽早发现问题、解决问题。对于研究质量不佳的中心要及时止损，当断则断。

4. **关闭中心访视**　研究完成后或某中心不能再继续研究时可进行关闭中心访视，主要审查各类文件并妥善保存、完成设备和药品的清点和交接、确认过程访视中的遗留问题都已解决。

5. **有因访视**　研究中随时可发起访视，原因大多数为该中心研究实施不符合规范或要求。如果出现了一系列严重不良事件或数据有问题，需紧急中心访视。"有因"也有翻译为"因故"的，笔者倾向于前者。

三、监查与稽查

从英文上来讲，监查是 monitoring，稽查是 audit。从概念上来讲，稽查比监查的层次高了那么一点，是对试验相关活动及文件"系统的独立的"检查。从实施者来说，监查员是申办方选派的，与申办方存在某种关系；而稽查员的

☆☆☆☆

关键就是独立性和系统性，是没有参与试验的第三方。从范围来说，稽查评审的是受试者中的某一部分，而监查评审范围更广。从对象来说，稽查不仅涉及受试者，还涉及机构管理人员、IRB人员、研究者和工作人员。从原因来说，尽管都可以是常规进行和有因进行，但个人理解监查主体是常规的，而稽查主体是因为有特殊情况，例如试验过程中发现重大问题、特殊情况等，或接到相关人员举报，如筛选入选比例与其他中心相差较大、AE/SAE较多、偏离数据较多和方案违背较多等。

第七节　研究者会议

在临床研究特别是多中心研究的时候，研究者会议（investigator meeting）是笔者特别期待和特别开心的时刻，可以和大家一起讨论交流，每次都有新收获，有的时候还会醍醐灌顶。研究者会议是临床试验进程中必要的环节。GCP中第六十六条中明确规定："对于多中心试验组织实施在临床试验开始前及进行的中期应组织研究者会议……"。形式可以是视频会议或线下会议，大家基本都认同线下会议的必要性，面对面的交流效果更好。研究者会议包括但不限于方案讨论会议、启动会议、阶段进展会议和总结会议。

一、方案讨论会议

这也是最传统意义上的研究者会议，是确立整个研究主体内容的重要会议。参与人员一般包括：申办单位项目负责人/主要研究者、各研究中心负责人及主要参与研究者、监查人员、统计专家，有的还会邀请临床试验机构负责人或秘书。需达到的目的包括：①就研究方案、CRF、知情同意书和试验操作流程及注意事项等关键内容达成一致意见；②确认试验过程在各中心的可操作性；③对可能出现的问题进行预估和防范；④团队人员的相互认识和熟悉；⑤对团队就试验实施和质量控制进行首次培训。

二、启动会议

在完成伦理审查和注册后，如果直接开始研究可能会有些潦草，研究团队应当一起举行启动会议。在我们之前的研究中，有的会多中心一起再召开一次启动会议；有的是在各中心完成伦理审查或备案后，分别召开启动会议。个人认为这种分中心的启动会议非常有必要，因为由于客观条件的影响，有的分中心实际开展试验的人员极有可能与多中心会议参会人员（往往在外地）不同，所以到各中心现场召开启动会议可能更为实用。这种分中心启动会议实际上是我们前文讲到的一种中心访视。

☆　☆　☆　☆

启动会议一般包括三大部分：方案的介绍、研究规范的介绍、实践操作培训。在此环节可以有讨论，但仅限于问答，一般不对研究方案做调整。对研究规范的介绍主要涉及 GCP 规范，特别是伦理相关议题。实践操作培训是启动会非常重要的环节，要事先确定好培训的具体细节和标准，一定要向参与研究人员强调标准操作的重要性。根据参与研究者的建议可酌情做操作步骤细微的修改。

分中心启动会是和分中心充分沟通的良好时机，也有助于多中心研究的主要研究者了解分中心的情况。

三、阶段进展会议

阶段进展会议建议至少每年度一次，这个是整个团队的会议。一方面通报研究进展情况，为研究者们提供更多的信心和动力；另一方面讨论并分享应对各种问题的解决方案，大家相互学习，共同推进质量的改进。

在阶段进展会议中有两类团队成员应该做重点的汇报和讨论。一个是统计人员，汇报受试者筛选入组情况、数据质量，及时指出数据收集方面存在的问题。另一个是监查人员，对于数据采集、CRF 填写、文件管理、不良事件的情况进行汇报和分析。有的进展会议中还会在全体会议后再分不同板块，由各中心类似角色的人员分别举行独立会议。

四、总结会议

经过大家共同的努力，终于开花结果了，总结会议就是向全体成员展示研究结果、向大家表示感谢、共同庆祝研究完成的一次盛会。总结会上主要内容是展示研究报告并讨论，还可以讨论研究文章的撰写和投稿事宜。更重要的是，在总结会议中，研究者们对本次试验的经验和不足进行总结，提出新的研究问题，这将是未来研究和合作的基础。

五、举个例子

在进行 EPIC 研究的过程中，我们先后举行了三次方案讨论会，最终确定了研究方案。在各个分中心分别召开了启动会议，研究实施期间举行了两次进展会议，研究完成后召开了总结会，之后还就论文的撰写组织了一次单独的讨论会。

第八节　期 中 分 析

期中分析（interim analysis）是在试验正式完成前，按照预定计划对各治疗组之间的疗效和安全性进行分析。期中分析是基于成组序贯设计的思想的。从定

☆ ☆ ☆ ☆

义中可以看到，期中分析不是随性而为、做着做着突然想起来就可以搞一下的，而是要在试验设计阶段就计划好，在实施过程中严格按计划执行的。这是因为期中分析牵扯到揭盲，牵扯到多次检验带来的假阳性率增加，所以要按计划来。

一、期中分析的价值

1. 伦理价值（ethical）　保证观察对象不会不必要地暴露于不安全的、低效的或无效处理；尽早终止试验可使有限的资源尽快用于另外亟待检验的试验；同时伦理学也要求在试验进行的过程中，要及时考虑来自外部的新证据的影响。

2. 实施价值（administrative）　确保试验按计划进行。期中分析的结果可尽早发现存在的问题以及在试验设计阶段对资料总体所作假设是否正确，如有错误可及时纠正。

3. 经济价值（economic）　期中分析方法最初提出是为了确保资源不被浪费。理想的期中分析不仅可以节约样本、时间以及花费，同时有利于资源的合理分配。

二、期中分析的风险

期中分析的分析次数增多带来的问题是检验效能的消耗，造成所需样本量变大，现有的样本量无法满足效能的要求。这个在后面样本量和多重性章节会讲到，总的 α 值固定的情况下，每一次检验都会削掉一些 α 值，而 α 值越小，需要的样本量就越大。通俗地讲，可能就因为多做了几次分析，导致本来是阳性的结果变成阴性了！

三、期中分析的必要性

要审慎地决定要不要做期中分析。期中分析的想法应该来自对观察的研究干预措施效应和安全性的不确定，而且是根据既往研究得出的高度的不确定。此外，期中分析推荐要由独立的数据管理委员会或专业的统计人员来独立完成，不能受研究者影响，这个对于研究团队的实力要求是很高的，没有金刚钻轻易不要揽瓷器活。

四、期中分析的计划

1. 期中分析的次数和时间点　也就是计划进行多少次显著性检验，一般分析次数不大于 5 次。因为分析次数越大，样本数量所需越大，除非处理组间效应差异特别大而且特别希望早期终止试验，否则期中分析次数尽量还是少几次。

2. 控制 Ⅰ 类错误的方法　对同一资料进行重复显著性检验时，必须对每次期中分析时的检验水准进行校正，以保持试验犯 Ⅰ 类错误的概率为预先指定的水准。在多重性相关章节我们会详细讲到如何在期中分析这样的多次检验中控

☆ ☆ ☆ ☆

制 I 类错误，也就是分割 α 值。α 分割方法有 Pocock 法、O'Brien-Fleming 法和 Haybittle-Peto 法，以及 α 消耗函数。前三者是比较经典的 α 分割法，要求每次期中分析的间隔和样本量是相同的。α 消耗函数则比较灵活，不要求期中分析间隔和样本量相等。因为期中分析的时间点大多是按事先设定的时间来的，很难做到间隔和样本量能同时相等（比如患者纳入快慢不可控），所以消耗函数方法更实用。具体方法不在此介绍。

3. 研究停止的规则　期中分析得到何种结果就要停止试验，这个必须在试验设计时就明文规定好，而且要特别谨慎。因安全性问题或药物无效而提前终止试验无可厚非，但因有效而早期终止试验仍存在争议。

（1）安全性问题一般是最主要的停止标准，必须明确规定导致试验必须停止的不良事件（含意外死亡）的数量，并且在对情况进行充分评估之前暂停试验。

（2）明文规定在数据分析过程中，处理效应之间的差别达到什么样的大小应停止试验且作出结论。贝叶斯期中分析等方法可能有助于既能使结果具有较强的可靠性，又能显著增加试验提前终止的可能性。

（3）作出停止的决定要审慎。有时即使期中分析数据显示出令人信服的治疗效果，并达到因有效而终止试验的统计决策准则，但试验可能仍需要收集更多的数据来回答安全性方面的问题，此时可根据风险 - 获益对是否建议继续试验进行评估；再如，即使期中分析数据显示主要疗效指标达到因有效而终止试验的统计决策准则，但重要的次要指标出现了相反的结果等，也不会停止试验。

五、条件把握度与样本量调整

随着期中分析统计方法的发展，越来越多的研究者将试验之初参数的不确定性纳入考虑，由期中分析的结果预测试验结束时的概率或把握度从而据此重新估计样本量的方法应运而生，如条件把握度（conditional power, Cpower）法等。该类方法可以较早地预测到试验的结果，可以为期中决策尽早提供依据，便于及时作出最有利的调整。

条件把握度是基于当前已经收集到的观察数据，预测试验结束后可以发现组间真实差别的概率。我们在相关章节还会介绍 power，叫把握度，也叫检验效能。所以可以理解，若期中分析时计算的条件把握度达不到试验设定的期望把握度（一般在 80% 以上），就可以认为原设计参数估计不准导致样本量偏小，因此，为了保证试验达到设定的检验效能，需要重新估计样本量。

六、独立数据监查委员会

独立数据监查委员会（independent data monitoring committee, IDMC）也就是 DMC，又称数据安全监查委员会（data and safety monitoring board, DSMB），

☆☆☆☆

是一个独立的具有相关专业知识和经验的专家组，负责定期审阅来自一项或多项正在开展的临床试验的累积数据，从而保护受试者的安全性、保证试验的可靠性以及试验结果的有效性。

IDMC 的职责可以包括：安全性监查、有效性监查、试验操作质量监查、试验设计调整建议等。IDMC 的主要作用是提供建议，而其建议是否被接受则由申办者决定。

在临床试验中，是否需要设立 IDMC 可视研究项目的具体需求而定。例如，大多数早期探索性试验、没有重大安全性问题的短期研究，可能不需要设立专门的 IDMC；而确证性临床试验，特别是大样本、安全性风险高、包含适应性特征的复杂设计，或者观察周期较长的临床试验，设立 IDMC 就显得非常必要。即使是开放性试验，包括单臂试验，若有必要在试验过程中评估汇总数据，申办者也应考虑设立 IDMC。

IDMC 由主席和一般成员组成。IDMC 主席通常由申办者推荐，全权负责 IDMC 的运行。通常，IDMC 的成员主要来自具有相关疾病专业知识的资深临床专家和临床试验统计学专家，但有时根据特殊需要也会邀请其他学科的专家。例如，有些试验需要邀请毒理学、流行病学、药学或医学伦理学等方面的专家来审阅研究中的试验数据。IDMC 成员规模主要取决于工作范围和临床试验的复杂程度，应至少包含 3 名成员（含主席）。对于较为复杂的试验（如大型多中心 RCT 等），IDMC 的规模可以更大一些。

第九节　中心病例的分配

一、分配的策略

在多中心研究中常常需考虑如何给各中心分配病例数。一般有如下三种分配方式：

1. 竞争策略（competitive）　在完成设定的入组数量后即停止。招募时间 T_1（n，N）称为竞争时间。

2. 均衡策略（balanced）　各中心均完成设定的入组数量后才停止，该入组数量为 $n_0 = n/N$。招募时间 T_2（n，N）称为均衡时间。

3. 限制策略（restricted）　每个中心都要入组至少 n_a 例患者，最多 n_b 例患者。n_a 和 n_b 为事先设定好的阈值。招募时间 T_3（n，N）称为限制时间。

二、中心效应

1. 中心效应的分类　由于各研究中心研究条件不同，导致疗效在各中心间

☆ ☆ ☆ ☆

可能不一致，这种中心间的异质性导致的不同中心间效应的差异叫中心效应。中心效应可分为如下类型：

（1）有中心效应但无交互作用：不同中心试验组（对照组）疗效不同，但是试验和对照之间的绝对差值（如有效率）或相对差值（OR、RR）相同。

（2）有中心效应与定量交互作用：不同中心试验组（对照组）疗效不同，试验和对照之间的绝对差值（如有效率）或相对差值（OR，RR）不同，但趋势相同。

（3）有中心效应与定性交互作用：不同中心试验组（对照组）疗效不同，试验和对照之间的绝对差值（如有效率）或相对差值（OR，RR）不同，且趋势也不同。

可见，最棘手的就是第三种中心效应。

2. 中心效应的控制　多中心临床试验的前提是各中心间结果一致，主效应指标一旦出现中心效应，则试验结果可能受到影响，结论也可能存在偏倚。应从试验全程对中心效应进行控制。

（1）试验设计阶段对中心效应的控制主要是两方面：①研究病例的分配上，避免不同中心病例数差异太大，个别中心病例数过多；②随机化方面，可以将中心作为分层因素。

（2）试验实施阶段试验实施中主要是加强质量控制，特别是提高各中心的同质化和标准化。这需要通过前文"研究监查"部分所说的充分培训、及时监查、反馈整改来实现。特别要注意各中心开展研究的时间段不能相差太大。

（3）数据分析阶段数据阶段的工作包括两方面：评价中心效应是否存在；扣除中心效应的影响对疗效进行比较。

第一步为中心效应的齐性检验。"齐性"代表中心和变量没有前文所讲的交互作用，如果非齐性就不能用统计分析的方法来解释了。如果是齐性，可以进行第二步，排除中心效应看对疗效有没有影响。当前分析中心效应常用的模型有：①用于计量资料的协方差分析；②适用于定性资料的 CMH（Cochrane-Mantel-Haenszel）卡方检验；③ logistic 回归（二分类或多分类）；④用于事件发生时间（time to event，TTE）变量的 COX 比例风险模型；⑤按中心进行分层拟合多水平的模型分析。其中，多水平模型适用于二分类、有序分类和无序分类资料以及计量资料，适用范围广。而且有研究者报道，对于分类资料，多水平模型比 CMH 卡方检验更敏感。

对于存在交互效应的情况：①如果在各个中心层面趋势一致但幅度不一致，仍然可以得出试验药的疗效优（劣）于对照药的疗效的统计学结论。②如果在某些中心层面均有试验药疗效优（劣）于对照药，而其余中心两者疗效差异无统计学意义，可以得出试验药的疗效不比对照药的疗效差（好）的统计学结论。

☆☆☆☆

③如果在某几个中心层面均有试验药疗效优于对照药，而在另外某几个中心层面均有试验药疗效劣于对照药，其余中心两者疗效差异无统计学意义，此时采用包含交互效应项的相应模型不可能得出任何统计学结论，只能说明临床试验是不成功的。

三、举个例子

After adjusting for hospital, the generalized linear mixed model analysis showed no significant difference in the primary end point between groups.

这项研究的主要研究指标是并发症发生率，研究者使用了广义线性混合模型（具体为 logistic 回归）来分析有无中心效应。

☆知识拓展

广义线性模型

　　广义线性模型是与一般线性模型相对应的。所谓模型，就是我们想要研究的自变量 X 与因变量 Y 的定量关系；我们建立模型，就是想要说明这种定量关系；通过模型算出来的 X 的预测值与 Y 的预测值越接近，模型就越准确。所谓线性指自变量的线性组合对模型预测产生贡献。如果没有任何干扰，Y 能够百分之百被 X 决定，是简单的线性关系，就是一般线性模型。但实际中往往有各种影响因素，也就是随机误差，包括这些误差在内的不确定因素使得 X 与 Y 之间的关系具有了一定的随机性，就需要用更复杂的模型来解释 X 与 Y 之间的关系了。这就是广义线性模型。广义线性模型中预测值关于 Y 的函数就是联系函数。针对不同情况，需要使用不同联系函数的广义线性模型，例如，逻辑回归模型，适用于二分类变量，联系函数为 $\log\{[P（y=1）]/[1-p（y=1）]\}$。广义线性模型包括逻辑回归模型（二分类变量），多项逻辑回归模型（多分类变量），定序回归模型（定序变量）和泊松回归模型（计数变量）等。举个例子，我们想要穿过一道密道到达逃生的出口，如果直接就能跑出去，这种逃生方式就是一般线性模型；如果密道周围有很多未知的障碍，无法直接到达出口，需要借助武器和工具，这些武器和工具就是联系函数。针对不同的障碍要使用不同的联系函数，如大火要用灭火器，巨石要用炸药，就产生了不同的逃生模式，也就是不同的广义线性模型。

第十节　随　访

随访（follow-up）是临床研究中非常重要的一环，失访是影响研究质量的重要因素。失访的原因主要包括受试者原因的失访和研究者原因的失访。避免失访要防患于未然，再好的数据插补方法也不能完全弥补失访带来的损失。减少失访要从随访设计、随访制度、随访人员三方面下大功夫。

一、失访的主要原因和对策

我们用一张表来梳理一下临床研究中失访的主要原因和相应对策（表2.10.1）。总结而言就是与受试者建立信任和良好沟通、设计上要随访可行性强、要有专业的经培训的随访人员、要有完善的随访制度和文档支撑。

表 2.10.1　失访的主要原因和对策

失访原因	相应对策
受试者相关	
1. 受试者认为随访没有意义，一旦获利或到了随访期阶段就难以与其取得联系或主动提出退出研究	筛选期注意配合研究依从性差、家属意见不统一或者不愿意入组的患者
2. 受试者认为疗效不理想，对临床试验失去信心	充分的预先告知，及时发现受试者的不良情绪
3. 受试者联系方式变更等导致失联	准确记录、多记录几种受试者及其亲属的联系方式
4. 受试者对随访者不信任，回答不认真	知情同意时充分沟通；注意随访交流的技巧，聊天式沟通；"一问多题"，多角度询问
5. 受试者对随访电话质疑（疑为诈骗）	积极地与受试者增加日常沟通，还可以考虑微信、微信群等方式。对不能前往医院的受试者，通过电话随访建立联系，在长期随访中持续跟踪受试者
6. 异地患者来中心随访需要花费额外的时间和费用	加大科研投入，解决经费补偿，充分的沟通
研究者相关	
1. 未明确基线时间点	制定具体量化的随访基线时间、周期、时间窗上下限的日期
2. 缺乏对随访时间窗的定义	制定具体量化的随访基线时间、周期、时间窗上下限的日期
3. 随访安排及记录不规范	记录职责分工、开具检查项目单，建立随访管理流程

☆ ☆ ☆ ☆

续表

失访原因	相应对策
4. 与受试者沟通不佳，随访记录不完善、不确切	建立随访员培训后上岗机制；随访前练习沟通技巧
5. 研究人员不足导致无专人管理	明确专人管理；制作随访管理记录表
6. 随访数据依赖复诊的检查数据	引入信息化智能随访工具

二、远程和电话随访

远程和电话随访容易发生随访结果质量偏低和随访信息不全。要特别注意以下几点：

1. 完善的设计和标准的操作流程。随访的问题量表应简单明确、易于理解，长度不宜过长。要确保电话随访能够获得需要的信息，而且不会因询问的方式不同而影响所获得的信息的可信性，也就是所谓的"话术"。

2. 完善的培训和及时的交流。对随访人员要进行充分的培训，确保能够同质化地进行随访。建议随访人员在正式随访前模拟和练习。在研究进行中注意定期讨论和交流，及时发现随访中的问题并解决。

3. 优化随访机制，严格按照时间点进行随访。

三、智能化随访工具的进展

1. 基于 APP 的随访工具　现在的移动医疗软件便捷而且功能强大，可以利用这些 APP 来收集随访期数据。

2. 基于医院信息系统的随访工具　如果能够建立与医院信息系统（hospital information system，HIS）、实验室信息管理系统、医学影像管理系统等对接的随访系统，可以从一定程度上动态了解随访信息。

3. 基于数据库软件的随访工具　如果有充足的经费，可以有很多机会来建设个体化的基于数据库的随访工具，功能可以很强大。例如采用 Access2010 数据库软件开发建立的肾移植患者随访管理系统，可动态地了解患者的随访状态以及发出随访提醒及超窗警示。

四、举个例子

例一：为保证整个语音随访过程的科学性、规范性和有效性，根据话术规范及国家卫健委脑卒中防治工程委员会发布的《脑卒中高危人群筛查和干预项目院内综合干预患者随访表》内容制定脑卒中患者随访话术模板，并根据受访者回复内容给予针对性指导。

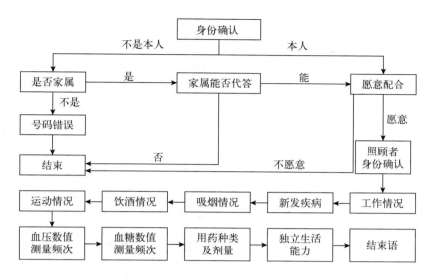

解读：××大学附属医院对随访建立标准的、有充分科学依据的话术和流程图可以大大提升随访的质量。

例二：应用智能语音外呼平台随访。智能语音外呼平台是科大讯飞基于语音核心技术、智能交互技术构建而成。平台由首页、居民管理、模块管理、结果分析和限呼名单 5 个部分构成……根据随访需要将患者信息导入平台，选择需要的随访方案，点击平台首页的"一键外呼"便可进行批量批次定时随访工作。平台可以记录患者历次随访的语音内容、问卷信息、随访日期、随访时长、接通人数等关键信息，生成自定义查询报表，并实现随访的数据智能化分析。

解读：××大学附属医院通过智能随访工具提升了脑卒中患者随访质量，减少了研究者的工作量和人为的失误。

例三：美国 VA 一项腹股沟疝手术试验中，主要结局是术后 2 年复发率，研究过程中发现随访率只有 50%。研究小组迅速采取了一系列措施：① PI 对随访率低的中心进行沟通；②数据协调中心每月提醒各中心随访情况；③为住得远的患者提供补贴、生日卡、手机卡等；④ PI 联系患者说明随访的重要性；⑤中心护士每 3 个月和患者电话联系；⑥通过 Equifax 搜索失访患者信息。随后随访率提升到了 80%。

第十一节　AE 与 SAE

在前文中我们介绍过不良事件（AE）和严重不良事件（SAE）的概念，本部分我们对 AE 和 SAE 的识别与处理做一点更详细的介绍。

☆ ☆ ☆ ☆

一、AE 与 SAE 的识别与评估

　　AE 指受试者接受研究干预后出现的所有不良医学事件，可以表现为症状体征、疾病或者实验室检查异常，但不一定与研究干预有因果关系。举个极端的例子就是某位受试者参与了局麻药研究，研究期间因为体检发现了胆结石而入院做切除术，这个入院与使用局麻药没有因果关系，但应作为不良事件来处理。

　　另一个很容易混淆的名词是不良反应，指临床试验中发生的任何与研究干预可能有关的对人体有害或者非期望的反应。研究干预与不良事件之间的因果关系至少有一个合理的可能性，即不能排除相关性。可疑且非预期严重不良反应（SUSAR），指临床表现的性质和严重程度超出了试验药物研究者手册、已上市药品的说明书或者产品特性摘要等已有资料信息的可疑并且非预期的严重不良反应。不良反应与不良事件的区别就是不能排除相关性（图 2.11.1）。

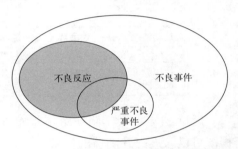

图 2.11.1　不良事件、不良反应与严重不良事件

　　AE 的严重程度评估可以采用五级评估法。

　　1 级：轻度，无症状或轻微；仅为临床或诊断所见；无须治疗。

　　2 级：中度，需要较小、局部或非侵入性治疗；与年龄相当的工具性日常生活活动受限。

　　3 级：严重或者具重要医学意义但不会立即危及生命；导致住院或者延长住院时间；致残；自理性生活活动受限。

　　4 级：危及生命，需要治疗。

　　5 级：与 AE 相关的死亡。

　　AE 与研究干预的关联性评价的依据是：①时间上有无合理的先后关系；②是否符合该干预不良反应类型；③是否可以用患者的病理情况、合并用药、并用疗法或曾用疗法来解释；④停止干预或降低剂量可疑的反应是否减轻或者消失；⑤再次接触后是否再次出现同样反应。

　　根据以上评价结果，AE 与研究干预的相关性可分为：肯定有关、很可能有关、可能有关、可能无关和无关（表 2.11.1）。

表 2.11.1　AE 与研究干预相关性的评价

指标	肯定有关	很可能有关	可能有关	可能无关	无关
与用药有合理的时间顺序	＋	＋	＋	＋	－

☆ ☆ ☆ ☆

续表

指标	肯定有关	很可能有关	可能有关	可能无关	无关
已知的不良反应类型	+	+	+	+	—
停药后反应减轻或消失	+	+	±	±	—
再次给药反应反复出现	+	?	?	?	—
无法用疾病、合并用药等解释	+	+	—	±	—

二、AE 与 SAE 的处理

不良事件是研究中重要的安全性议题，要充分防范和规范处理。

1. 防范和及时发现

（1）在设计方案中对不良事件应作出明确的定义，并说明不良事件严重程度的判断标准，判断不良事件与试验药物关系的分类标准（如肯定有关、很可能有关、可能有关、可能无关、无关）。

（2）对于有可能发生的不良事件要有处理预案。

（3）试验开始前，项目研究小组成员必须熟悉了解该试验药物已知或未知的副作用与风险，熟悉防范和处理临床试验中受试者损害及突发事件的处理预案的内容。

（4）将研究医师、护士或伦理委员会的联系方式告知患者，以便患者有异常情况及时告知。

2. 处理

（1）一旦发生，立即启动预案。必要时需紧急揭盲。

（2）如实填写不良事件记录表，记录不良事件的发生时间、严重程度、持续时间、采取的措施和转归。

（3）按规定报告给相应人员与机构。AE 应尽快报告给主要研究者，SAE 则要在 24 小时内以书面的形式报告给主要研究者、药物临床研究机构伦理委员会、申办单位、药物临床试验中心 SAE 专员，再由申办者报告至国家药品监督管理局，由机构办公室报告至省食品药物监督管理局等。

（4）应对所有不良事件进行追踪调查，直到得到妥善解决或病情稳定，若化验异常应追踪至恢复正常，以确保将受试者损害降至最低。

三、举个例子

表 2.11.2 是严重不良事件审查项的一个示例，可以看到在上报后伦理审查委员会关注的点是这项 SAE 与研究干预有没有关系、是不是预期的、会不会影响受试者的获益与风险、对 SAE 的处理是不是合适、会不会影响到整个研究后续的实施。

☆ ☆ ☆ ☆

表 2.11.2　伦理委员会的严重不良事件审查表示例

不良事件的判断	不良事件程度的判断：○严重　○非严重
	严重不良事件与研究干预相关性的判断：○肯定有关　○可能有关　○可能无关 ○肯定无关　○无法判定
	严重不良事件是否预期的判断：○预期　○非预期
审查内容	严重不良事件是否影响研究预期风险与受益的判断：○是　○否
	受损伤的受试者的医疗保护措施是否合理：○是　○否
	其他受试者的医疗保护措施是否合理：○是　○否
	是否需要修改方案或知情同意书：○是　○否

审查方式：⦿快速审查　○会议审查　○紧急会议审查　○备案

审查意见：○不采取更多措施，研究继续进行

○修正研究方案

○修正知情同意过程中泄露的信息

○重新获取知情同意

○告知受试者及以往的受试者这些信息

○修正跟踪审查频率

○监管该项研究

○监管知情同意过程

第十二节　脱落与剔除

　　受试者入选后有可能会因为这样那样的原因而不能完成全部研究过程。描述这些病例状态的有脱落（drop-out）、退出（withdrawal）、失访（loss to follow-up）和剔除（elimination），容易分不清楚。

一、脱落、退出与失访

　　脱落是指签署知情同意并筛选进入临床试验后，受试者由于各种原因不能完成试验规定的全部流程。这里强调无论何种原因只要没有完成临床试验者都视为脱落。在样本量计算时，考虑 10% ~ 20% 的脱落率，因为假如脱落率达到 20% 以上会严重影响试验的内部真实性，研究结果基本难以成立。退出和失访是脱落最典型的两种形式。

　　退出是指研究者主动实施的终止或受试者主动退出临床试验的情况。受试者在试验中出现重要器官功能异常、药物过敏反应、依从性差、病情加重或出现严重不良反应需要停止试验药物治疗或采用其他治疗方法治疗时，都应退出

☆ ☆ ☆ ☆

试验；受试者如疗效不佳、不能耐受不良反应、希望采取其他治疗方法或无任何理由也可主动退出试验。无论如何，退出的受试者虽然停止治疗，但仍可以联系到并获得随访和疗程结束后的数据（如疾病是否进展，患者是否出现心脑血管事件等），因此需要做好记录并在一定时间内进行观察、治疗和护理，保证其退出试验后的安全。

失访则是在研究过程中，受试者可能按照要求进行治疗，但由于种种原因受试者没有按时随访导致研究者无法得到最终的观察结果。我们在"访视"部分介绍过。对于失访和退出造成的缺失数据可以通过一定的统计学方法进行处理。

二、剔除

剔除指不符合方案要求的患者进入临床研究或受试者严重违背方案（全无用药、全无检测、全无依从性）研究者从研究规范及科学性的考虑主动终止受试者参加临床试验的行为。在试验数据库锁定之前应制定出剔除标准，明确哪些患者在进行统计分析时应当被排除出分析集。

所以，剔除是由研究者判定不能进入数据集的病例，而脱落是受试者没有完成全部随访。脱落不代表就要被剔除出数据集，即使没完成试验也是有部分数据可以被分析的，或者是可以通过对缺失数据的插补来完善数据的。在我们的研究方案中往往会明确写出脱落标准和剔除标准。也有人认为剔除是应该被舍弃的过时概念，剔除本身就属于脱落的一部分。笔者赞同现在大部分研究只讲脱落的情况，不再专门提出剔除。但笔者觉得在某些情况下剔除的清晰描述还是有必要的，例如下面第二个例子。

三、举个例子

PITCHES 研究中（图 2.12.1），安慰剂组 300 例中有 4 例未使用安慰剂（脱落），29 例中断了干预（脱落中的退出，10 例是研究者决定的，22 例是受试者决定的），1 例撤回了对继续采集其数据的知情同意（脱落中的退出），最终 300 例均进入数据分析。试验组 305 例中有 5 例没有接受试验干预，24 例中断了干预，1 例撤回了对继续采集其数据的知情同意，而且不同意使用其数据，所以最终进入了数据分析的是 304 例。

另一项研究中 77 例从最终分析数据集中被剔除（图 2.12.2），其中 72 例是显然不合理的离群值（一般是 4 个月，这些都超过了 50 个月），5 例是受试者在随访时不记得指标的值。因离群值被剔除的 72 例不属于脱落范畴，而不记得指标的 5 例可以归入失访。

☆ ☆ ☆ ☆

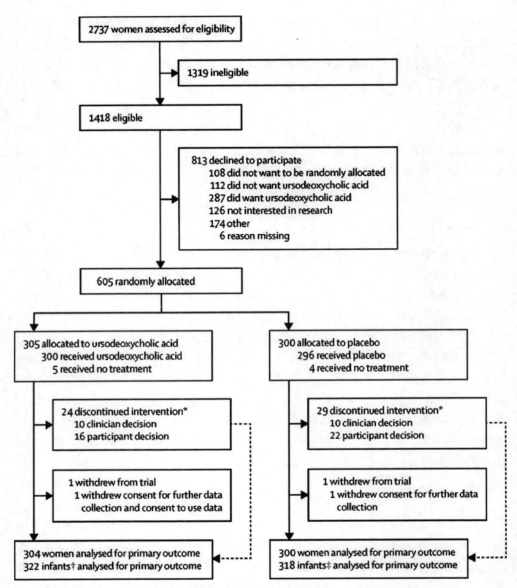

图 2.12.1 PITCHES 研究的流程图 (Chappell et al., 2019)

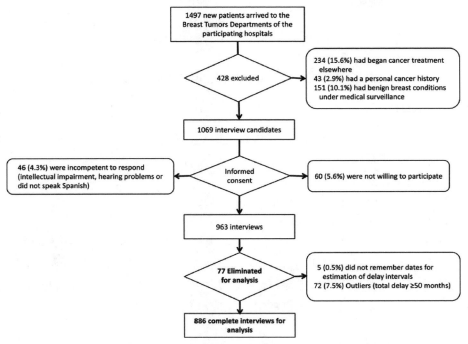

图 2.12.2　Unger-Saldaña K 等 (2015) 的试验的流程图

☆知识拓展

离　群　值

　　离群值是笔者最喜欢的对 "outlier" 一词的译名，此外 outlier 还被译作异常值、异常数据或奇值，指的是数值明显偏离其所属样本的个别值。在处理试验数据的时候，我们常常会遇到个别数据值偏离预期或大量统计数据值结果的情况，如果我们把这些数据值和正常数据值放在一起进行统计，可能会影响实验结果的正确性，如果把这些数据值简单地剔除，又可能忽略了重要的实验信息。所以合理判断什么样的数据是离群值并确定是否剔除非常重要。一种见得比较多的方法是将一组测定值中与平均值的偏差超过两倍标准差的测定值称为离群值。与平均值的偏差超过三倍标准差的测定值，称为高度异常的离群值。在处理数据时，剔除高度异常的离群值；而离群值是否剔除，视具体情况而定。此外，有好几种统计检验方法可以针对有无离群值进行分析，此处不做讨论。

第十三节　中止与终止

通俗地讲，中止的是某一例受试者，终止的是整个试验。

一、中止

中止是指发生以下情况时，受试者及时退出试验：

1. 临床症状恶化。
2. 症状改善未达到预定的水平。
3. 出现了需要停止试验干预的严重不良反应。
4. 出现需要其他治疗的新的并发症。

总结来说就是现在正在进行的研究过程已经明确地不适合受试者的健康状态了，必须停止，甚至还需改用其他治疗手段。具体"恶化"到什么程度需要中止是要设定清楚的，这些判断标准的具体内容都要在研究设计时提前定好、写在方案里。方案中对中止病例的描述还应该包括能不能纳入数据分析。

二、终止

《中华人民共和国药品管理法》中规定"药物临床试验期间，发现存在安全性问题或者其他风险的，临床试验申办者应当及时调整临床试验方案、暂停或者终止临床试验，并向国务院药品监督管理部门报告。必要时，国务院药品监督管理部门可以责令调整临床试验方案、暂停或者终止临床试验"。

1. 暂停　如果发现了潜在的风险或研究质量不高可能影响到受试者的风险，则需暂停试验。暂停分为部分暂停和全部暂停。部分暂停是允许特定人群或特定试验继续进行，或不纳入新的受试者，但已入组的继续试验。全部暂停是不纳入新的受试者，且已参加试验的也全部暂停试验干预。

2. 终止　预计风险重大或暂停后未能解决问题，可能就得终止试验了。有研究者主动终止，也有监管机构要求终止，主要有以下情形：

（1）受试者正在或将会面临与试验相关的、风险获益比不合理的重大的身体损伤的风险。

（2）未按照相关规定和要求向监管机构递交 SUSAR 快速报告、研发期间安全性更新报告或其他潜在严重安全性风险信息报告等，无法开展临床试验过程中风险监管。

（3）申请人在收到《暂停临床试验通知书》后 20 个工作日仍未按照要求进行回复的。

（4）有充分证据表明，试验药物对于所研究的适应证无效，例如有新发表的研究证据表明试验药物无效。

（5）实施的临床试验方案与审核确认的方案存在本质性的区别。

（6）出于其他的原因，监管机构认为继续临床试验会对受试者健康造成巨大危险或不符合公众利益。

（7）研究出现了重大的实施错误，结果将无法解读，如全部盲底泄密，或者应急信件拆阅率超过 20%，意味着双盲实验失效，需要终止该临床试验。

第十四节　SOP

标准操作程序（standard of operation），简称 SOP。曾读到一篇文章写道 SOP 在我国的发展是从奢侈品到必需品，深以为然。对于药物临床试验的 SOP 有很多大的标准和法规。而在我们的试验中，也应该针对性地制订相应的 SOP，覆盖试验设计、实施和分析的每个步骤。

SOP 指的是将某一件事情的操作过程和要求用标准的统一的方式来描述清楚，做到足够的细化和量化，这样任何一个人和单位都可以按照 SOP 做出同样的操作。所以我们如果想让试验的质量提升，就需要 SOP。笔者的经验是，SOP 应当满足以下三点：

1. 合理　也就是科学性，SOP 应当是正确的、适用的。所以 SOP 的制订过程中要有专家审核甚至会议讨论。

2. 可行　SOP 要具有可操作性，要提供足够的细节，尽量减少模棱两可或依赖主观的内容，尽量使不同的人按照 SOP 能做出同样的事。打个不恰当的比方，从街上随便拉个人来都能照着 SOP 完成试验步骤。

3. 可及　SOP 应当便于阅读和获得，而不是在文件柜里高冷地吃灰。可以灵活使用网络手段，还可以拍摄视频，在研究场所张贴二维码，扫码即可阅读 SOP 或观看 SOP 视频（图 2.14.1）。

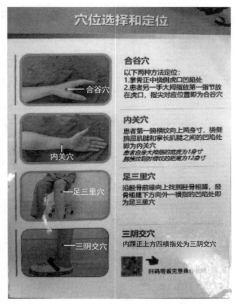

图 2.14.1　笔者所在机构制作的穴位选择和定位 SOP 的卡片，扫描二维码可观看操

第 3 章
与研究数据有关

第一节　写在数据分析之前

统计大师 Bradley Efron 曾说："生物学者和医学工作者训练时往往思考得太过复杂，因此他们的世界观也很复杂，而统计学者则是要除去事物不本质的东西，训练成为一个高效的思考者。"Efron 一直推崇的思想和我们传统的"大道至简"一致。其最具代表性的成果 Bootstrap 方法最初还曾经被编辑以"思想太简单"为由拒稿。

我有很长的时间一直对临床试验数据的分析感到心生厌倦，对一个又一个的统计名词敬而远之，甚至一听到回归、模型、方程就反射性关闭大脑。但在读到 Efron 这句话之后我突然茅塞顿开、醍醐灌顶。数据分析的所有方法都是为了揭示最本质、最简单的东西。那些名词再拗口、再花哨，它们都是同气连枝的一棵树上结出的果子。让我们透过繁复的描述抓住本质，从思想上把握数据分析。

临床试验的基本数据分析思路是"描述基线信息→估计效应大小（找差异→找关联）→补充敏感性分析"，抓住这条主线就不会错。

第二节　统计检验方法梳理

我们数据分析主线所讲的"描述基线信息→估计效应大小（找差异→找关联）→补充敏感性分析"，正如安徽中医药大学武松教授所总结的，其中所隐含的统计检验目标可描述为说一说（描述）→找差异→找关联。而这些目标结合不同类型的变量，最终决定了统计检验方法。基本的方法概括一下，供大家参考。

一、说一说

变量	方法 / 指标
连续变量	集中趋势：均数，加权平均数（正态）；中位数（非正态），众数 离散趋势：极差，四分位间距，方差，标准差，变异系数 分布形态：峰度，偏度

续表

变量	方法 / 指标
有序变量	四分位间距，频次 / 频数，百分比，累计频次 / 累计百分比
分类变量	频次 / 频数，百分比，累计频次 / 累计百分比

二、找差异

	连续变量		分类变量		有序变量
分组	正态分布	非正态	样本量 > 40 无为 0 的单元格，且至少有 4/5 的单元格期望频数大于 5	样本量 < 40	
独立分组					
两组	方差齐：独立样本 t 检验 不齐：Welch t 检验	独立样本非参数检验	Pearson 卡方	Fisher 精确检验	秩和检验 (Mann-Whitney U 检验)
三组	方差齐：单因素方差分析 不齐：Brown-Forsythe 或 Welch 检验	K 个样本独立非参数检验 (Kruskal-Wallis H 检验)	Pearson 卡方	Fisher 精确检验	秩和检验
重复测量 / 配对					
两次 / 两组	配对样本 t 检验	配对样本非参数检验（Wilcoxon）	配对样本非参数检验 (Wilcoxon)		配对卡方检验
多次	一般线性模型：重复测量方差分析		广义线性模型：广义估计方程		广义线性模型：广义估计方程

三、找关联

变量	方法
两个变量	相关分析
连续 - 连续 正态分布 非正态分布	Pearson 相关 Spearman 相关
有序 - 连续	Spearman 相关

☆☆☆☆

续表

变量	方法
有序 - 有序	Spearman 相关
分类 - 连续	转化为差异比较分析
分类 - 分类	卡方检验（Pearson 卡方或 Fisher 精确检验）
多个自变量	回归分析
因变量为连续	多因素线性回归
因变量为二分类	二元 logistic 回归
因变量为有序	有序 logistic 回归
因变量为多分类	多元 logistic 回归
因变量为生存数据	Cox 回归

　　为了让初学者们更能有对数据分析的整体概念，笔者将最主要的统计检验方法总结为思维导图（图 3.2.1）。

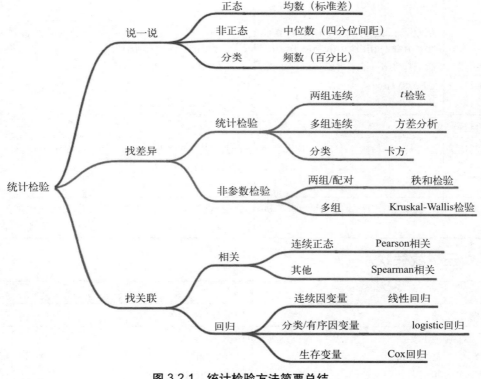

图 3.2.1　统计检验方法简要总结

四、一点碎碎念

非参数检验这个名字让人费解，那么什么是非参数呢？这要从参数说起，参数指的是总体的参数，可以理解为总体中的各种指标和数值。我们讲统计推断包括的就是参数估计和假设检验。总体的参数是未知的，我们用样本统计量来估计总体的参数，比如说用样本的均数来估计总体的均数。在这个估计的过程中所使用的方法称为参数检验。但这些检验方法常有一些使用的先决条件，比如说数据要是什么类型，要符合什么样的分布状态等。如果不满足这些要求，我们就没办法用它们来做统计推断，这时候非参数检验就"粉墨登场"。"非参数"指的就是检验的时候不需要用到总体的参数信息，只针对总体的分布做出推断。换句话说，非参数检验的时候不用样本的观察值做分析，只看其在整个样本中的秩次，最后得出的推断是对总体分布的推断，也就是样本所代表的总体的变量值的偏离情况，其对比的指标是中位数。可以看出来，非参数检验比参数检验效能低，能做参数检验尽量做参数检验，确实不符合参数检验的条件或者不清楚是不是符合，再做非参数检验。

五、举个例子

For primary endpoint, the incidence of delirium within 7 days was compared with a c2 test, with difference between groups expressed as relative risk and 95% confidence interval (CI). ...Pre-planned exploratory analyses assessed treatment effect in predefined subgroups, including .... Treatment by covariate interactions were assessed separately for each subgroup factor using logistic regression.

For secondary early endpoints and other endpoints, categorical data were analysed with c2, continuity-corrected c2, or Fisher's exact tests; differences were expressed as relative risk and 95%CI. Time-to-event results ...were analysed with Kaplan-Meier survival analyses with differences between groups tested using log-rank tests；univariable Cox proportional hazards models were used to calculate hazard ratio and 95% CI. Cognitive function at 30 days and 3 yr was analysed with independent sample *t*-test; mean differences (and 95% CIs) were calculated. As post hoc analyses, we performed mixed effects logistic regression analysis by including ... as fixed covariates and trial centre added as a random effect.

这是优秀的统计方法描述。

☆★☆☆

第三节　效　应　量

"统计显著性（statistical significance）是关于结果最无聊的事情，你应该描述结果的大小——不只是指出某种治疗对人会有影响，还应当告诉人们这种影响究竟有多大。"

——Gene V. Glass（统计学家，Meta 分析之父）

Glass 教授所说的就是我们现在最关注的，统计分析是服务于临床试验的研究问题的，终极是要服务于临床实践的。所以单纯讲统计显著性或者 P 值多大远远不够，我们要解读出差别有多大，乃至于研究结果到底对临床实践影响有多大。而效应量（effect size）就是量化这种影响的指标。可以说，P 值代表的是统计学上的意义，而效应量是反映实际上的意义，有时候即使有显著的统计学意义，但是效应量却可以很小。比如在样本量非常大的研究中，即使效应很小，也可以呈统计学显著性。这也解释了有的结果数值看起来没差别、统计差异却有显著性这种问题。

我们可以看到越来越多的期刊在投稿须知中明确要求作者报告效应量以及置信区间。请大家注意，效应量是要和置信区间一起报告的。有的期刊还会要求把统计量（自由度）、P 值、效应量、置信区间都写清楚，注意看投稿须知。效应量除了增加结果报告信息量外，还是 Meta 分析中的重要指标，Meta 分析中常出现的标准化均数差（SMD）、加权均数差（weighted mean difference，WMD）、相对危险度（RR）、比值比（OR）等都是效应量。此外，效应量可用于样本量估算或者效能分析。

在"第 1 章第二十二节　二次分析"我们已经介绍了荟萃分析常涉及的一些效应量指标。本部分我们再整体梳理一遍效应量。*Anesthesia & Analgesia* 2021 年发表了一篇论文 "Statistics From A (Agreement) to Z (*Z*-score): A Guide to Interpreting Common Measures of Association, Agreement, Diagnostic Accuracy, Effect Size, Heterogeneity, and Reliability in Medical Research"，对各种常见的统计指标的界值进行了介绍说明，作者是荷兰阿姆斯特丹大学医学院麻醉科 Patrick Schober 教授，文中对医学研究中的一些常用统计指标所作的解释简单易懂，推荐大家读一下。

一、效应量的大致归类

绝大多数研究中的效应量就是真实的差值（绝对效应量），或者是 RR、OR、HR、相关系数、R^2 等（相对效应量）。*JAMA* 等期刊要求绝对效应量和相对效应量要都报告。但是对于一些比较抽象的指标，可能无法直观比较均数差，比如不同量表的结果无法直接比较差值，因此需要一些特定的效应量指标。目前已有超过 100 种效应量被用于统计领域。效应量按统计意义可大概分为三类：差异类、相关类和分组类，如表 3.3.1 所示。

表 3.3.1　效应量的大概分类

类别	代表性子类
差异类	均数差、率差、Cohen d、Hedges g、Glass Δ
相关类	Pearson r、Spearman r、R^2、η^2、ω^2、Cohen f
分组类	Cohen w、OR、RR

☆知识拓展

Cohen

当看到效应量中频繁出现 Cohen 的时候，我出于好奇了解了一下这位统计学家。Jacob Cohen 一生大部分时间都在纽约大学临床心理学系任教，是一位心理学领域的统计学专家。他的第一个重大贡献就是 Cohen Kappa，用来比较不同量表的效力。他的第二个学术贡献是 power analysis（效能分析）。我们常看到的 power 的定义 "the power of a statistical test is the probability that it will yield statistically significant results" 就是 Cohen 给出的，80% 的界限值也是 Cohen 提出的，我感觉是 Cohen 教授建立了效能分析的知识王国。第三个就是效应量。所以我们才会在这么多的效应量中看到他的名字，确实是成就辉煌。Cohen 教授获得过 1997 年美国心理学协会终身成就奖，逝于 1998 年，*JAMA Psychiatry* 专门为他发表了纪念文章。

二、效应量的应用

那么这些效应量都具体用于什么情况呢？入门级别的应用场景如表 3.3.2 所示。表 3.3.3 总结了一些大类的效应量的含义和具体应用场景，还给出了相应的英文写作范例，写到类似文章的时候可以参考一下。此外，文中还对几种常用但大家不一定熟悉的效应量进行了讲解。

表 3.3.2　几种入门级别的效应量应用场景

场景	效应量
均数	均数差，Cohen d

☆☆☆☆

续表

场景	效应量
率	率差
相关	相关系数
线性回归	回归系数 b
logistic 回归	OR
病例对照	OR
队列研究	RR
生存分析	HR
方差分析	$\eta 2$

表 3.3.3　效应量的解读和应用

效应量	解读	适用情况	写作范例	解读范例
R （相关系数）	反映两个正态分布的连续变量（Pearson 相关系数）或不服从正态分布的变量、分类或等级变量之间的相关性（Spearman 相关系数）	未对混杂因素进行调整比较两个变量的观察性研究	Pearson correlation (95% CI) between patient age and BMI was 0.47 (0.40～0.54) Spearman rank-order correlation (95% CI) between pain score and Likert-scaled patient satisfaction was − 0.73 (− 0.65 to − 0.81)	Patient age and BMI showed a moderate positive correlation As pain score decreased, patient satisfaction tended to increase, implying a strong negative correlation
R^2 （决定系数）	因变量的全部变异能通过回归关系被自变量解释的比例	与 Pearson 相关系数分析结合使用	Pearson correlation between age and BMI was 0.47, corresponding to an R^2 of 0.22. Age was thus found to explain about 22% of the variation in BMI	Age was found to explain only a moderate percentage of the variation in BMI
Cronbach α	量表或设备的信度（或内部连续性）。与条目的数目有关。该值接近 1.0 代表条目可删除	用于量表或设备的构建、更新或评估时	The questionnaire comprised 10 Likert-scaled items measuring patient satisfaction with care, and had a Cronbach's alpha of 0.85	The questionnaire comprised 10 Likert-scaled items measuring patient satisfaction with care. Cronbach's alpha was 0.85, indicating good internal consistency among the items

☆ ☆ ☆ ☆

续表

效应量	解读	适用情况	写作范例	解读范例
I^2	荟萃分析不同研究的异质性程度	荟萃分析中异质性的比较	13 studies included in the meta-analysis had an I^2 of 70%	13 studies included in the meta-analysis had a I^2 of 70%, suggesting high heterogeneity in the true treatment effect across studies
组内相关系数（intra-class correlation coefficient, ICC）和 Kappa 统计量	两个或以上的评分者或多次重复评分之间的一致程度。kappa 是 ICC 中的特例，代表排除偶然性后的一致性。包括 Cohen kappa，加权 Cohen kappa，Flelss kappa	评估评分者间或评分者内在连续或有序变量上的可靠性	Interrater reliability on NIH stroke scale was assessed by 5 raters independently scoring each of 20 stroke patient videos, then reporting the intraclass correlation The 2 raters agreed (both "yes" or both "no") on 80% of patients, with kappa (95% CI) of 0.60 (0.50 ～ 0.70)	Interrater reliability on the NIH stroke scale was good, with estimated intraclass correlation (95% CI) of 0.80 (0.85 ～ 0.95) With kappa (95% CI) of 0.60 (0.50 ～ 0.70), there was moderate agreement beyond that expected by chance alone
受试者工作特征曲线下面积（AUC）	也称为 C 统计量，反映预测因素在鉴别患病/未患病者方面的能力，从而评价了预测因素的"准确性"。反映了灵敏度和准确度	评价诊断试验的准确度，或二元回归模型预测的准确度。协助确定截断值，增强灵敏度和准确度	Intraoperative time-weighted average mean arterial pressure had an area under the ROC curve (95% CI) of 0.75 (0.70 ～ 0.80) for predicting 30-d mortality	⋯ had an area under the ROC curve (95% CI) of 0.75 (0.70 ～ 0.80) for predicting 30-d mortality, indicating moderate discriminative ability

☆☆☆☆

效应量	解读	适用情况	写作范例	解读范例
标准化均数差（SMD）	两组之间均值（或比例或等级）的差异除以标准差。SMD 为 1 表示两组的均值相差 1 个标准偏差。包括 Cohen d，Hedge g，Glass Δ	在随机对照试验中，评估两组组间基线资料的均衡性，SMD < 0.1 通常表示均衡性较好；在荟萃分析中比较不同计量单位的结果指标；样本量计算；处理连续、有序、二分类数据	Randomized groups were well balanced on baseline variables, evidenced by all absolute standardized differences below 0.10 (Table X).Regional anesthesia reduced pain score versus GA across studies, with weighted standardized mean difference (95% CI) of − 1.2 (− 0.81 to − 1.6)	Randomized groups were well balanced on baseline variables, with all absolute standardized differences below 0.10, indicating only trivial differences. ...with weighted standardized mean difference (95% CI) of − 1.2 (− 0.81 to − 1.6), suggesting a very large effect
标准分数（Z-score）	以标准偏差为单位的数据点与平均值之间的距离，如 Z-score 为 0 表示平均值，Z-score 为 2 表示高于平均值的 2 个标准偏差。Z-score 是计算 Z 统计量的关键，可以对观察到的效应大小进行定量，并计算相应的 P 值	在研究样本中帮助确定相对于样本均值的个别离群值或极端数据点	After correcting several data points with z scores > 3 or < − 3, the data were more normally distributed	After correcting several highly unusual data points with z scores < 3 or > − 3, ...

1. Cohen d　主要用于 t 检验，表明两个均数之间的标准差异。可以通过在线计算器算出来（https：//www.23bei.com/tool/919.html，图 3.3.1）。计算 Cohen d 需要参数包括两组均数及标准差。Cohen 设定了一些界值以作为效应量大小的判断，如 0.2、0.5、0.8 等，越大说明差异越大。但现在也有研究者认为这个标准仅仅是 Cohen 个人经验的体现，存在缺陷。不过我读了这些批判者所给出的新评判方法，感觉对临床医师而言过于复杂。

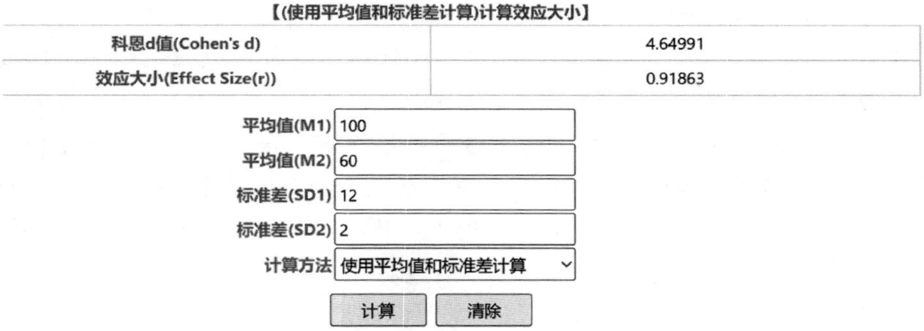

☆ ☆ ☆ ☆

【(使用平均值和标准差计算)计算效应大小】

科恩d值(Cohen's d)	4.64991
效应大小(Effect Size(r))	0.91863

平均值(M1) 100
平均值(M2) 60
标准差(SD1) 12
标准差(SD2) 2
计算方法 使用平均值和标准差计算

[计算]　[清除]

图 3.3.1　Cohen *d* 在线计算器（效应量 0.91863，代表差异大）

2. η^2（偏 η^2）　　主要用于方差分析，表示的是与自变量 X 的水平变化有关的因变量 Y 的变化比率。η^2 越大，说明自变量的效果就越大，自变量对因变量越重要。如果 η^2 很小，即使有统计上的显著性，也没有实际效果。偏 η^2 的英文是 partial η^2，在 η^2 的基础上更进一步，反映的是自变量独立于其他自变量对因变量的影响。η^2 可以用 SPSS 轻松计算，具体操作为分析→一般线性模型→单变量 / 多变量 / 重复度量→选项→效应量估算（E）。输出结果中的偏 η^2 就是我们要的结果（图 3.3.2）。

主体间效应检验

因变量：ALP

源		III 类平方和	自由度	均方	F	显著性	偏 Eta 平方
截距	假设	6366.330	1	6366.330	1.557	.244	.149
	误差	36461.302	8.917	4089.115			
诱导期瘙痒	假设	16.667	1	16.667	.004	.950	.001
	误差	32202.083	8	4025.260			
Group	假设	3944.162	1	3944.162	1.004	.499	.501
	误差	3926.593	1	3926.593			
磷丙剂量	假设	4990.593	1	4990.593	1.271	.462	.560
	误差	3926.593	1	3926.593			
Group * 磷丙剂量	假设	3926.593	1	3926.593	.975	.352	.109
	误差	32202.083	8	4025.260			

图 3.3.2　SPSS 输出的结果

最右一列为偏 η^2，其实这张表里的数据是可以互算的，例如偏 $\eta^2 = (F \times df_1) / (F \times df_1 + df_2)$；$df$ 为自由度；如果按偏 η^2 排序的话，可以看到对因变量 ALP 影响大小的顺序是：磷丙剂量＞ Group ＞诱导期瘙痒

3. Pearson、Spearman 和 Kendall 相关系数　　这"哥儿仨"都是描述两个变量间相关性的，分别适合不同种类的变量。

☆☆☆☆

（1）Pearson 积差相关系数：两个连续变量，正态分布，呈线性相关。是把两个序列看成两个变量，计算两个变量是否线性相关，可以理解为两个序列要在同一条直线上才是相关。

（2）Spearman 秩相关系数：连续变量不呈正态分布、分类、等级变量。该系数是把两个序列就看成两个序列，关注点在于两个序列的单调性是否一致。所以是利用两变量的秩次大小作线性相关分析，对原始变量的分布不作要求，属于非参数统计方法，适用范围更广。不过对连续变量要转换为秩次。可以理解为两个序列不必在同一直线上，只要求单调递增或者递减。

（3）Kendall tau-b 等级相关系数：两个分类变量均为有序分类的情况。对相关的有序变量进行非参数相关检验；取值范围在 -1 到 1 之间，此检验适用于正方形表格。

Minitab 网站用几张图比较生动地展示了 Pearson 和 Spearman 相关系数的区别（表 3.3.4）。

表 3.3.4 Pearson 和 Spearman 相关系数的区别

图形	Pearson	Spearman	解读
	+1	+1	线性相关，都为 +1
	+0.851	+1	不完全线性，但单调递增，所以 P 小 S 大
	-0.093	-0.093	不相关，都小
	-1	-1	都负相关
	-0.799	-1	不完全线性，但单调递减

续表

图形	Pearson	Spearman	解读
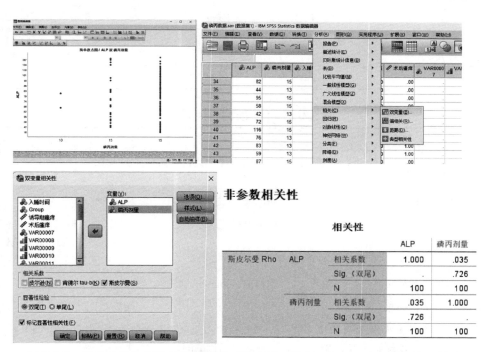	0	0	相关，但不是线性相关或单调相关，二者都为 0

　　从表中最后一张图可以看到 Pearson 和 Spearman 相关系数只能发现线性或单调相关的关系，这也是为什么做相关性分析的时候要先做散点图（It is always a good idea to examine the relationship between variables with a scatterplot. Correlation coefficients only measure linear [Pearson] or monotonic [Spearman] relationships. Other relationships are possible），以直观认识是否有 Pearson 和 Spearman 发现不了的相关关系（图 3.3.3）。

　　4. OR 和 RR　具体见相关章节。

图 3.3.3　相关系数分析的 SPSS 实现（散点图；选项；Spearman 系数为 0.035）

三、置信区间

　　置信区间（confidence interval，CI）是统计推断的重要表示方式，指研究

☆ ☆ ☆ ☆

者可以确定包含了真实总体均值的范围，也可以理解为如果同样的研究被重复无限次后所期望观察到的差异的范围。常用的是 95%CI。

第四节 RR、OR 与 HR

RR、OR 与 HR，三个 R 经常傻傻分不清楚？相对危险度（relative risk，RR）、比值比（odds ratio，OR）、风险比（hazard ratio，HR）在临床研究中都是很常见的概念，分清三个 R，不犯常识性错误，对我们而言很重要。

一、三者的区分

分清三者，要基于暴露 - 患病资料四格表（表 3.4.1），三者对应着资料表中不同的比例。表 3.4.2 列出了三者的不同。

表 3.4.1 暴露 - 患病资料收集表

	患病	未患病	合计
暴露	a	b	$a+b$
未暴露	c	d	$c+d$
合计	$a+c$	$b+d$	N

表 3.4.2 RR、OR 和 HR 的对比

	RR	OR	HR
中文名	相对危险度，危险比，率比	比值比，优势比，比数比	风险比
研究类型	前瞻性	回顾性	前瞻性，生存分析
计算	$[a/(a+b)]/[c/(c+d)]$	$(a/b)/(c/d)$	暴露组的风险函数 / 非暴露组的风险函数（相同时间点上）
计算依据	四格表	四格表，logistic 回归	Cox 回归
方向	因→果	果→因	因→果
含义	暴露人群患病的概率是不暴露人群的 RR 倍	患病者暴露的比率是未患病者暴露比率的 OR 倍	考虑了时间因素的 RR 值
解读	若 RR > 1，则说明暴露增大了患病的风险；若 RR < 1，则说明暴露减小了患病的风险	若 OR > 1，则说明暴露是患病的危险因素；若 OR < 1，则说明暴露是患病的保护因素	在做 Meta 分析时，HR 可以直接转换为 RR，然后与 RR 值合并

二、OR 与 RR 的关系

OR 与 RR 相比最大的优势是不受患病率的影响。此外，从计算公式可以看出来，研究结局的发生率比较低时，$a+b \approx b$，$c+d \approx d$，所以此时 OR ≈ RR。

OR 与 RR 的换算公式：OR=[（$1-P_0$）×RR]/（$1-P_0 \times$ RR）。其中 P_0 是非暴露组的疾病发生率。

三、粗 OR 与校正 OR

在文章中我们常会看到粗 OR（crude OR）与校正 OR（adjusted OR）。它们是什么意思呢？我们前边讲的都是单暴露因素计算 OR，但实际中会有混杂因素存在，这时候计算 OR 需要采用 logistic 回归的方法，在回归模型中引入混杂变量。原来未校正混杂因素的 OR 就是粗 OR，校正了混杂因素的 OR 就是校正 OR。logistic 回归计算得到的回归系数是 OR 的对数。

RR 也可以计算校正 RR，方法是 Cox 回归或泊松回归。挺复杂，还得新建虚拟的生存时间变量，此处不做过多探讨。

四、OR 的 SPSS 实现

将数据按暴露（1 和 0）、发病（1 和 0）、例数三列输入。点击数据→个案加权，将例数拉入个案加权依据下方的"频率变量"框中（图 3.4.1）。

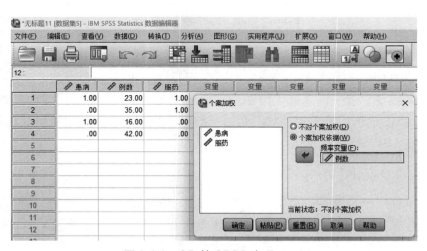

图 3.4.1　OR 的 SPSS 实现（一）

点击分析→描述性统计→交叉表,将暴露和发病分别拉入行和列,点击统计,勾选风险,点击确认，即可输出 OR 及其 95%CI（图 3.4.2）。其中还可以看到对于服药（暴露）者患病的 RR 为 0.771（95%CI 0.539 ～ 1.103）（图 3.4.3）。

☆ ☆ ☆ ☆

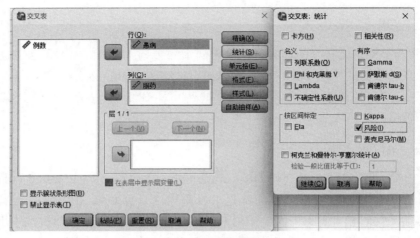

图 3.4.2　OR 的 SPSS 实现（二）

风险评估

	值	95% 置信区间 下限	上限
患病 (.00 / 1.00) 的比值比	1.725	.791	3.763
对于 cohort 服药 = .00	1.330	.867	2.040
对于 cohort 服药 = 1.00	.771	.539	1.103
有效个案数	116		

图 3.4.3　OR 的 SPSS 实现（三）

如果要计算校正 OR，需要使用多元 logistic 回归。数据逐例按暴露、发病、混杂因素成列输入，点击分析→回归→多元 logistic 回归。将发病放入因变量，暴露放入因子，混杂因素放入协变量。点击统计，勾选需要的模型和参数（图 3.4.4）。点击确认即可输出针对混杂因素的校正 OR，即"参数估算值"表中的 Exp（B）（图 3.4.5）。

五、RD 与 NTT

除了这三个带 R 的，还有一个 RD（risk difference），即风险差，指两组发生率的差值。这三个带 R 的是相对效应量，而 RD 是绝对效应量。RD 也称为绝对危险度减少值（absolute risk reduction，ARR）。RD 的等效值是 0。

我们常见到的另一个概念，需治疗人数（number needed to treat，NNT），意思是避免 1 例不良事件的发生或者得到 1 例有益效应需要治疗的病例数，计算公式是 NNT=1/RD。NNT 是治疗特异性指标，用来描述治疗组与对照组在获得某个特定临床结局上的差异。比如说，对于心肌梗死患者，A 药组低血压发

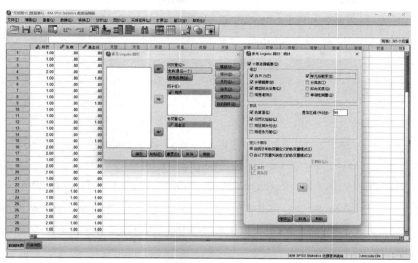

图 3.4.4　校正 OR 的 SPSS 实现（一）

参数估算值

发病[a]		B	标准 错误	瓦尔德	自由度	显著性	Exp(B)	Exp(B) 的 95% 置信区间	
								下限	上限
.00	截距	4.569	1.087	17.682	1	.000			
	高血压	-3.555	1.076	10.911	1	.001	.029	.003	.236
	[用药=1.00]	-.845	.687	1.515	1	.218	.429	.112	1.650
	[用药=2.00]	0[b]	.	.	0	.	.	.	.

a. 参考类别为：^1。

b. 此参数冗余，因此设置为零。

图 3.4.5　校正 OR 的 SPSS 实现（二）

生率是 3.4%，B 药组是 12.3%，两组 RD 是 8.9%，代表 A 药组比 B 药组高血压发生率降低 8.9%。NNT=1/0.089=11 例，代表避免 1 例低血压的发生需要用 A 药治疗 11 例心肌梗死患者，也就是说有 1 个人获益的同时会有 10 个人不能获益。这样可以比较直观地看出来要不要用 A 药防治低血压。

六、举个例子

1. Analyses of the efficacy endpoints were based on hazard ratios (HRs) using Cox proportional hazard models, with corresponding 95% CIs, and survival curves were estimated using the Kaplan-Meier method....Side-effects and secondary outcomes were compared between treatment groups using odds ratios (ORs) and Fisher exact significance tests.

250 breast cancers have been reported [85 anastrozole(4.4%) *vs* 165 placebo(8.5%)], with a highly significant 49% reduction for all breast cancer with anastrozole (HR 0.51, 95% CI 0.39 ～ 0.66, $P < 0.000\ 1$)....

Overall, a 28% reduction in cancer incidence at non-breast sites occurred (147 *vs* 200 cases, OR 0.72, 95% CI 0.57 ～ 0.91, *P*=0.004 2). ...

IBIS-Ⅱ研究是一项 RCT，观察的是 5 年的乳腺癌发生率，每年进行随访。数据为生存数据，用 Cox 回归计算了 HR。次要研究指标不涉及时间，计算了 OR。

2. For the primary outcome, the prevalence of pre-eclampsia was lower in the calcium group [69(23%) of 296 *vs* 82 (29%) of 283, a reduction of 20%]; however, the difference was not significant [RR 0.80 (95% CI 0.61 ～ 1.06); *P*=0.121; table 4]. There were no significant differences in secondary outcomes. The prevalence of pre-eclampsia or pregnancy loss, or both, was 33% in the calcium group and 41% in the placebo group [RR 0.82(95% CI 0.66 ～ 1.00); *P*=0.050], which was of borderline significance.

这项 RCT 分析的是 RR。

3. After multivariable analyses, patients in the GWDR group had a significantly lower risk of experiencing mild pain (1 ～ 3/10) than the GWR group (OR, 0.30; 95% CI, 0.17 ～ 0.55; *P* < 0.001). Patients undergoing minor surgery had a significantly lower risk of suffering from mild pain than patients undergoing major surgery (OR, 0.34; 95% CI, 0.15 ～ 0.79; *P*= 0.012).

这项回顾性观察性研究的指标是 OR。

4. Both crude and adjusted odds ratio with respective 95% confidence intervals and *P* value was used to measure the strength of association between dependent and independent variables.

Variables	Category	Preconception care utilization		COR(95% CI)	P-value	AOR (95%)	P-value
		Yes Freq. (%)	No Freq. (%)				
Women's education	No formal education	1 (9.1)	10 (90.9)	0.36 (0.107, 1.225)	0.102	1.38 (0.066, 28.562)	0.824
	Read & write	5 (21.7)	18 (78.3)	1.0 (0.532, 1.900)	0.987	2.39 (0.652, 8.771)	0.189
	Primary education	25 (15.2)	140 (84.8%)	0.65 (0.446, 0.937)	0.021	0.92 (0.445, 1.844)	0.812
	Secondary education	24 (23.1)	80 (76.9)	1.09 (0.740, 1.593)	0.674	1.66 (0.806, 3.416)	0.170

该研究计算了粗 OR 和校正 OR。

第五节　变量与数据

变量的英文 variable 意思是"可以变化的"，其本质就是"具有可变化特征的因素"或者是"对某一个特征的测量"。在研究中，变量就是我们观察到和要分析的一类指标和对象。变量值（variable value）就是变量所对应的特征或数量（注意不是只有数字才叫值）。例如，某研究中心率是变量，对应的变量值是 60 次 / 分、62 次 / 分…等一系列数值；某研究中性别是变量，对应的变量值是男和女（当然计算的时候我们会用 0 和 1 代替）。让我们一起来看看那些年让我们晕头转向的变量。

一、按作用对变量进行划分

按变量在研究中的作用可将其分为自变量（independent variable）、因变量（dependent variable）、控制变量（control variable）、中介变量（mediator）和调节变量（moderator）等。

1. 自变量　自变量是 independent 的变量，也就是谁都不依赖。在研究中，自变量是去引起、解释、预测因变量的，也被叫作预测变量 / 解释变量（predictor variable/explanatory variable）。

2. 因变量　是 dependent 的变量，它依赖谁呢？依赖自变量。自变量一变，因变量就跟着变，所谓的"因为别人而改变"，所以叫因变量（我以前总稀里糊涂以为因变量就是"因果"中的"因"的意思，还在想为什么自变量 / 因变量不叫因变量 / 果变量呢，实则完全反了）。在研究中，因变量是被引起、被解释、被预测的东西，也被叫作结果变量（outcome variable）。

我们的研究就是为了搞清楚自变量和因变量之间的关系。我们的研究假设就是对这两者之间未经检验关系（empirical relationship）可以验证的假设。所以每个研究假设对应的是一对自变量 - 因变量的关系，如果要讨论多个自变量和因变量，就需要一系列的假设。

☆知识拓展

研 究 假 设

在本书中我们未专设章节对研究假设做介绍，因为它确实太基础了。但我们要牢记研究假设的几大原则：①研究假设要能清楚说明一个自变量与一个因变量之间是有关联的；②研究假设要能清楚说明自变量和因变量之间是怎样关联的（direction of relationship）；③研究假设应该是可以验证的（testable）。我们日常读文献的时候首先就要梳理出文章中的研究假设，并分析出自变量、因变量及二者关系。

3. 控制变量　指除自变量之外，一切能使因变量发生变化的变量。这类变量是应该加以控制的，如果不加控制，它也会造成因变量的变化。因此，只有

☆☆☆☆

将自变量以外一切能引起因变量变化的变量控制好，才能弄清试验中的因果关系。可以想象，对于任一被解释变量，控制变量都很难穷尽。所以在真实的实证研究中我们只选择有代表性的控制变量。名为"皮圣雷"的知乎答主打了个比方，我觉得特别生动，他说控制变量的本质作用就在于应付抬杠。比如我说今天的鱼好吃是因为新鲜，我们家爱抬杠的先生说为啥不是因为他买了瓶好酱油，那我就要控制一下酱油这个变量才能证实确实是因为新鲜才好吃。在这样的一段描述中"保持酱油类型（Z）不变，鲜度（X）每增加 1 个单位，好吃度（Y）增加 2 个单位"，X 是自变量，Y 是因变量，Z 是控制变量。

　　我们常见到的协变量（covariate）可以理解为是控制变量的一种，是一种既不是试验想要研究的自变量，也无法人为控制的控制变量（比如试验中室温可以控制，但体温不能控制）。协变量只能借助统计方法来加以控制。也有文章中写协变量是对因变量有影响但研究者不感兴趣的变量，我觉得好模糊。要多不感兴趣才叫不感兴趣呢？

　　4. 中介变量　在考虑自变量对因变量的影响时，如果自变量 X 通过第三者变量 M 来影响因变量 Y，则这里的第三者变量 M 就称为中介变量。图 3.5.1 中 X 为自变量，Y 为因变量，M 为中介变量。可以看到 X 通过 M 影响 Y。若 X 影响 Y 的总效应为 c，X 影响 Y 的直接效应为 c'，则 $c=ab+c'$。其中 ab 被称为中介效应。

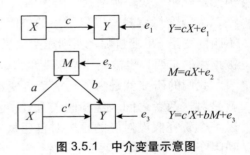

图 3.5.1　中介变量示意图

　　分析该变量是否是中介变量（中介分析，mediation analysis）一般采用结构方程，最简单的思路就是逐步进行三次回归：

　　首先是 X-Y，分别检验每一个变量（包括自变量和第三变量）的主效应是否显著；

　　第二步是 X-M，将自变量放入回归方程中，检验自变量的效应；

　　第三步是 X-M-Y，将第三变量也移入回归方程中，检验自变量的效应，若自变量的效应与之前相比大大减少甚至变为零，那么该变量的确就起到了中介的作用。

　　值得注意的一点就是，变量的中介作用必须建立在理论和现实的基础上，也就是说自变量必须在理论或现实上可以影响第三变量的变化，否则，即使数据支持该变量有中介效应，该结果也是无效的。

　　中介效应分析越来越受重视，这里我们略展示一下逐步法的 SPSS 实现。依次点击分析→回归→线性，进入线性回归对话框。第一步，M 放入对话框中的因变量，X 放入自变量，点击确认。这一步可分析 X 对 M 的效应是否显著（图 3.5.2）。第二步，Y 放入因变量，X 放入自变量（图 3.5.3），点击下一个，在下个页面的自变量处同时放入 X 和 M。这一步可分析 X 到 Y、M 到 Y 的效应是否显著（图 3.5.4）。结合起来就可以说明 M 是否为中介。

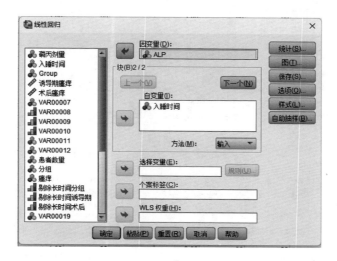

系数[a]

模型		未标准化系数		标准化系数	t	显著性
		B	标准错误	Beta		
1	(常量)	112.680	14.843		7.591	.000
	入睡时间	-.197	.108	-.181	-1.820	.072

a. 因变量：ALP

图 3.5.2　中介效应分析的 SPSS 实现（一）

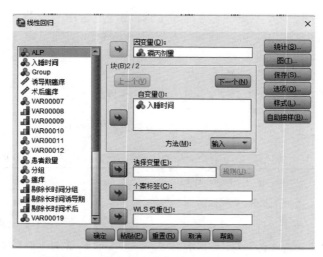

图 3.5.3　中介效应分析的 SPSS 实现（二）

☆☆ ☆ ☆

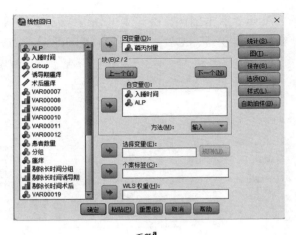

系数^a

模型		未标准化系数		标准化系数	t	显著性
		B	标准错误	Beta		
1	(常量)	14.376	.261		54.991	.000
	入睡时间	.000	.002	-.023	-.224	.823
2	(常量)	14.474	.331		43.763	.000
	入睡时间	-.001	.002	-.032	-.307	.759
	ALP	-.001	.002	-.050	-.486	.628

a. 因变量: 磷丙剂量

图 3.5.4　中介效应分析的 SPSS 实现（三）（请忽略示例中的数值）

5. 调节变量　如果变量 Y 与变量 X 的关系是变量 M 的函数，称 M 为调节变量。和中介变量不一样，X 不是通过 M 作用于 Y 的，M 只是影响了 Y 和 X 的关系（图 3.5.5）。举个例子，若学生行为是自变量 X，学生间关系是因变量 Y，老师的管教程度是 M。假如学生行为影响了老师的管教程度，而管教程度会影响学生间关系，则 M 是中介变量。假如老师的管教程度会改变学生行为对学生间关系的影响，则 M 是调节变量。调节变量和中介变量的区别见表 3.5.1。

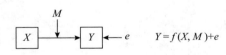

图 3.5.5　调节变量示意图

表 3.5.1　调节变量与中介变量的比较（节选自温忠麟等，2005）

	调节变量	中介变量
研究目的	X 何时影响 Y 或何时影响较大	X 如何影响 Y
关联概念	调节效应、交互效应	中介效应、间接效应
什么情况下考虑	X 对 Y 的影响时强时弱	X 对 Y 的影响较强且稳定
模型中 M 的位置	X、M 在 Y 前面，M 可以在 X 前面	M 在 X 之后、Y 之前

续表

	调节变量	中介变量
M 的功能	影响 Y 和 X 之间关系的方向（正或负）和强弱	代表一种机制，X 通过它影响 Y
M 与 X、Y 的关系	M 与 X、Y 的相关可以显著或不显著（后者较理想）	M 与 X、Y 的相关都显著
效应	回归系数 c	回归系数乘积 ab
检验策略	做层次回归分析，检验偏回归系数 c 的显著性（t 检验）；或者检验测定系数的变化（F 检验）	做依次检验，必要时做 Sobel 检验

6. **工具变量**　在前文"随机"部分我们提到过工具变量，确实很符合我们所说的工具人特性。我们这里对图 3.5.6 中的混杂因素只按 M 来讲。工具变量只对 X 有影响，与 Y 没关系，与 M 也没关系。它在分析中的作用是将 X 分解为与 M 有关和与 M 无关的部分，然后再与 Y 进行回归，从而说明去除了 M 干扰的纯净的 X 对 Y 的效应。所以在分析中工具变量是当自变量用的。我们来看看工具变量分析的过程，和中介分析一比较就明白了。

第一步，以工具变量为自变量，X 和 M 为因变量进行回归，得出 X 的估计值 X'；第二步，以 Y 为因变量，X' 和 M 为自变量进行回归，分析得出 X' 对 Y 的效应是否显著。是不是很工具人？中介分析千方百计是为了证明中介变量自己多么重要，而工具变量分析单纯地是为了赶走 M，留得一片河清海晏。

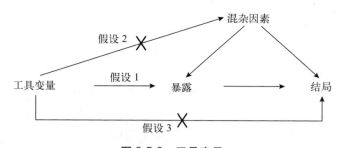

图 3.5.6　工具变量

二、按测量等级对变量进行划分

测量等级是指变量的值在多大程度上能被精准量化。按照量化程度从小到大可将变量分为名义变量（nominal）、有序变量（ordinal）、定距变量（interval）、定比变量（ratio）（因为后面有四类）。是不是看着很眼熟，SPSS 里数据表变量试图中会要求给每个变量选择对应的类型，下拉项里就是名义、有序和标度（图

☆ ☆ ☆ ☆

3.5.7）。标度包含了定序和定比两种。名义和有序是对对象的一种定性描述，定距和定比是对对象的一种定量描述。

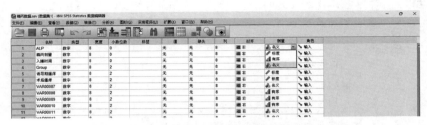

图 3.5.7 在 SPSS 变量页面中选择变量的类型

1. 名义变量 值无法排序也无法定量。例如性别，男和女没有大小也没有顺序。

2. 有序变量 值可以按一定逻辑顺序排序。例如量表中的不满意、满意和非常满意。

3. 定距变量 不仅可以排序，而且每个值之间的差值也是有意义的。例如温度，可以比较温度差。但其零点没有意义，换句话说，零点不代表没有。

4. 定比变量 比定距变量更进一步，集中了前三者的功能，而且计数零点是有意义的，0 就是没有。比如年龄，0 岁就代表没有年龄，不同年龄间差值有意义，而且是从小到大排序，所以年龄是定比变量。

三、按性质对变量进行划分

按性质变量可分为定量（numerical/quantitative）和定性（categorical/qualitative）两大类。

1. 定量变量 值具有实际测量的物理意义，比如人的身高、体重、血压等。可进一步分为两种类型。

（1）离散型变量（discrete）：代表数量是可以被数出来的，它可能是有限的，也可能是无限的。比如掷硬币 100 次正面朝上的次数（次数范围为 0 到 100，是有限的）；又如，掷硬币直到有 100 次是正面朝上的次数（次数范围为 100 到无穷大，是无限的）。

（2）连续型变量（continuous）：代表测量的结果是不能被数出来的，它只能被区间所描述。比如桶里有 20L 水，随机倒掉一部分，剩余的水量为 [0，20] 区间内的某一个值，9.4L，9.41L，9.416 789L 等，任何在 [0，20] 区间内的值都有可能。

2. 定性变量 值代表了被描述对象的性质，比如一个人的性别、婚姻状况、家乡等，也被叫作分类变量。定性变量可以用定量数据来表示，比如说描述性别

☆ ☆ ☆ ☆

时，1 代表男，2 代表女，但是这些数据不是实际测量的，并没有数学意义。这种只有两类的分类变量又称二分类变量（binary variable）。

四、举个例子

1. Correlation coefficients between all latent constructs of interest were estimated using structural equation modelling (SEM) in Mplus, version 7.3. In addition, Mplus was used to conduct mediation analyses. In order to test our hypotheses we conducted an overall structural equation model including every measurement model described above. Current symptoms of MD as outcome variable was regressed on PTSD symptoms (mediator variable) and CM (independent variable) and also PTSD symptoms on CM.

这项研究中，用 Mplus 软件通过结构方程模型进行中介分析。X 为 CM，Y 为 MD，M 为创伤后应激障碍（post traumatic stress disorder，PTSD）。先做 MD 对于 CM 和 PTSD 的回归，再做 PTSD 对 CM 的回归。

2. A mediation analysis is used to test how a given mediator (BaPWV) affects the relationship between an independent variable (TC) and an outcome variable (SBP), quantifying the overall effect (the association between the independent and outcome variables), the direct effect (the overall effect unaffected by the mediator), and the indirect effect (the effect of the independent variable on the outcome variable attributed to the mediator). The proportion of the effect is then calculated by dividing the indirect effect by the total effect, which represents the proportion of the total effect attributable to the mediator.

We performed a mediation analysis to better understand the relationships of SBP with TC and BaPWV. The mediation analysis showed that the total effect of the TC-induced SBP elevation was 1.34 in the whole cohort, among which the increase in SBP contributed to TC was mediated by arterial stiffness in more than half of the total effect (indirect effect, 0.73；percent mediated, 54.5%). The total effect of TC-induced SBP elevation was 1.46 in the males, which was slightly higher than that in the whole cohort, among which the increase in SBP contributed to TC was mediated by arterial stiffness in less than half of the total effect (indirect effect, 0.70；percent mediated, 47.9%).

例二方法描述较简单，计算了总效应、直接效应、间接效应，然后计算了间接效应与总效应的比值。例二还呈现了对中介分析结果的描述，这篇文章中不仅对结果进行了文字叙述，还绘制了中介效应的关系图（图 3.5.8）。

☆☆☆☆

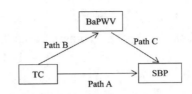

图 3.5.8　例二中的中介效应关系图

3. For categorical variables, we calculated the number of participants, number of missing values and percentages, and for continuous variables, we calculated the number of participants, number of missing values, minima, maxima, means, and SDs. Categorical variables were compared as relative risk (RR) with 95% CI.

对于分类变量，计算例数和百分比；对于连续变量，计算均值、标准差；分析分类变量的 RR 和 95%CI。

4. Generalised linear modelling (regression) methods were used where possible to estimate effect sizes with their corresponding 95% CI. Binomial regression was used for the primary outcome measure and other binary categorical measures, whereas multinomial regression was used for multi-category variables; Fisher exact tests were used in the presence of zero or very small frequency counts. Continuous measures were analysed by use of linear regression with mean differences or by Mann–Whitney U tests with median differences, according to their distributions. Analyses were done with Stata/SE version 12.1. Statistical significance was set at 5% for primary outcomes and at 1% for secondary outcomes.

不同的变量用了不同的分析方法。

第六节　多重检验

我们经常在临床研究中遇到需要处理多重性（multiplicity）问题的时候。所谓多重性是指在一项研究中要经过不止一次的统计推断才能得出最终研究，比如说多个组之间的两两比较，要 A-B、B-C、A-C 比较一遍才能知道谁最好。对于确证性临床试验，这种好几次的统计推断有可能增加总Ⅰ类错误率。这个很好理解，猜好几次就容易使总的猜错次数增加。但我们知道把总Ⅰ类错误率控制在合理水平是统计学的基本准则，因为Ⅰ类错误的增大会导致将一个无效或劣效的干预推向临床应用，这是很糟糕的。所以，假如多重性问题使得总Ⅰ类错误率可能增加，我们就需要采用恰当的决策策略和分析方法将其控制在合理水平，这一过程称为多重性调整（multiplicity adjustment）。

☆ ☆ ☆ ☆

一、相关概念

1. α 消耗函数（α spending function）　当某个临床研究分若干阶段进行整体决策时，每个阶段都要消耗一定的 α，随着研究进展，研究所完成的比例（如 1/3、1/2、60% 等）与累积的 I 类错误率呈现某种函数关系，就称 α 消耗函数。

2. 总 I 类错误率（family-wise error rate，FWER）　是指在同一试验所关注的多个假设检验中，至少一个真的原假设被拒绝的概率。控制 FWER 往往意味着要把总 α 拆分到各次统计检验中去。

3. Bonferroni 法　基本思想是各个独立检验的名义水准之和等于 FWER 水平 α，即 $\alpha_1+\alpha_2+\cdots+\alpha_i\cdots+\alpha_m=\alpha$（$m$ 是独立检验的个数）。各名义水准可以相同（$\alpha_i=\alpha/m$），也可以不同，与各个检验假设的优先顺序相关。

4. 名义检验水准（nominal level）　对于多重检验中某一假设检验的检验水准称之为名义检验水准，又称局部检验水准，用 α_i 表示。

5. 平行策略（parallel strategy）　又称单步法，是指所包含的各个假设检验相互独立，平行进行，与检验顺序无关，就像一种并联关系，每个假设检验的推断结果不依赖于其他假设检验的推断结果。

6. 序贯策略（sequential strategy）　又称多步法，是指按一定顺序对原假设进行检验，直到满足相关条件而停止检验，就像一种串联关系，前一个假设检验的结果根据设定条件将决定是否进行后续的假设检验。

二、常见的多重性问题

哪些情况下需要多次的检验呢？临床试验中常见的多重性问题包括多个终点、多组间比较、亚组分析、期中分析、纵向数据不同时间点的分析等方面。

1. 多个终点

（1）主要终点：在"第 1 章第十二节　主要结局指标"中我们对多个终点指标做了介绍，大家还记得吗，有的时候我们的研究中会有两个或以上的主要终点指标。这种多终点指标的统计检验又分为两种情况：每个终点指标都要求要有统计显著性才可以，或者只要有一个终点指标有统计学显著性就行。

①多个主要终点均要求显著。这种情况不会导致 I 类错误膨胀，因为这种情况要求所有原假设都被拒绝才能得出结论，每次检验的 α 值都是总 α 值。但这会增大 II 类错误和降低检验效能。"第 1 章第十二节　主要结局指标"提到过，主要终点指标个数越多、相关性越弱，检验效能就降得越低。因此，这一情形无须多重性调整，但应留意对检验效能的影响。

②多个主要终点中要求至少一个终点显著。结论有多种可能，比如指标是 A 和 B，则结论可能是 A 显著 B 不显著、A 不显著 B 显著、A 和 B 都显著三种。

所以此种情况下需要多重性调整。

（2）次要终点：有些次要终点可能用于支持药品说明书声称的获益，一般被称为关键次要终点。此时，应将关键次要终点与主要终点共同纳入 I 类错误控制。只有主要终点的检验认为整体显著后，才考虑关键次要终点的检验。

（3）复合终点：是将多个临床相关结局合并为一个单一变量。如果将某一复合终点作为单一主要终点，将不涉及多重性问题。但是，如果同时将复合终点中某一组成部分（如某一事件或构成量表的某一维度）用于支持药品说明书声称的获益，应将其定位于主要或关键次要终点，则需进行多重性调整。

（4）探索性终点：无须考虑多重性调整。

（5）安全性终点：如果安全性终点（事件）是确证性策略的一部分，即用于支持药品说明书声称的获益，则应事先确定，并将其与主要疗效终点所涉及的多重性问题做同样处理。此时，安全性评价和有效性评价均应控制各自的FWER。需注意，在临床试验的实践中，由于安全性事件具有很大的不确定性，有时难以事先规定主要安全性假设，因此，对于多个安全性终点（通常是严重的不良反应）的确证性策略可能会基于事后的多重性调整策略，此时应充分说明其合理性，并与监管机构达成共识。

2. 多组间比较

（1）三臂设计：多用于非劣效试验，安排的三个组分别是试验组、阳性对照组和安慰剂组。此时，统计假设应该考虑三种情形：①试验组与安慰剂组比较的优效性；②阳性对照组与安慰剂组比较的优效性；③试验组与阳性对照组比较的非劣效性（和可能的优效性）。对于这一多重性问题，如果三个假设检验的结果均显著才可认为试验药物有效，无须多重性调整；否则需根据情况考虑是否需要多重性调整。

（2）剂量 - 反应关系：在 II 期试验中，剂量探索研究多用于估计剂量 - 反应关系，通常基于统计模型证明临床效应与剂量增加总体呈正相关关系，不需要对不同剂量组和安慰剂组之间进行比较，故无须控制 FWER。但是，如果剂量反应研究作为确证性策略的一部分，就需要控制 FWER。

在确证性临床试验中，剂量探索通常是基于假设检验进行多剂量组间的比较，旨在选择和确证试验药物在特定患者人群中推荐使用的一个或多个剂量水平，此时必须控制 FWER，如采用基于 P 值的多重检验，或基于参数方法的多重检验（如 Dunnett 检验）（参看后文表 3.6.1）。

（3）联合用药和复方药：联合用药是指治疗用药同时使用两种或以上的药物，复方药是指治疗用药由两种或以上的药物组合而成。其统计检验以推断联合用药组是否优于其他各组为主，这将不会导致 I 类错误膨胀，因为只有所有假设均显著的情况下方可证明联合治疗的疗效。

3. 纵向数据不同时间点的分析　纵向数据即基于时间点的重复测量数据，是临床试验常见的数据类型。此类数据与时间点相关的分析分两种情况，一种是在不同时间点进行组间比较；另一种是比较处理组内不同时间点的效应。

假设研究设计只有一个主要终点且只涉及两个处理组（多于一个主要终点或多于两个处理组的多重性问题上文已述及），如果主要终点评价被定义为在多个时间点中的某一个时间点（如最后一个访视点）进行处理组间的比较，其他时间点的组间比较被视为次要终点评价，则不涉及多重性调整；如果主要终点评价被定义为在不止一个时间点进行处理组间的比较，若其所有相关时间点的组间比较达到显著才认为有效，就无须多重性调整，否则就需要多重性调整。

对于比较处理组内不同时间点效应的情形，如果目的是通过时间点之间的比较确证最佳时间点的效应，即当时间效应成为确证性策略的一部分时，就需要多重性调整；否则无须多重性调整。

如果希望回避纵向数据的多重性调整问题，一种可能的解决方案是将不同时间点的效应转换为折线下的面积，例如治疗后不同时间点的疼痛视觉模拟评分法（visual analogue scale，VAS）评分可以转化为折线下面积以代表治疗后总的疼痛评分，即把多个变量转化为一个变量，但相应地，在这种转换之后，每个时间点的组间比较就无法实施了。另一种可能的解决方案是对重复测量数据用单个模型分析，如重复测量方差分析或混合效应模型。

4. 亚组分析　通常用于说明试验药物在某一特定亚组人群中的疗效或者各亚组之间疗效的一致性。如果特定亚组的分析用于支持药品说明书声称的获益，则需要综合考虑总人群和亚组人群的多重性问题，同时还要注意保证亚组有足够的检验效能。反之，如果亚组分析不用于支持药品说明书声称的获益，则无须多重性调整。

5. 期中分析　在研究过程中需要进行多次决策，所以 FWER 的控制显得尤为重要，多重性调整的策略和方法也复杂多样。在制订临床试验方案时，应仔细考虑并预先设定恰当的多重性调整策略和相应的统计方法。

6. 复杂设计　对于用于确证性目的的篮式设计、伞式设计、平台设计等涵盖多疾病领域、多种药物、跨研究的复杂设计，由于同时开展多个分题研究，涉及多重决策的问题。但由于这些分题研究多是独立的研究且回答特定的临床问题，如适用疾病、目标人群等，故一般无须多重性调整。

但是，对于复杂设计分题研究的目标人群有较大重叠时，以及对于多个分题研究使用同一个对照组时，是否需要多重性调整，应视具体情况而定。此时，建议申办方与监管机构进行充分沟通。

7. 不需要调整的多重性问题　包括但不限于以下情形（均不包含有效性的期中分析）。

☆ ☆ ☆ ☆

（1）针对单一主要终点的非劣效试验的标准三臂设计，所有假设检验结果均显著才被视为有效。

（2）针对单一主要终点，检验假设为固定顺序，每一步的检验水准与 FWER 水平相同。

（3）针对多个主要终点，当且仅当所有终点的假设检验结果均显著才被视为有效。

（4）针对多个均不以说明书声称的获益为目的的次要终点。

（5）有效性和安全性评价应分别独立控制 FWER，两者间无须调整。

（6）对于篮式设计、伞式设计、平台设计等跨研究的复杂设计，如果分题研究多是独立的研究且回答各自的临床问题，如适用疾病、目标人群等。

（7）在统计分析过程中，对同一主要终点指标，可能会对不同的分析数据集进行分析，只要事先定义以哪个分析数据集为主要结论依据即可，无须多重性调整。

（8）对同一数据集采用不同的统计模型或同一模型采用不同的参数设置，只要事先定义主分析模型，无须多重性调整。

（9）根据不同的假设进行敏感性分析，例如采用不同的缺失数据估计方法填补后的分析，对离群值采用不同处理后的分析等，无须多重性调整。

三、多重性问题的基本解决思路

临床试验的多重性问题的基本解决思路如图 3.6.1 所示。第一步，根据研究目的和试验方案，梳理出可能的多重性问题。第二步，判断哪些多重性问题需要多重性调整，哪些不需要。第三步，进入多重性调整过程。先判断是做一次

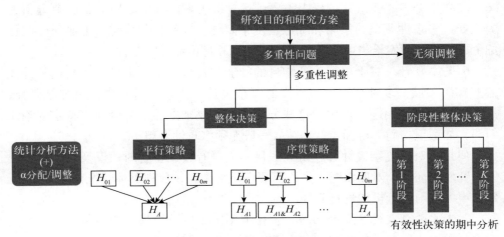

图 3.6.1　多重性问题的解决思路（国家药品监督管理局药品审评中心，2020）

整体决策还是分阶段做若干次整体决策（如基于有效性决策的期中分析），对某一个整体决策而言可采用平行策略、序贯策略或平行＋序贯策略，最后根据所选策略确定每一个检验假设（局部决策）所对应的统计分析方法和名义水准 α_i 的分配策略。

四、多重性调整的策略与方法

多重性调整的策略与方法取决于试验的目的、设计、统计假设及其分析方法，并且可以从决策策略、调整方法和分析方法三个层面考虑。

1. 多重性问题的决策策略　分为平行策略（或称单步法）和序贯策略（或称多步法）。除了从局部决策到整体决策的过程外，还有分阶段的整体决策，例如出于有效性决策为目的的期中分析。

（1）平行策略：指所包含的各个假设检验相互独立，平行进行，与检验顺序无关，就像一种并联关系，每个假设检验的推断结果不依赖于其他假设检验的推断结果。图 3.6.2 是平行策略的示意图，H_{0i} 为第 i 个原假设（$i=1$，2，$\cdots$，m），m 为假设检验的个数；H_A 为整体备择假设，即整个研究结论对应的假设，H_{Ai} 为第 i 个备择假设；α 为 FWER 水平，α_i 为第 i 个名义检验水准。

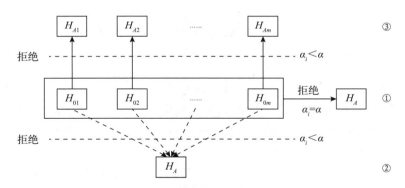

图 3.6.2　多重性问题的平行策略示意图

平行策略有以下三种情形：

①如果所有假设检验均显著才被认为是阳性结论，则无须多重性调整，每个检验的名义水准与 FWER 水平相同（$\alpha_i=\alpha$）。

②如果其中至少一个假设检验结果显著就被认为是阳性结论，则需要多重性调整（$\alpha_i < \alpha$）。如果采用 Bonferroni 法，每个终点的名义检验水准可以相同也可以不同，但其和为 FWER 水平，即 $\alpha_1+\alpha_2+\cdots\alpha_i=\alpha$。

③在整体结论为阳性的前提下，并基于多重性调整（$\alpha_i < \alpha$）的检验结果，可进一步对某个或某几个备择假设是否成立做出独立的推断，也就是局部决策。

★☆☆☆

可采用 Bonferroni 法或 Šidák 法。

（2）序贯策略：指按一定顺序对原假设进行检验，直到满足相关条件而停止检验，就像一种串联关系，根据设定条件前一个假设检验的结果决定是否进行后续的假设检验。序贯策略中假设检验的顺序以及相应的多重性调整方法的不同对整体结论的影响也不同，这一点在设计阶段尤其要注意。序贯策略的检验效能通常优于平行策略，但其置信区间的计算较为复杂甚至难以估计。序贯顺序分为固定顺序和非固定顺序两种方式，如图 3.6.3 所述。

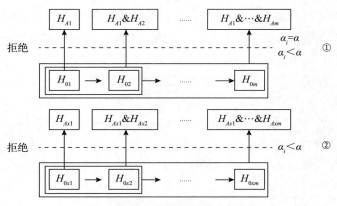

图 3.6.3　多重性问题的序贯策略示意图
①固定顺序；②以向下法为例

①固定顺序策略：假设检验的顺序需事先确定，假设检验以既定顺序依次进行，直到某一个假设检验不拒绝原假设（不显著）为止，而最终的推断结论为该假设前面的阳性检验结果均被接受，否则就都不接受。是否调整 I 类错误取决于是否所有假设都同等重要。

②非固定顺序策略：以向下法为例，假设检验的顺序按事先规定以检验统计量由大到小（P 值由小到大）排序，图 3.6.3 中下标"x"表示顺序位次在试验设计阶段无法确定，只能在事后求出检验统计量后才能确定。该策略需要做多重性调整（$\alpha_i < \alpha$），每个假设有各自的名义检验水准。假设检验以规定的顺序依次进行，直到某一个假设检验不拒绝原假设（不显著）为止，而最终的推断结论为该假设前面的阳性检验结果均被接受，否则就都不接受。

（3）分阶段的整体决策策略：指将整体决策按照时间顺序分阶段进行，其典型代表是出于有效性为目的的期中分析，每个阶段都进行一次整体决策，确定试验因有效或无效提前终止还是继续。每一阶段的整体决策可以采用平行策略或序贯策略。每个阶段都会消耗一定的 α，需要调整。各阶段的名义检验水准 α_i 可以相同，也可以不同（图 3.6.4）。

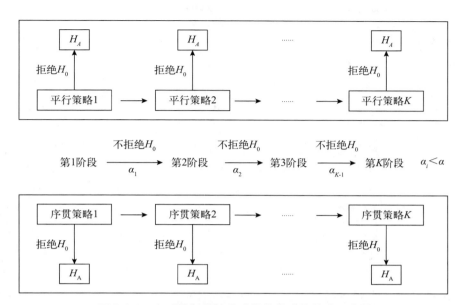

图 3.6.4　多重性问题的分阶段整体决策策略示意图

2. 多重性调整方法　实质上是通过调整整体决策中每一个独立假设检验的名义检验水准 α_i 以达到控制 FWER 的目的。

（1）平行策略的多重性调整方法

① Bonferroni 法：基本思想是各个独立检验的名义检验水准之和等于 FWER 水平 α，即 $\alpha_1+\alpha_2+\cdots+\alpha_i+\cdots+\alpha_m=\alpha$。各名义水准可以相同（$\alpha_i=\alpha/m$），也可以不同，后者往往按各个检验假设的优先顺序确定。例如，某临床试验设有 3 个主要终点，需要进行 3 次假设检验，设定 $\alpha=0.05$。如果 3 个主要终点的优先顺序相同，则每个检验的 α_i 相同，均为 0.016 7（$=0.05/3$），则每个假设检验的 P 值小于 0.016 7 才被认为该检验显著；如果 3 个主要终点的优先顺序不同，如设置 α_1、α_2 和 α_3 分别为 0.030、0.015 和 0.005，则每个假设检验的 P 值小于所对应的 α_i 才被认为该检验显著。该法较为保守，各检验统计量正相关程度越高越保守。尽管如此，由于该法简单，其应用最为广泛，而且其思想为许多方法所借鉴，如后述的 Holm 法、Hochberg 法、回退法等。

② 前瞻性 α 分配法（prospective alpha allocation scheme，PAAS）：与 Bonferroni 法思想相近，可理解为各个假设检验的名义检验水准互余的乘积等于 FWER 水平 α 的互余，即：$(1-\alpha_1)(1-\alpha_2)\cdots(1-\alpha_i)\cdots(1-\alpha_m)=(1-\alpha)$。例如，一个有 3 个终点的临床试验，其中两个终点被指定分配了 α_i 值，$\alpha_1=0.02$、$\alpha_2=0.025$，若设 α 为 0.05，则根据上式有 $0.98\times0.975\times(1-\alpha_3)=0.95$，求得第 3 个终点的 α_3 为 0.005 7。如果采用 Bonferroni 法，则第 3 个终点的 α 值为 0.005。

☆ ☆ ☆ ☆

可见 PAAS 法分配的 α_3 要高于 Bonferroni 法。如果 3 个原假设的 α_i 等权重分配，则基于 Šidák 法求得 α_i 为 0.016 95，略高于 Bonferroni 法分配的 0.016 7。因此，PAAS 法较 Bonferroni 法可略微增加检验效能。

（2）序贯策略的多重性调整方法

①向下法（Holm 法）：是一种基于 Bonferroni 法的检验统计量逐步减小（P 值逐步增大）的多重调整方法。该法首先计算出各检验假设的 P 值后，将各 P 值按从小到大排序，记为 $P_1 < P_2 < \cdots < P_m$，其相对应的原假设为 H_{01}，H_{02}，$\cdots H_{0m}$，然后按照 P 值从小到大顺序依次与相对应的 α_i 进行比较。第一步从最小的 P 值开始，检验原假设 H_{01}，如果 $P_1 > \alpha_1$（$=\alpha/m$），则不拒绝原假设 H_{01}，并停止检验所有剩余的假设；如果 $P_1 < \alpha_1$，则拒绝 H_{01}，H_{A1} 成立，进入下一个检验。第 2 个检验的名义水准 $\alpha_2 = \alpha/(m-1)$，将该检验的 P 值与 α_2 比较，若 $P_2 > \alpha_2$，则停止检验余下的假设；否则，H_{A2} 成立，并进入下一个检验。以此类推。

②向上法（Hochberg 法）：是一种基于 Bonferroni 法的检验统计量逐步增大（P 值逐步减小）的多重调整方法。首先计算出各检验假设的 P 值，将各 P 值按从小到大排序，记为 $P_1 < P_2 < \cdots < P_m$，然后按照 P 值从大到小顺序依次与相对应的 α_i 进行比较。第一步从最大的 P 值开始，名义水准为 α；若不拒绝 H_{0m}，进入下一步检验。第 2 个检验的名义水准 $\alpha_{m-1} = \alpha/2$，第 3 个检验的名义水准 $\alpha_{m-2} = \alpha/3$，以此类推。需要注意，Hochberg 法在满足终点变量独立或检验统计量正相关条件才能实现 FWER 强控制。

③回退法：对于固定顺序策略不做多重性调整的情况，由于固定顺序的限制，一旦前一个检验结果不显著，后续的其他检验将终止，这种策略可能失去发现有意义的研究假设的机会。回退法就是针对这种情况的。事先根据固定顺序策略对各假设排序，并采用 Bonferroni 法确定每个检验的 α_i，然后依顺序进行检验。该法首先在 α_1 水平检验 H_{01}，如果拒绝 H_{01}，则在 $\alpha_1 + \alpha_2$ 水平检验 H_{02}；如果不拒绝 H_{01}，则在 α_2 水平检验 H_{02}，余类推。该法具有两个特点，一是在前一个原假设未被拒绝时，仍可继续后续的检验；二是如果前一个检验显著，其对应的 α_i 可以叠加到下一个检验的名义水准，体现了 α_i 的传递思想。对于固定顺序策略是否采用多重性调整各有利弊，需权衡之。

（3）期中分析常见的 α 分割方法：详见"第 2 章第八节　期中分析"。

3. 多重性分析方法　多重性调整确定的是检验水准，那么具体用的统计分析方法是什么呢？对于不同数据类型的多个终点（如定量、定性、生存时间），组间比较会用到不同的统计分析方法。解决多重性问题的统计分析方法众多，每种方法都有其优势与不足（表 3.6.1 和表 3.6.2）。

☆ ☆ ☆ ☆

表 3.6.1　常见多重比较方法

分类	方法	特点
基于 P 值的方法或非参数方法	Bonferroni 方法	简便、常用、保守
	Holm 法	基于 Bonferroni 方法，把握度稍高
	Shaffer 法	多用于多个原假设之间有逻辑关系的成对比较
	固定顺序的检验方法	不需要进行多重性校正
	Simes 全局检验	把握度高于 Bonferroni，不能对单个假设下结论
	Hommel 法	基于 Simes 检验，把握度高于基于 Bonferroni 方法的 Holm 检验
	Hochberg 法	基于 Simes 检验，把握度高于 Holm 检验但低于 Hommel 检验
参数方法	Dunnet 及其逐步法	对数据分布要有求，把握度高（统计量服从多元正态分布或多元 t 分布时）
基于重复抽样的方法	bootstrap 法和 permutation 法	在控制 FWER 的同时还能保证较高的检验效能；其不足之处在于它所基于的经验分布难以验证从而导致估计的准确性不足，此外它更依赖于大样本。因此，该类方法在临床试验中少有实践，需慎重使用

表 3.6.2　单一指标单一阶段多组比较的多重分析方法

定量结局	统计分析方法
两两比较	基于方差分析的 LSD 法、SNK (Student-Neuman-Keuls) 法、Scheffe 法、Tukey 法、Levy 法、Ryan 法、Duncan 法
多组与参照组比较	Dunnett 法、Dunnett-SNK 法、Dunnett-Levy 法
定性结局	通过变量变换（如反正弦变换）成为定量变量，然后采用上述定量变量的分析方法
生存时间结局	基于 Kaplan-Meier 法的 Log-rank 检验 (Mantel-Cox 法)、Breslow 法 (扩展 Wilcoxon 法)、Tarone-Ware 法

以多组均值比较为例，我们来看一下在 SPSS 里方差分析的事后多重检验方法勾选页面（图 3.6.5）。

（1）两两比较方法

① LSD 法：最小显著性差异法（least significance difference），实质是 t 检验，并未对检验水准做出任何校正，所以对差异最为敏感，但比较次数过多时会增大 I 类错误的概率。

☆ ☆ ☆ ☆

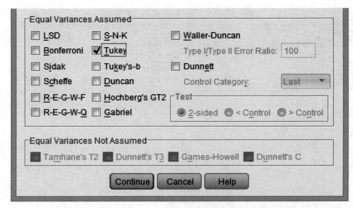

图 3.6.5　SPSS 里方差分析的事后多重检验方法勾选页面

② Sidak 法：Sidak 校正在 LSD 法上的应用。每次比较的显著性水平 α 会随着比较次数的增多而减小，灵敏度比 LSD 法低。

③ Bonferroni 法：Bonferroni 校正在 LSD 法上的应用，灵敏度低于 Sidak 法。当比较的次数较多，比如 10 次以上，会出现较多的假阴性结果。

④ Scheffe 法：当各组人数不相等，或者想进行复杂比较时，用此法比较稳妥。它检验的是各个均数的线性组合，而不是只检验某一对均数间的差异，方法相对比较保守，检验效能高，适用多种情况。

⑤ Dunnet 法：常用于多个试验组与一个对照组间的比较，对数据分布要有求，把握度高（统计量需服从多元正态分布或多元 t 分布时）。

（2）同质亚组方法

① SNK 法：全称为 Student-Newman-Keuls 法。它实质上是根据预先指定的准则将各组均值分为多个亚组，利用 Studentized Range 分布来进行假设检验，并根据所要检验的均值个数调整总的"弃真"错误概率不超过设定的显著性水平。

② Tukey 法：灵敏度不如 LSD，一般用于样本容量相同的组之间均数的比较。

③ Duncan 法：其思路与 SNK 法相类似，只不过检验统计量服从的是 Duncan's Multiple Range 分布。

五、举个例子

To account for the 3 independent tests, a 2-sided Bonferroni-adjusted type I error of 0.017 was used for each test.

After adjusting for baseline adherence, time in the study, and paternal education, the difference in proportion of patients with mercaptopurine adherence rate 95% or

☆　☆　☆　☆

higher in the intervention and education groups did not reach statistical significance at the prespecified P value of 0.017 [entire cohort, OR, 1.33(95% CI, 1.0 ～ 2.0); P =0.08; patients ＜ 12 years old, OR, 1.53 (95% CI, 1.0 ～ 2.2); P =0.04; patients ≥ 12 years old, OR, 0.8 (95% CI, 0.6 ～ 1.8); P = 0.80].

We showed that all three treatment pathways and monotherapies had similar analgesic efficacy.

在 OPTION-DM 研究中，主要研究指标进行了三次统计检验，用 Bonferroni 调整 I 类错误为每次检验 0.017，三次检验的结果为 P 值均大于 0.017，由此结论为三种干预方式效果无差异。

第七节　亚组分析

"研究结论是否在重要的亚组之间保持一致？"是我们在结果分析中应当回答的一个重要问题。对于整体人群为阳性的结果，亚组分析有助于验证试验结果的内部一致性或探索最适用的对象。对于整体人群为阴性的结果，亚组分析有助于揭示在特定人群中疗效如何，从而为下一步研究提供假设。

一、亚组分析的类型

亚组分析包括两类：①在临床试验设计之初就有了明确的计划，即确证性亚组分析（事先）；②在临床试验结束后才决定进行，即探索性亚组分析（事后）。确证性亚组分析的结果比探索性亚组分析的结果更为可靠。随意使用亚组分析（如过度滥用或以 P 值为导向的亚组分析）可能会导致严重的后果，人为夸大或降低研究结果。

二、亚组分析的随机性

维持亚组分析随机性的最好办法是按亚组进行了分层随机化，这样可以确保亚组内随机性。

三、多重性校正

进行亚组分析要对检验水准进行多重性校正，以控制 I 类错误的膨胀。详见"多重检验"相关章节。

四、亚组分析结果的报告

推荐用森林图展示亚组分析的结果。在结论中要避免过度地解释或推断。

☆☆☆☆

第八节　敏感性分析

敏感性分析（sensitivity analysis）是为了验证结果的稳健性（robustness）的，也就是说换个角度看这个结果还是不是这个样子。国际人用药品注册技术协调委员会（ICH）在其统计学指导原则 *ICH Harmonised Tripartite Guideline Statistical Principles Clinical Trials E9* 中对敏感性分析的正式定义是"针对同一估计目标，在偏离基本建模假设和有数据局限性时，基于不同的假设来探索主要估计量推断结果的稳健性而进行的一系列分析"。

一、敏感性分析的不同角度

既然是换个角度看问题，那么，可以从哪些角度来进行敏感性分析呢？如表 3.8.1 所总结，数据分析的时候对照着这个表捋一遍就基本圆满了。其中有些内容我们会有相应的章节详细讲解，如缺失数据的处理和数据集等。其他的我们在本部分作介绍。

表 3.8.1　敏感性分析的不同角度（改编自谷鸿秋，2018）

角度	切入点	方法
数据	离群值	①标准差法，Z 值法 ②比较纳入和剔除离群值的分析结果 ③稳健回归
	缺失值	①比较缺失与非缺失人群特征 ②插补后分析 ③标记缺失观测
人群	脱落病例	对 ITT/ 遵循方案集 / 实际治疗集进行分析
	不同亚组	亚组分析
定义	变量 X 与 Y 的定义	更换定义后再分析
统计方法	协变量	①校正或不校正协变量对比 ②更换不同的统计模型校正：多因素回归、倾向性评分、工具变量法
	中心效应	①比较是否考虑群组效应的差异 ②比较不同方法处理群组效应的差异
	竞争风险	①比较是否考虑竞争风险的差异 ②比较不同方法处理竞争风险的差异
分布假定	正态和非正态	对数据进行转换 比较参数和非参数检验结果
	泊松和负二项分布	比较基于泊松分布和负二项分布的结果
	频率派和贝叶斯方法	比较基于频率派和贝叶斯方法的分析结果

二、几种敏感性分析

1. **离群值**　在"脱落与剔除"部分我们简单介绍过离群值，对于这些鹤立鸡群的家伙，我们的目标就是先识别它们，随后比较剔除和不剔除离群值的分析结果，或者用不太受它们影响的分析方法。

识别的过程比较简单直观的是标签法。包括如下 4 种方法。

①标准差法：当数据超过 3 倍标准差即为离群值。

② Z 值法：先将数据进行 Z 值转换，Z 值的绝对值超过 3 则为离群值。

③改良的 Z 值法：计算时用中位数和绝对中位差取代均数和标准差。

④箱线图法：箱线图包含了中位数、低分位数（Q_1）、高分位数（Q_3）、低极值（$Q1 - 1.5IQR$）以及高极值（$Q_3 + 1.5IQR$），离群值的定义为区间 $[Q_1 - 3IQR, \ Q_3 + 3IQR]$ 以外的值。

除了比较纳入、剔除离群值的分析结果外，对离群值的敏感性分析还可采用稳健回归。稳健回归既不会把异常数据完全排除在外，又不像一般方法将异常值和非异常值完全同等对待。简单地说，稳健回归分析可以视作根据观测值权重分析的加权最小二乘法，对不同数据点给予不同权重，小残差的大权重，大残差的小权重，从而减小了异常值对模型的影响。

☆知识拓展

Z 值

Z 值（Z score）就是把原始分数进行转换后变成的标准分数，这样就能让原来无法比较的数值变得可以比较。Z 值的计算公式为：$Z=$（原始值－均值）/ 标准差。

上文中还有一个概念叫绝对中位差（median absolute deviation，MAD），是指用原数据减去中位数后得到的新数据的绝对值的中位数，也就是 median（| 原数据 － 中位数 |）。比标准差更能适应数据集中的异常值。

2. **群组效应**　中心效应我们在相应章节介绍过。常规的统计模型均要求观测间互相独立，若观测间不独立，则需处理其相关性。同一个医师的患者、同一家医院的患者或者同一个社区的患者相比不同医师、不同医院或者不同社区的患者有更多的相似性，因此在统计模型中，常将其归为一个群组，以控制群组效应。同一个患者的不同时点的重复测量数据也属此类。控制群组效应，常用广义估计方程（generalized estimating equation，GEE）或混合效应模型。R

☆ ☆ ☆ ☆

平台的 geepack、lme4 软件包可分别实现 GEE 和混合效应模型。

3. 竞争风险　我们在"主要结局指标"部分介绍过。对于生存数据，当有多个结局事件且某结局事件的发生会影响甚至阻止其他结局事件的发生，就会存在竞争风险。如研究者关注卒中复发，一旦死亡提前发生，则无法观察到卒中复发结局。对于竞争风险，常见的处理策略如下。

（1）将多个事件打包整合成一个联合事件，采用 Kaplan-Meier 估计生存率，Log-rank 检验比较组间差别，Cox 比例风险模型估计风险比。将事件打包成联合事件，存在两个缺陷：一是联合事件不一定具有临床意义，可解释性差；二是无法精细分析各成分事件，造成信息损失。

（2）将其他事件视为删失，分别对每个事件估计累积发生率（cumulative incidence function，CIF），并采用原因别风险函数（cause-specific hazard function）估计风险比。原因别风险模型更适合回答病因学问题，反映协变量对无事件风险集人群的终点事件发生率的相对作用。

（3）将发生其他事件的研究对象仍纳入风险集，估计关注事件的 CIF，并采用次分布风险函数（sub-distribution hazard function）估计风险比，此即 Fine-Gray 模型。次分布风险函数更适用于估计疾病风险与预后，体现协变量对无关注事件风险集人群的终点事件发生率的绝对作用。

R 平台软件包 cmprisk 的 cuminc（　）、survival 的 coxph（　）以及 cmprisk 的 crr（　）函数，可分别实现 CIF 的计算、原因别风险函数估计以及次分布风险函数估计。

4. 泊松和负二项分布　泊松分布描述的是单位时间内随机事件发生的次数的概率分布。只要知道某段时间内随机事件发生的平均数，就能用泊松分布的公式算出事件发生 n 次的概率。

三、敏感性分析的报告和解读

敏感性分析的目的是考察结论的稳定性。当敏感性分析结果与主要分析结果一致时，可将其作为附表或附图，正文中简要说明当前的结论是稳健的即可。当敏感性分析结果与主要分析结果不一致时，说明主要分析的结果并不稳健，需要在结果部分直接呈现敏感性分析结果，并在讨论部分分析、解释可能的原因，如有需要，还应进行模拟研究。

如何规范的执行和报告敏感性分析，目前并未统一的规范。不过普遍认同的是，计划的敏感性分析应在研究方案中提前申明，事后的敏感性分析也应在统计分析计划中详细说明，并阐述缘由和依据。

☆ ☆ ☆ ✦

四、举个例子

Prespecified additional analyses of the primary outcome were done to check the robustness of the primary result. These included not counting days participants spent taking treatment antibiotics for UTIs in the exposure time. Additional prespecified analyses associated with the primary outcome were done by the addition of an interaction term to the model, to explore subgroup effects (less than four *vs* at least four episodes per year) of UTIs at baseline. Additional modelling of the primary analysis adjusted the IRR for the effects of covariates, including stratification factors and other possible risk factors for UTIs (age, ...), in a manner analogous to the primary analysis. We also did a sensitivity analysis of the primary outcome by use of negative binomial regression and a strict intention-to-treat definition.

在 AnTIC 研究中，从多角度进行了针对结果稳健性的敏感性分析：①结果指标定义的改动；②增加对交互效应的分析；③亚组分析；④模型中引入协变量；⑤负二项回归分析；⑥收紧对 ITT 的定义。

第九节　事 后 分 析

并非事先计划好，而是在试验完成后才进行的分析叫作事后分析（*post hoc analysis*）。"*post hoc*"来源于拉丁文，意为"在此之后"。事后分析是在已有试验结果的基础上进行的，所以可能在临床相关或利益相关的方面更有倾向性。但要注意事后分析的局限性、争议性和模糊性，因此事后分析是不能下结论的。还有对事后分析持谨慎态度的学者称其为"马后炮分析"，我觉得未免有些片面，不能否定事后分析的价值。

事后分析有广义和狭义。狭义就是指试验完成后才设计分析，广义中还包括有的事后分析是在事先就设计好的（是不是很绕），也就是说在设计时会讲好"如果发生 A 情况就进行 B 分析"，这就是事先设定的事后分析。例如，方差分析后的多组间两两分析，在 SPSS 的选项页面就是显示"*post hoc*"。

事后分析的方法也是统计方法，从技巧上来讲没有特别之处。不过分析的目的和事前分析会有不同。例如同样是亚组分析，事前设计的亚组分析往往目的是分析研究干预的效应在不同亚组中是否一致，而事后设计的亚组分析目的主要是探索在某些亚组中干预的效应或安全性可能会如何。

一、事后分析的价值

1. 因为已经有了数据和事前分析的结果，所以事后分析可以更有效地把

☆ ☆ ☆ ☆

握其中可能有意义的点去做探索性分析，从而为后续的试验提供合理的思路，"could be the stimulus for a subsequent randomized trial designed specifically to study ..."（Curran-Everett & Milgrom, 2013）。

2. 对于多中心大样本试验等数据信息量很大的研究，事前分析可能不足以充分利用数据资源，事后分析是对数据进行充分挖掘的方式。

3. 有助于对模型做出及时的修正。

4. 有助于发现和修正研究方法中的问题。例如有研究通过事后亚组分析及时发现某种药物无效是因为很多院外患者没有按时服药，住院患者亚组因为按时服药而效果很好，从而促进了研究在服药依从性方面做出相应设计。

二、事后分析的缺陷

1. 没有研究假设和检验效能支撑，不可过度解读，避免误解。

2. 分析结果可能受数据欠完备的影响。

3. 分析方案容易受主观因素的影响，比如研究者可能会倾向于选择更有统计学差异的指标做进一步分析，因此不容易发现一些隐藏的有价值的点。

正是由于事后分析的这种脆弱性，在设计事后分析的时候尤其要注意规范和严谨，建议从多个角度去分析一个点，来增强事后分析结果的信度。

三、举个例子

Consequently, we performed a post hoc analysis of the 201 study focused on analyzing the efficacy data in more detail. Different statistical approaches were applied to the data, reporting each visit outcome as a separate time point. Furthermore, the post hoc analysis compared CAILS, mSWAT, and total body surface area (BSA) involvement for patients with stage IA or IB–IIA MF treated with chlormethine gel or ointment. Patients were recategorized as having CR, VGPR, or PR and time-trend analyses were performed to highlight the responses with chlormethine gel and ointment. In addition, this post hoc analysis investigated whether associations were observed between chlormethine gel treatment frequency and clinical response or the occurrence of any skin-related AEs, or between the occurrence of contact dermatitis and response.

This post hoc analysis shows that treatment with chlormethine gel may result in higher and faster response rates compared with chlormethine ointment, which confirms and expands results reported in the original analysis. The incidence of contact dermatitis may potentially be a prognostic indicator for clinical response; this needs to be confirmed in a larger population.

　　这是一篇对"201 研究"的事后分析。201 研究中分析的指标有两大类，反应率和反应时间。事后分析①增加了 BSA 反应率这个指标；②对某一类型的患者做了进一步分析；③原研究中反应率的定义是 2 次以上随访连续有反应，事后分析对每一次随访分别进行了分析；④对患者进行了分组，做了亚组分析；⑤用多变量时间事件分析研究了治疗频率和不良事件、皮炎和反应等之间的关系。可以看出来对 201 研究的数据挖掘得非常到位，弥补了 201 研究中没有涉及的点。

　　可以看到文章结论部分的描述也很谨慎，除了这里提到的"this needs to be confirmed in a larger population"，在文中还用了"this is an intriguing sign that warrants further exploration"等描述方式。

第十节　数据缺失

　　临床试验过程中因为这样那样的原因可能会有数据的缺失，那么该如何应对这些缺失的数据（missing data）呢？首先我们要分析数据缺失的机制，是偶然还是必然？根据不同的机制和不同的数据类型来针对性地选择处理的方式，可能是简单粗暴（直接删掉），也可能是精心修补。

一、数据缺失机制

　　1. 完全随机缺失（missing completely at random，MCAR）　受试者的数据缺失完全是由随机因素造成的，与所有变量都无关，比如说患者因为车祸死亡而从研究中脱落，导致研究指标出现数据缺失，这种缺失和能采集到的值和没能采集到的值都没关系。

　　2. 随机缺失（missing at random，MAR）　观察值出现缺失的概率取决于已经观察到的结果，例如受试者因为疗效不好而退出研究，那么缺失值和退出前的观察值是有关的，可根据脱落前的观察值来判定脱落的原因和估算缺失值。也就是说，这种缺失和能采集到的值有关。

　　3. 非随机缺失（missing not at random，MNAR）　这种缺失和能采集到的值和没能采集到的值都有关系，观察值出现缺失的概率与未观察到的终点结局有关，一般不符合以上两种机制的可归类为 MNAR。这类缺失最常见，不可忽略，而且处理起来最复杂，不能通过模型对未观测结果作无偏倚的预测。处理非随机缺失时须遵循一定的假定，即把它先转化成随机缺失，然后再按照随机缺失的机制进行处理。

☆☆☆☆

二、缺失数据的处理

1. 删除（deletion）　包括列表删除（listwise）和成对删除（pairwise）。如果缺失数据是 MCAR 型，样本量够大，且缺失数据的比例在 5% 以下，可以删除。但是当缺失值较多时，或者数据集中包含的样本量很少时，采用删除法可能会丢掉过多样本，而仅采用符合方案分析也违背了意向性分析原则，导致统计结论出现偏倚。

2. 插补（imputation）　具体见下文相关内容。

3. 意向性分析与敏感性分析　在前文章节做过介绍。在对数据进行插补后进行敏感性分析。将意向性分析和敏感性分析的结果进行对比，临床和统计学意义与未处理的结果一致，则结果具有真实和应用价值，若不一致，则应慎重下结论。对于含有重复测量的研究，应对每个测量时点分别进行意向性分析和敏感性分析。

4. 模型估计　混合效应模型、广义估计方程和生存分析可以用于缺失值的估计（注意，这不是补充缺失值）。主要适用条件如表 3.10.1。

表 3.10.1　几种用于缺失值分析的模型

模型类型	数据要求
混合效应模型	
线性	因变量服从正态分布，如重复测量的混合效应模型，用于连续取值需要进行重复测量的情况
广义线性	分类资料
非线性	非线性资料
广义估计方程	有序多分类重复测量资料，要求因变量服从指数分布
似然法及延展性	数据缺失符合 MCAR 和 MAR 机制
模式混合模型、选择模型和共享参数模型	数据缺失符合 MNAR 机制
生存分析	生存数据

三、插补

插补是指给每一个缺失值赋予一些替代值，使数据集完整。插补涉及一个庞大的方法王国。从大的分类上来讲可分为基于统计学的插补法和基于机器学习的插补法。机器学习插补法适用于复杂的数据，常用的例如自组织映射（self-organizing map，SOM）插补法和支持向量机（support vector machine，

SVM）插补法，估计很多人都听过这两个名字。对于机器学习我未涉猎，不做进一步介绍。本部分重点讲基于统计学的插补法。统计学插补法分为单一插补法和多重插补法。与多重插补相比较，单一插补的优点是简单、容易操作，适合于缺失量很少的数据；多重插补则更关注对变量之间的关系进行有效的统计推断，能做多重插补尽量不要单一插补。

1. 单一插补法（single imputation） 根据插补值的不同获取方法，单一插补又主要分为均值（mean）插补、回归（regression）插补、最近邻（nearest neighbor）插补、热卡（hot-deck）插补、冷卡（cold-deck）插补和 EM 算法插补。

（1）均值插补：用已观测数据的均值作为缺失值的替代值，是最简单的插补方法。

① 如果缺失值所在属性是数值型的，则可根据缺失值所在属性的其他所有样本取值的平均值（average）来填充该缺失值；如果缺失值所在属性是非数值型的，则可根据统计学中的众数（mode）方法，用该属性在其他所有样本的取值出现频率最高的值来填充该缺失值。

② 可分为无条件均值插补和分层均值插补，前者是将所有已观测数据的平均值作为插补值，后者是将样本按照某个辅助变量进行分层，然后在每一层中，用该层的已观测数据的平均值插补该层的缺失值。

（2）回归插补法：利用变量之间的关系建立一个回归模型，对于包含缺失值的变量，通过建立缺失项对观测项的回归方程，利用该方程得到的预测值来填补缺失值。回归插补存在的主要问题是构造的回归方程没有残差项，对于自变量相同的样本，它们的预测值相同，会导致样本分布发生扭曲，并且主观增大了变量之间的相关关系，这样会导致估计出现偏差。

（3）最近邻插补：通过选取没有缺失数据的变量作为辅助变量，利用定义的距离函数，选择缺失单元最近的无缺失单元所对应的值作为插补值。在最近邻插补的基础上，还可以先对数据进行分层，再实施最近邻插补，称为序贯热卡插补。其他热卡插补方法此处不做详细描述。

（4）冷卡插补：直接利用以前调研的数据或相关的历史数据对缺失值进行插补。

（5）EM 算法插补：也称期望值最大化法，是由点估计理论中的极大似然估计方法改进的一种方法。通过迭代计算实现，每一个迭代过程都由"E 步"和"M 步"组成。其中，E 步在已回答数据和已有参数的条件下求缺失数据的条件期望值；M 步是根据 E 步求得的缺失数据的条件期望值来代替缺失值，重新计算出模型的新的参数，计算方法与完全数据的极大似然估计法一样。然后，重复 E 步和 M 步两个步骤，直到目标函数收敛。

2. 多重插补法（multiple imputation） 基本思想是：对每个缺失值插补 n 次，

☆ ☆ ☆ ☆

每次插补都会得到一个完整的数据集。插补完后，可得到 n 个完整数据集；然后，分别对每个完整数据集进行完全数据分析，最后综合分析结果，做出统计推断。我们非专业人员其实不用对每一次插补用什么方法掌握得很透彻，大概了解什么样的数据用什么类别的方法即可（例如，连续变量用预测均值匹配，分类变量用二元或多元回归等）。在分析时软件可以自动为我们的数据设定相应的分析方法（见后文 SPSS 实现）。下面我们大概提一下多重插补用到的分析方法。

（1）回归预测法：对带有缺失值的任一变量，以无缺失值的变量且与缺失数据相关的变量作为辅助变量，建立适当的回归模型，然后根据得到的模型插补缺失值，重复进行上述过程。

（2）倾向得分法：首先分配一个特殊处理的条件概率给观测协变量，然后观测值缺失的概率用目标变量缺失值产生的倾向得分来表示，并根据倾向得分对观测值进行分组，最后对每一组数据应用近似贝叶斯自助法插补。

（3）蒙特卡罗模拟（Markov Chain Monte Carlo，MCMC）法：基于原有数据和 EM 算法得到的初始插补值运用数据扩增算法执行 I 步和 P 步。I 步（插补步骤）：从条件分布中选取数据来插补缺失值；P 步（后验步骤）：新的参数值从贝叶斯后验分布中被抽取出来。

3. 其他插补方法

（1）用于多次随访中存在失访的填补方法

① 末次观测值结转法（last observation carried forward，LOCF）：用前一次的数据填补后面的数据。

② 基线观测值结转法（baseline observation carried forward，BOCF）：用基线值填补后面的数据。

③ 最差观测值结转法（worst observation carried forward，WOCF）：用已有的各次随访中最差的结果填补。

（2）单独类别法：把缺失的值视为一个单独的类别。例如直接将其命名为"missing"，然后在此基础上继续进行分析和模型开发。这是一种"let it be"的方法。

4. 不同插补方法的比较　表 3.10.2 总结了几种主要的插补方法的优缺点和适用条件。

表 3.10.2 常用插补方法的比较（改编自邓建新等，2019）

插补方法	缺失机制	适用范围	优点	缺点
均值差补	MCAR	分布集中，缺失率低	简单	仅利用了观测到的信息，稳健性很差，偏差大

☆ ☆ ☆ ☆

续表

插补方法	缺失机制	适用范围	优点	缺点
回归插补	MAR	正态或近似正态分布，有多个辅助变量	简单，利用到了变量之间的关系	不适合高维数据的插补，稳健性差，偏差大
最近邻插补	MAR	序列变量	插补值源于原始数据集，不存在插补值不符合插补准则的情况	局限于观测到的信息，稳健性差，低估方差
EM 算法插补	MCAR, MAR	正态或近似正态分布	插补结果稳定，稳健性好，偏差较小	基于正态分布假设，不善于处理高维数据
多重插补	MAR	有多个辅助变量，缺失率高	稳健性好，偏差较小	过程复杂，且不能得到最终的插补结果，只能得到最终的参数估计
机器学习插补	MAR	不限	适用范围广，效果好	复杂

5. 常用插补方法的 SPSS 实现

（1）分类变量众数插补：在 SPSS 中，依次点击分析→描述统计→频率，将要插补的变量拖入"变量"栏，点击确定。在 output 中可以看到不同分类值对应的频率，频率最高的那个分类值就是众数。把缺失值都用这一众数填补即可。图 3.10.1 中数值"2"对应的频率是 59%，所以"2"是众数。

Group

		频率	百分比	有效百分比	累积百分比
有效	1.00	38	38.0	39.2	39.2
	2.00	59	59.0	60.8	100.0
	总计	97	97.0	100.0	
缺失	系统	3	3.0		
总计		100	100.0		

图 3.10.1　众数插补的 SPSS 实现

（2）连续变量均值插补：在 SPSS 中，依次点击转换→替换缺失值，在界面中将有缺失值的变量拉入"新变量"框，在下方"方法"处选择插补的具体方法，如"序列平均值"，也就是用总体平均值插补。还可以选择邻近点均值等等。点击确定，数据页面会出现填补好的数值（图 3.10.2）。

☆ ☆ ☆ ☆

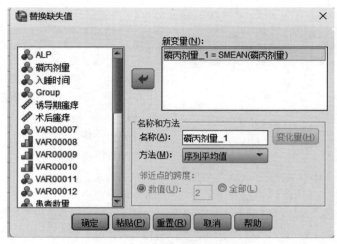

图 3.10.2 均值插补的 SPSS 实现

（3）多重插补：在 SPSS 中，依次点击分析→多重插补→插补缺失数据值，把要插补的变量全部选入模型中，一般默认插补 5 个数据集，SPSS 会新生成五个数据集，在 output 界面可以看到针对每个插补变量的插补方法，缺失值和插补数。图 3.10.3 中是针对磷丙剂量、ALP 和入睡时间做了插补，采用的都是线性回归模型，缺失值分别有 1、2、3 个，都是插补 5 次，所以分别有 5、10、15 个插补值。回到数据页面后会看到 5 个增加了插补值的数据集（图 3.10.4）。

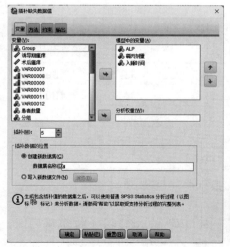

插补模型

		模型		
	类型	效应	缺失值	插补值
磷丙剂量	线性回归	ALP,入睡时间	1	5
ALP	线性回归	磷丙剂量,入睡时间	2	10
入睡时间	线性回归	磷丙剂量,ALP	3	15

图 3.10.3 多重插补的 SPSS 实现

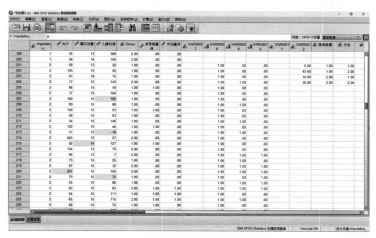

图 3.10.4　多重插补后的数据集

最左列 imputation 代表数据集的编号，目前页面是第 2 次插补生成的数据集

针对这 5 个数据集做可靠性分析，数据→拆分文件，选择 Imputation，点击比较组，点击确定。分析→刻度→可靠性分析，把插补的变量都拖入变量框，点击确定，在 output 中可以看到不同数据集的克龙巴赫 α 系数（Cronbach α coefficient），数值最大的数据集就是最可靠的。用此数据集进行分析即可（图3.10.5，图 3.10.6）。

如果使用 R 语言做多重插补用 mice 包。

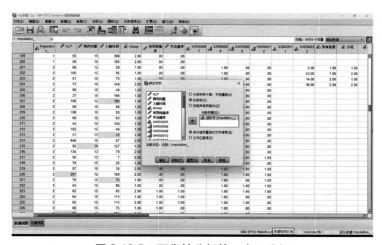

图 3.10.5　可靠性分析第一步：分组

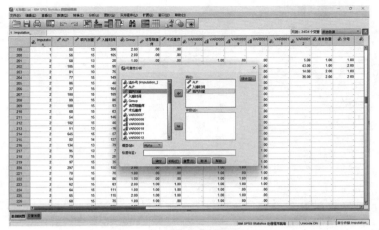

图 3.10.6   可靠性分析第二步

四、删失（censoring）

删失数据（censored data）是和完全数据（complete data）相对的。在观察或试验中，由于人力或其他原因（失访、退出、事件没到发生的时间等）未能观察到所感兴趣的事件发生，没办法得到一个数据的具体取值，只能知道它的一个大概估计（比如大于 3），这种情况我们统一称之为删失。也就是说，没发生不等于不会发生，要按一定的方法来分析，这就是提出删失这个概念的意义。删失是主要针对生存数据的。

1. 删失数据的分类

（1）按照删失时间点可以分为如下三种。

①右删失（right censoring）：是最常见的删失，指试验结束的时候，事件还未采集到。说明事件发生是在试验结束之后的某个时间（如果最终未发生，就表示为之后的无限远处），但我们的试验已经结束；或者因为某种原因事件未能采集，比如说患者脱落了。所以并不能确切知道事件发生时间。右删失是我们一般所关注的删失。

②左删失（left censoring）：指事件发生在试验开始记录前的某个时间点，尽管其已经发生，但由于发生的时候还没开始记录，所以并不能确切地知道事件发生的时间。

③区间删失（interval censoring）：指只能记录到某个事件的大致的区间。如果只对个体进行一次观察，只知道其生存时间是否大于某个时间，称为第一类区间删失；若对个体进行多次观察，区间上下限都知道，则称为第二类区间删失。比如无创间断血压测量的间隔时间设定是 5 分钟，8：00 患者测定血压正常，但 8：05 测定为低血压，这个事件就是发生在 5 分钟区间内的。

（2）按照删失特征可分为如下三种，都是指右删失而言。

① Ⅰ型删失（type Ⅰ censoring）：删失时间是固定的。也就是说所有研究对象的观察起点时间是统一的，在研究随访的过程中，除了已经发生终点事件的研究对象外，其余研究对象的观察时间统一截止到某一固定的时间。例如，在药物试验中，我们的试验周期为 5 年，假如患者存活了 6 年，就会发生删失。

② Ⅱ型删失（type Ⅱ censoring）：当失败样本达到一定比例后结束实验。也就是说所有研究对象的观察起点时间是统一的，在研究的过程中，一直随访观察到有足够数量的终点结局事件发生为止，此时研究停止，未发生终点事件的研究对象的生存时间未知，这种删失类型即为Ⅱ型删失。Ⅱ型删失可以理解为删失比例是事先已经设定的。

③ Ⅲ型删失（type Ⅲ censoring）：在实际的研究过程中，往往不能保证所有研究对象在同一时间同时进入研究，在研究开始后，随着研究对象的陆续招募进入研究，不同研究对象的观察起始时间有先有后。同时，在研究结束前，有些研究对象已经发生终点事件，可以记录其准确的生存时间，但也有些研究对象中途退出研究，或者在研究结束时仍然未发生终点事件，他们的生存时间无法明确。这种观察起始时间和删失时间均不相同的类型，称之为Ⅲ型删失，也是临床研究中最为常见的类型。由于删失数据往往是随机发生的，因此Ⅲ型删失也称为随机删失（random censoring）。

2. 删失与截断　与删失容易分不清的有一个概念叫作截断（truncation）。指在临床试验设计的时候，提前设定了到哪里停止（左截断），或者最终只收录在试验结束时有事件发生的样本（右截断）。比如，某次临床试验只收录现在 35 ～ 45 岁患者的信息，或者是指只收录病愈的患者是否有复发情况。

删失与截断也可能同时存在，比如研究某个病治愈患者中复发的情况，研究时间为 5 年，首先开始研究的时候，只考虑患病后治愈的患者，这里做了 truncation，然后在 5 年结束的时间点上，有的患者有可能复发了，有的患者没有，那么对于复发时间就是 censored data。

3. 删失的处理　删失数据和我们前边讲的常规缺失数据不一样，它不能丢也不能随意用算法填补。

（1）如果直接删除删失数据，一方面使研究样本量缺失，降低了统计学效率，另一方面导致与实际情况相差太远，效应估计值偏倚会很大。

（2）如果不删除，但也不做处理，会导致拟合参数与实际参数不符，从而在右删失的情况下低估了平均失效时间。

（3）通过模型来预测缺失值，例如对于右删失我们可以用生存分析模型（Kaplan-Meier 估计，Cox 比例风险模型）综合处理完整和不完整数据。详见"生存分析"相关章节。

☆ ☆ ☆ ☆

五、举个例子

We handled missing data by multiple imputation, assuming data missing at random, by generating 20 sets of complete data using the predictive mean matching method for continuous variables, and logistic and polytomous regression imputation for binary and categorical variables. We performed sensitivity analyses to assess the missing at random assumption.

多重插补，按随机缺失机制，插补了 20 次，对连续变量使用预测均值匹配法，二分类变量用 logistic 回归，分类变量用多元回归。针对随机缺失这一假设还做了敏感性分析。

第十一节　统计分析数据集

在临床研究中受试者可能会有各种各样的问题，有的完成不了这一步，有的完成不了那一步，这就牵扯到数据分析的时候哪些人能纳入分析、哪些人不能纳入的问题。这就是我们所说的统计分析人群或统计分析数据集。这个分析数据集的划分我觉得真不太简单，因为实际试验中的情况很复杂。总之，统计分析数据集的划分非常重要，正确划分对于结果解读非常关键。

一、总体原则

1. 分析集划分的时点　盲态原则。各个指南或指导原则、规范中都明确要求统计分析人群的划分必须在盲态下进行。也就是说，在方案中要明确定义，在锁定临床试验数据库之前要在盲态下逐个审核。这样才能达到客观的人群划分，而不是觉得谁效果好就让他进入某个分析集。

2. 分析集划分的目的　信度原则。在定义统计分析数据集的时候，需要遵循偏倚最小化和控制Ⅰ类错误两项原则。

3. 分析集划分的依据有两大原则　意向性治疗（intention to treat，ITT）原则和符合方案（per-protocol，PP）原则。ITT 是指受试者和研究者都有给予受试者治疗的意愿；PP 是指受试者实际接受了方案中的治疗，研究者和申办者按方案完成了研究，获得了资料。如图 3.11.1 中，只要进入随机分配，不管受试者最终接受了哪项治疗，有没有完成治疗，都属于 ITT 分析的对象，所以 ITT 人群又称 randomized population（随机人群）。但只有按分组接受了治疗并完成的才是 PP 分析的对象。对于 ITT 分配，由于假设离开试验的受试者均无阳性结果，这会低估结局的发生率。而对于 PP 分配，由于在结局发生率的分母里除去了离开试验的受试者，则会高估结局的发生率。

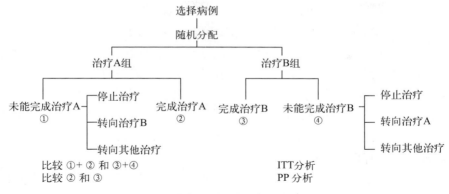

图 3.11.1　ITT 和 PP

二、统计分析数据集的种类

按照以上原则，我们看到的统计分析数据集有意向性分析集（ITT set，ITTS）、全分析集（full analysis set，FAS）、符合方案集（per-protocol set，PPS）和安全性数据集（safety set，SS）。

1. ITTS　如前文所述，只要进入随机分配，不管受试者最终接受了哪项治疗，有没有完成治疗，都属于 ITT 集。这样做最重要的目的就是保持两组之间的基线特点均衡可比，通过随机化，将除了研究因素以外的其他变量完全均衡和匹配掉，从而充分观察干预效果。对于单臂研究，ITT 的概念通常并不经常涉及，一般情况下是指所有入组的患者（一般以签署知情同意书为依据）。

改良意向性分析集（modified ITTS，mITTS）：将没有接受预定的干预措施的人群从 ITT 中剔除出去，即成 mITT 数据集。若受试者接受干预后因种种原因离开试验，对于一些二分类变量的结局（如死亡），我们可以按照 ITT 分配原则，假设这些受试者的相应结局为阴性。然而对于连续型变量，我们没办法按照意向性治疗分配原则使用 ITT，就需要另一种 mITT：受试者接受干预且测量过一次该连续型变量。

As treated（AT，实际治疗）集：根据患者实际接受的治疗进行数据分析。也就是说 A 组接受了 A 治疗，B 组接受了 B 治疗。

2. FAS　按照 ITT 原则，主要研究指标的分析应当包括所有随机化的受试者。FAS 就是尽可能符合 ITT 原则的理想的受试者集。在大多数临床试验方案中，FAS 通常被定义为所有遵循 ITT 原则、经过随机分组，至少接受过一次试验治疗并有相应的疗效评价的人群，主要用于有效性分析。所以 FAS 其实就是 mITT。FAS 可以作为主要分析集。

对于 FAS 中的缺失数据，应按相关章节所描述的方法进行插补。对于因各种原因接受首次治疗后失访，无任何疗后评价数据的受试者，从遵循 ITT 原则、以最少的和合理的方法剔除受试者的角度出发，通常建议也纳入 FAS。但是由于此类人群仅有基线数据，可用基线观测值结转法（BOCF）填补之后所有访视点数据，同时需结合试验疗效以及受试者病情变化趋势预测。若病情有加重趋势，具体的填补方法应在盲态审核时与研究者、统计人员深入讨论商定。

尽量不从 FAS 中剔除病例，只有在一些特定的原因下，可能导致受试者被排除在全分析集之外，包括①不满足主要入排标准；②没有用过一次药；③在进行随机化后没有任何数据。

3. PPS　是 FAS 的一个子集，PPS 纳入的受试者需要：①有较好的方案依从性；②需要完成事先设定的试验药物的最小暴露剂量；③主要指标的数据均可获得；④且没有重大违背试验方案。除特殊说明外，PPS 的缺失数据一般不作结转。PPS 的划分涉及面广，是盲态审核中需要讨论的主要内容，也是主观性较强、最难以把握的环节。经审查清理后的数据显示的所有违背方案入组的受试者及违背方案详情均应列在盲态审核决议文件中，逐一讨论确认是否剔除出 PPS。

一般优效性检验，倾向于选择保守且低估疗效的 ITT/FAS 为主要分析集；而在等效或非劣效试验中，如果试验质量欠佳，发生较多失访、退出、替代治疗或组间交叉等问题，可能会缩小组间疗效差异，此时采用 ITT/FAS 容易得出假阴性结论，需要同时采用 ITT/FAS 和 PPS 分析。若 ITT/FAS、PPS 的分析结论一致时，可以增强试验结果的可信性。当不一致时，应对其差异进行清楚的讨论和解释。

4. SS　用于临床试验的安全性评价，通常应包括所有随机化后至少接受一次治疗的受试者。随机化入组后的受试者如果没有接受任何治疗是不作安全性分析的，因而不进入 SS。假如该受试者入组后接受了首次治疗，之后即失访，无任何疗后随访信息，虽然无法确定该受试者的安全性，但这不代表此例可以从 SS 中剔除。考虑到每位受试者在入组前均签署知情同意书，并被告知有任何不适应立即报告给主治医师，那么从"没有消息就是好消息"的角度可以认为该受试者治疗后没有反馈任何信息很有可能是因为没有任何不适。

图 3.11.2 比较形象地描述了几种数据集的关系。

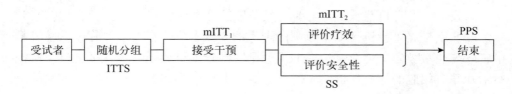

图 3.11.2　几种数据集的关系

三、一些具体情况的处理

1. 中止试验的受试者　由于各种原因提前中止试验的受试者因为没有完成全部计划访视，理论上均应剔除 PPS。但有两种情况可另当别论。

（1）试验预计受试者依从性差、脱落率高，在方案中预先规定了达到一定治疗时间仍无效即可退出。例如某精神类药物临床试验的受试者都是精神病患者，若用药一段时间后仍无效而强制继续试验是违背伦理的，因而在方案中事先规定用药超过 4 周无效允许退出，但仍作为完成病例纳入 PPS。为避免主观性导致的偏倚，此类情况必须是可预见性的，且一般应在方案中事先声明，最短治疗时间和无效或治愈的判定标准应有科学依据。脱落后的缺失数据采用末次观测值结转法（last observation carried forward，LOCF）填补。

（2）受试者仅是没有完成安全性评估，中止试验前已完成所有访视的主要疗效指标数据采集，因不影响主要疗效评估以及试验假设成立与否，一般认为可纳入 PPS。

2. 接受了另一组干预的受试者　本应接受 A 干预却接受了 B 干预的受试者，可以纳入 ITT/FAS，但不能纳入 AT。所以有这种情况的试验药对 ITT/FAS 和 AT 都进行分析，并加以比较。

3. 依从性差的受试者　对于访视依从性差的受试者，理论上每一次访视都应该在访视窗内，实际中结合试验本身的可执行性及受试者整体依从性可以有一定程度的放宽，但对于主要评价时间点必须严格核查。

对于用药依从性差的受试者，接受治疗量是否达到理论量的 80% ~ 120% 是评价依从性的一项重要指标，对于超出此范围的受试者，应向研究者发送质疑，请其确认并解释具体的原因，最终在盲态审核时商定是否剔除 PPS。要结合实际情况具体分析。例如受试者实际用药量低于理论量可能是由于疗效好自觉无须再用药导致，是可以考虑纳入 PPS 的。

对于门诊发药由受试者自行带回服用的试验项目，如果受试者在首次领药后即失访，往往无法获知具体的首次用药日期，在不能排除其未用药的前提下，一般应纳入 SS，但不能进入 FAS 和 PPS。

4. 合并了禁止用药的受试者　试验期间的合并药物和治疗可能会影响疗效判定，对于合并使用了影响疗效的药物和治疗的受试者应剔除 PPS。有确定证据的禁用药物和治疗要在方案中事先声明，但仍会有一大部分疑似影响疗效的药物和治疗需要在盲态审核时讨论商定。

四、举个例子

1. 图 3.11.3 是 *Lancet* 2020 年发表的 ASPIRIN 研究的流程图中最下方的

☆ ☆ ☆ ☆

数据分析部分。可以清楚地看到 mITT 和 ITT 的区别。以右侧的组为例，ITT 从随机分组的 5986 例受试者中剔除了不符合纳排标准的 7 例受试者，因此 n=5979；而 mITT 在此基础上进一步剔除了失访和因为没有妊娠超过 20 周而无法评估主要研究指标的受试者（主要研究指标是在孕 20 周后采集的），因此 n=5771。

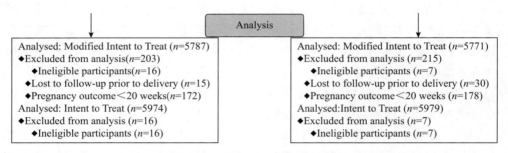

图 3.11.3   ASPIRIN 研究中的流程图局部（Hoffman et al.，2020）

2. Between Feb 7, 2014, and Sept 29, 2017, 6134 patients consented to be enrolled in the trial and were assessed for eligibility (figure 1). Of the 5937 participants randomised, 216 were excluded after randomisation (184 due to not meeting the eGFR entry criterion based on screening visit eGFR blood results (which were only obtained after randomisation since screening and randomisation were usually carried out during the same single visit) and 32 were found to have not met other inclusion or exclusion criteria), leaving 5721 (2853 in the allopurinol group and 2868 in the usual care group) in the modified intention-to-treat population which forms the population for efficacy analyses. 48 participants in the allopurinol group never received randomised treatment, resulting in 2805 participants in the allopurinol group and 2868 in the usual care group in the safety population.

来学学如何描述数据集吧。在 ALL-HEART 研究里，mITT 是随机人群剔除了随机后发现不符合纳排标准的受试者，没有剔除未接受干预者，其实不符合我们所讲的对 mITT 的定义。剔除了未接受干预者的人群只进入了 SS 集。所以，mITT 具体是如何改良的，在文章中要描述清晰。

3. We did intention-to-treat and per-protocol analyses of the composite endpoint using a two-sided log-rank test stratified for treatment, country, and sex. We analysed the per-protocol population to assess the robustness of the data. The per-protocol population included all eligible patients who were at least 60% compliant with the study drug during their time in the study. Compliance was self-reported by patients and was assessed by investigators at each visit.

ARRIVE 研究中对 PP 集做出了清晰的定义。

第十二节　生 存 分 析

生存分析（survival analysis）是研究生存时间的分布规律以及生存时间和相关因素之间关系的一种统计分析方法。广义而言，生存结局指的是研究对象是否出现研究者感兴趣的阳性终点事件。生存数据和其他数据不同。第一，别的数据都是一个值，生存数据包含了事件和时间两个值。这也是生存分析和其他如逻辑分析等的最大的差异，即生存分析不仅关心事件是否发生，还关心它何时发生。第二，生存时间通常具有明显的偏态分布，有正态分布假设的统计方法不适用。第三，生存数据中的缺失值是为删失，不同于常规数据的缺失值可以直接删除或插补，生存数据的删失不能丢掉，填补的方法也是专用的分析策略。

一、生存分析的内容

生存分析一般包括三部分内容：

1. 生存描述　描述不同时间的总体生存率，计算中位生存时间，绘制生存函数曲线，一般用 Kaplan-Meier 方法和寿命表法。

2. 生存曲线比较　比较不同处理组的生存率，一般用 Log-rank 检验。

3. 生存相关因素的分析　回归模型等。

二、生存分析的相关概念

1. 失效事件（failure event）　通常简称事件，指研究中规定的生存研究的终点。一般指患者的死亡，也可以自定义为疾病的复发、产生耐药等。与之对应的是起始事件，例如疾病的确诊、治疗的开始等。

2. 生存时间（survival time）　从检测开始到事件发生所经过的时间。中位生存时间（median survival time）又称半数生存期，表示一半个体未发生失效事件的时间，是生存曲线上纵轴 50% 对应的时间。平均生存时间（mean survival time）表示为生存曲线下的面积。

3. 生存率（survival rate）　又称生存概率或者生存函数（survival function），表示一个患者的生存时间长于时间 t 的概率，用 $S(t)$ 表示。可以看作条件生存概率（conditional probability of survival）的累积，比如 3 年生存率是第 $1 \sim 3$ 年每年存活概率的乘积。$t=0$ 时生率取值为 1，随时间延长生存函数逐渐减小。以生存时间为横轴、生存率为纵轴连成的曲线即为生存曲线（survival curve）。

☆☆☆☆

4. 删失（censoring） 如相关章节所述，删失指由于所关心的事件没有被观测到或者无法观测到，以至于生存时间无法记录的情况。常由两种情况导致：①失访；②在研究终止时，所关心的事件还未发生。

5. 风险函数（hazard function） 表示生存时间达到 t 后瞬时发生失效事件的概率，用 $h(t)$ 表示，$h(t) = f(t)/S(t)$。其中 $f(t)$ 为概率密度函数（probability density function），$f(t)$ 是 $F(t)$ 的导数。$F(t)$ 为积累分布函数（cumulative distribution function），$F(t) = 1 - S(t)$，表示生存时间未超过时间点 t 的概率。累积风险函数 $H(t) = -\log S(t)$。

三、生存分析的实施

生存分析是脉络清晰的一种分析，相对易于理解。在理解了生存分析的基本知识点后，再看生存分析的结果会有很舒心的感觉。

1. 生存描述 在这部分我们要描述不同时间的总体生存率，计算中位生存时间，绘制生存函数曲线。生存曲线的横坐标是时间，纵坐标是生存函数 $S(t)$，也就是个体生存超过时间 t 的概率。Kaplan-Meier 法目前是最常用的方法，由 Kaplan 和 Meier 于 1958 年提出，通常简称 KM 法，也叫乘积极限法。估算 $S(t)$ 的公式如下：

$S(t_2)$ = 概率（从 t_1 存活到 t_2）× $S(t_1)$

概率（从 t_1 存活到 t_2）= $1 - d/n$

d 代表在 t_1 到 t_2 这段时间内，实际发生了事件的个体数；n 代表在 t_1 到 t_2 这段时间内，有可能发生事件的个体总数（可以理解为在 t_1 时刻仍然存活的个体总数）。

2. 生存曲线比较 2×2 列联表是生存曲线假设检验的基础。对数秩检验（Log-rank test）就是在每个时间点分别构建 2×2 列联表，然后把所有时间点结合起来分析，克服了单个时间点的缺点。对数秩检验有时也被称为 Mantel-Cox 测试，其零假设是两组生存曲线一样的。如果零假设成立，那么两组内的事件发生个体数之比应该等于两组样本数之比，由此计算出事件发生的期望数。Log-rank 方法就是分别将两组所有时间点的期望数加起来，与所有观察数进行比较。有统计学意义代表不同组生存曲线有差异，即分组条件的不同与生存具有相关性。

每个时点 Log-rank 检验统计量的计算公式（a_j 和 e_j 分别为某时间点复发患者的实际频数和预期频数，v_j 为该时点四格表的方差）。

$$X_L^2 = \frac{\left(\sum a_j - \sum e_j\right)^2}{\sum v_j^2}$$

除了 Log-rank 检验之外，在 Kaplan-Meier 生存分析中 Breslow 检验和 Tarone

☆ ☆ ☆ ☆

检验也比较常见。在 SPSS 的生存分析页面都有相应选项。Breslow 又称广义 Wilcoxon 检验，在 SAS 等的生存分析页面不显示 Breslow，只显示 Wilcoxon。与 Log-rank 相比，Breslow 的计算公式中在每个 $\sum$ 前要乘以该时间点有发生事件风险的患者例数，作为权重。可以想象，越往后这个例数是越小的，越往后的数据所占的权重也就是越小的。也就是说，Log-rank 法侧重于远期差别，Breslow 法侧重于近期差别。而 tarone 法是以例数的平方根为权重的，尽管也是越往后越小，但影响程度介于 Log-rank 和 Breslow 之间。

对于一开始靠得很近，随着时间的推移逐渐拉开的生存曲线，Log-rank 法较 Breslow 法更容易得到显著性的结果；反之，对于一开始拉的很开，以后逐渐靠近的生存曲线，Breslow 法较 Log-rank 法更容易获得统计学差异。所以，如果有把握某种疗法在一开始效果较好，随着时间推移，可能效果会减弱，此时应事先就确定采用 Breslow 检验（或 Tarone-Ware 检验，视情况而定）而不是 Log-rank 检验。若对某种疗法效果没有概念，就用 Log-rank 检验。也可以都用，如果 Log-rank 检验有意义而 Breslow 检验无意义，表明可能远期差异较大，早期则不一定，有可能差异不大。如果 Log-rank 检验无意义而 Breslow 检验有意义，表明早期生存差别较大，远期生存差异不大。

3. 生存相关因素的分析　Kaplan-Meier 只研究 1 个因素的生存情况，如果有多个因素即多个 X 时，需要使用 Cox 回归。COX 回归模型的因变量 Y 会涉及两项，分别是生存时间和生存状态，也就是需要同时考虑结局（死亡）是否发生和结局发生的时间；并且生存状态只能使用数字 1 或者数字 0 表示（1 表示死亡，0 表示生存）。

通过 Cox 回归模型可以实现：

（1）建立以多个危险因素估计生存或者死亡的风险模型，并由模型估计各危险因素的相对危险度 RR。

（2）用已建立的模型，估计患者随时间变化的生存率。

（3）用已建立的模型，估计患病后的危险系数（或预后系数）。

Cox 回归模型的应用条件有：

（1）自变量可以为定量资料也可为分类资料。

（2）满足比例风险假定（proportional-hazards assumption）的前提条件。所谓比例风险假定，就是假定风险比（HR）不随时间 t 变化而变。

（3）样本含量要足够大，且截尾数据不能过多，死亡数不能过少，因素各水平的例数也不能过少。

☆☆☆☆

四、生存分析的实现

1. SPSS 实现

（1）数据输入：数据形式为将每例受试者的生存时间、生存状态、影响因素情况依次列出（图 3.12.1）。

（2）Kaplan-Meier 分析：点击分析→生存分析→ Kaplan-Meier（图 3.12.2）。

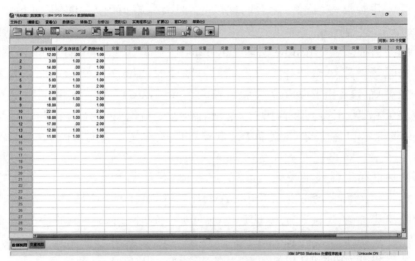

图 3.12.1　生存数据在 SPSS 中的录入形式

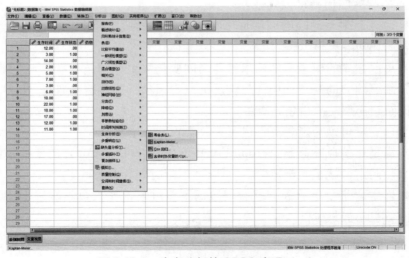

图 3.12.2　生存分析的 SPSS 实现（一）

将变量拉入对应的栏。生存时间放入"时间"，生存状态放入"状态"，分组因素放入"因子"。点击"状态"下方的"定义事件"，将发生事件对应的值写入，我们大多数情况下是以 1 代表事件发生，0 代表未发生，所以这里输入 1（图 3.12.3）。

点击"比较因子"，选择秩对数等方法，前边我们讲过三种检验统计方法的区别，不确定的话就都选来看看（图 3.12.4）。

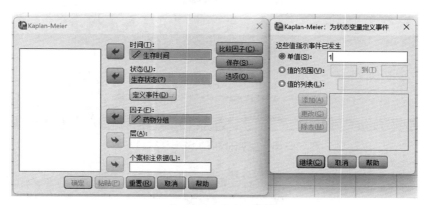

图 3.12.3　生存分析的 SPSS 实现（二）

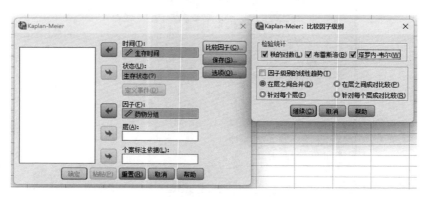

图 3.12.4　生存分析的 SPSS 实现（三）

点击选项，选择要输出的项目，这里的生存分析函数就是要输出生存曲线（图 3.12.5）。点击确定，可以看到生存分析时间的均值等数据，Log-rank 等分析的结果及生存曲线（图 3.12.6）。

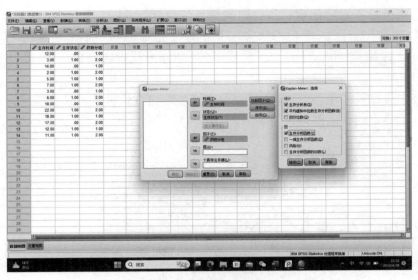

图 3.12.5　生存分析的 SPSS 实现（四）

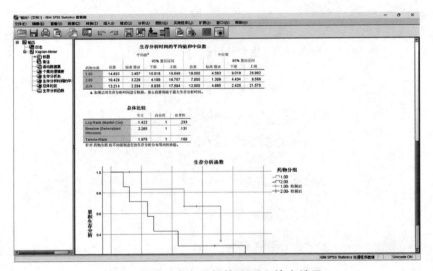

图 3.12.6　生存分析的 SPSS 输出结果

（3）Cox 比例风险回归：数据中的影响因素变量会在 2 个或以上（图 3.12.7）。

与 Kaplan-Meier 相同，点击分析→生存分析→ Cox 回归，移入生存时间、生存状态、定义事件值为 1，将影响因素都放入协变量框。因为是多个自变量，所以下方要选择将自变量依次纳入的方法，此处选择了"向前：LR"。"层"这里是放入混杂因素的（图 3.12.8）。

	生存时间	生存状态	用药	性别	年龄
1	12.00	.00	1.00	2.00	32.00
2	3.00	1.00	2.00	1.00	33.00
3	14.00	.00	1.00	1.00	36.00
4	2.00	1.00	2.00	2.00	28.00
5	5.00	1.00	1.00	1.00	26.00
6	7.00	1.00	2.00	1.00	25.00
7	3.00	.00	1.00	1.00	40.00
8	6.00	1.00	2.00	2.00	32.00
9	18.00	.00	1.00	2.00	36.00
10	22.00	1.00	2.00	1.00	22.00
11	18.00	1.00	1.00	1.00	26.00
12	17.00	.00	2.00	2.00	26.00
13	12.00	1.00	1.00	2.00	25.00
14	11.00	1.00	2.00	1.00	27.00

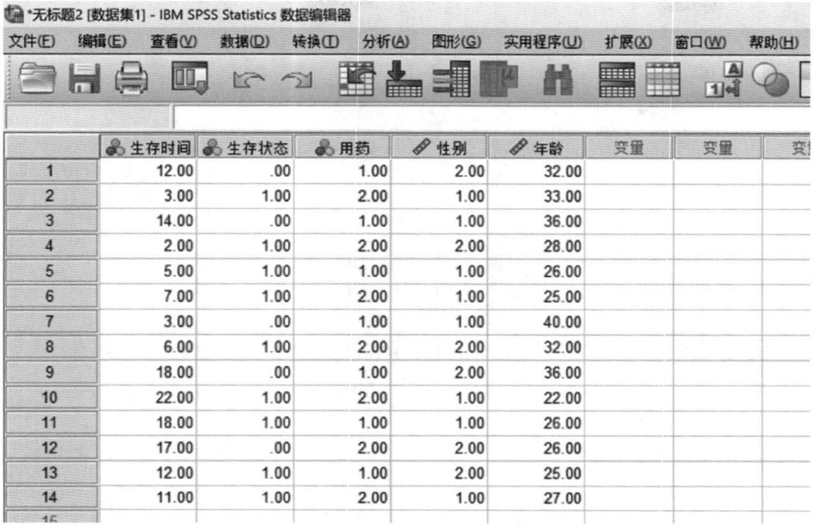

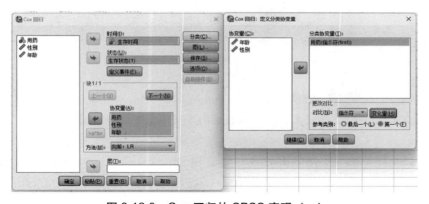

图 3.12.7　多个影响因素变量的生存数据

图 3.12.8　Cox 回归的 SPSS 实现（一）

对于有 3 个分类水平的分类自变量，原则上应当以虚拟变量的形式参与建模，比如本例中的用药是有 3 个水平的分类变量，点击“分类”，将用药变量移入“分类协变量”框内。点击选择以第一个还是最后一个为参考的对照，然后点击“变化量”。

点击“图”，选择生存分析，还可选择想要特别针对性看一下的自变量（图 3.12.9）。

点击“选项”，勾选置信区间，选择“在每个步骤”或“在最后一个步骤”显示模型信息（图 3.12.10）。点击“确定”即可。

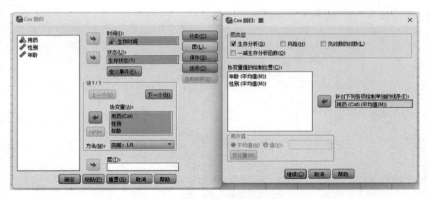

图 3.12.9　Cox 回归的 SPSS 实现（二）

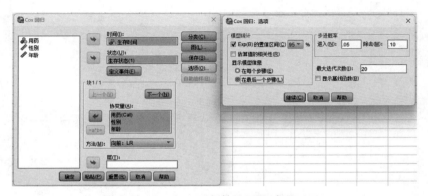

图 3.12.10　Cox 回归的 SPSS 实现（三）

2. R 语言实现　生存分析的 R 包一般用 survival 包和 survminer 包。核心的分析函数都在 survival 包里，用 survminer 包进行绘图。

主要函数包括：

（1）Surv（　）：创建一个生存对象。

（2）survfit（　）：使用公式或已构建的 Cox 模型拟合生存曲线。

（3）coxph（　）：拟合 Cox 比例风险回归模型。

（4）cox.zph（　）：检验一个 Cox 回归模型的比例风险假设。

（5）survdiff（　）：用 Log-rank/Mantel-Haenszel 检验生存差异。

五、举个例子

1. HER2CLIMB 研究比较了现有方案加用图卡替尼或加用安慰剂之后 OS（overall survival，总生存）的数据。横坐标是月数，纵坐标是 OS 概率（图 3.12.11）。曲线上的每一个点代表了在该时间点上患者的 OS 概率。X 轴为 0 时，随访刚刚开始，还没有患者死亡，所以两组患者的生存概率都是 1。随着时间的推移，有患者发生死亡，终点事件发生，生存率从 1 开始下降。生存曲线上十字形标记代表删失。进一步对两条曲线进行差异的显著性检验。该研究采用了 Log-rank 检验，发现 $P=0.004$，HR 0.73（0.59～0.90）。说明两组生存率有差异，图卡替尼组高于安慰剂组。

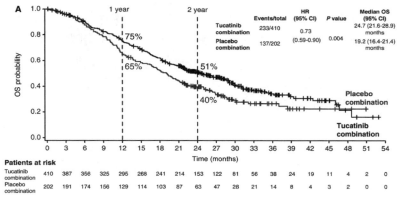

图 3.12.11　例 1 的生存曲线（Curigliano et al.，2022）

2. Kaplane-Meier methodology was used to estimate OS and PFS and the associated 95% confidence intervals (CIs). Hazard ratios (HRs) were computed from the Cox proportional hazards model using stratification factors [ECOG performance status (0 or 1), region of world (North America or rest of world)] at random assignment. All P values reported are nominal and were obtained from the stratified Log-rank test.

HER2CLIMB 研究中，用 KM 法进行生存描述，Cox 比例风险模型分析生存相关因素，分层因素为 ECOG 状态和所在地区，组间比较采用 Log-rank 检验。

第十三节　回　归

单独把回归列作一个章节其实并不是那么合适，它是一个覆盖面很广的东西，在第三部分数据分析中其实到处都有它的身影。这么做是因为我有很长的时间一看见回归这个词就超级头痛，觉得它抽象极了，什么回归，回什么归，什么鬼，为什么要让一个临床医师受这种折磨。但是回归又那么重要，所以特地在这里讲讲对回归的认识。菲茨杰拉德说过，一个人能同时保有全然相反的两种观念，还能正常行事，并行不悖，是第一流智慧的标志。我现在这样一边极度仇视统计概念，一边近乎谄媚地学习，是不是也算一种第一流智慧呢？

☆ ☆ ☆ ☆

一、溯源

回归（regression），最早被提出来是因为 1886 年英国遗传学家 Francis Galton 发表的一篇研究身高的论文 "Regression Towards Mediocrity in Hereditary Stature"，他发现了父亲的身高和儿子的身高之间存在着某种给定的关系，子辈的平均身高是其父辈平均身高以及他们所处族群平均身高的加权平均和。他将其描述为子女的身高会向整个群体身高的均值回归。所以回归一开始是用来描述一种现象的。但如今，回归指的是一种方法。我觉得有两种说法可以帮助我们认识回归的内在含义。第一种，理论上来讲，如果我们测量 ∞（无穷大）次的话，所得出的测量值的均值可以接近真实值，但我们无法做到测量 ∞ 次。所以，回归的方法就是帮我们来使测量值的均值尽可能接近真实值的，也就是 "回归" 到了事物的本真。第二种，通过回归，使得模型和数据达到了理想化的拟合状态，或者说让数据 "回到" 了模型，从而让我们从 X 能够知道 Y。希望这些说法能帮助大家更好地理解回归的概念。

二、回归分析

回归分析指分析自变量与因变量之间定量的因果关系，并且用回归方程描述。回归方程就是根据样本资料通过回归分析所得到的反映一个变量（因变量，Y）对另一个或一组变量（自变量，X）的回归关系的数学表达式。从这些定义中可以看出来同样是分析 Y 与 X 的关系，回归分析与相关分析不同。相关分析只判断二者是否有关系；但谁受谁影响，影响程度如何，要靠回归分析确定。而且回归分析是先建模，随后评价模型是否能拟合实测数据。

1. 回归分析的主要内容

（1）参数估计：基于样本数据，确定变量之间的数学关系式，即建立数学模型并估计其中的未知参数。估计参数的常用方法是最小二乘法。

（2）假设检验：对关系式的可信度进行检验。

（3）变量显著性：确定变量的影响是否显著，将影响显著的自变量选入模型中，而剔除影响不显著的变量，通常用逐步回归、向前回归和向后回归等方法。

（4）预测：利用所求的关系式，根据一个或几个变量的取值来估计或预测另一个特定变量的取值，并给出这种估计或预测的可靠程度。

2. 分类　按照涉及的自变量的多少，可分为一元回归分析和多元回归分析；按照自变量和因变量之间的关系类型，可分为线性回归分析和非线性回归分析。例如，如果在回归分析中，只包括一个自变量和一个因变量，且二者的关系可用一条直线近似表示，这种回归分析称为一元线性回归分析。

3. 相关概念

（1）最小二乘法（least square method）：是一种拟合回归线的常用算法。它通过最小化每个数据点与预测直线的垂直误差的平方和（残差平方和）来计算得到最佳拟合直线。

（2）最大似然估计（maximum likelihood estimation）：我们常用概率（probability）来描述一个事件发生的可能性，而似然性(likelihood)正好反过来，指一个事件实际已经发生了，反推在什么参数条件下，这个事件发生的概率最大。最大似然估计，就是估计使当前观察到的数据出现的可能性最大的参数值。

（3）损失函数（loss function）：是衡量回归模型误差的函数，也就是我们要的"线"的评价标准。这个函数的值越小，说明"线"越能拟合我们的数据。残差平方和是线性回归中的损失函数，残差通俗地讲就是真实值和预测值的差值，

（4）多重共线性（multicollinearity）：线性回归模型中某一个解释变量与其他解释变量间存在线性关系，就称线性回归模型中存在多重共线性。严重的多重共线性可能会增大回归系数的方差，使它们变得不稳定，从而导致即使 X 与 Y 之间存在显著关系，系数也可能看起来并不显著。回归分析中的方差扩大因子（variance inflation factor，VIF）值 > 10 可反映存在共线性。对于严重共线性，需要使用逐步回归或岭回归这样的方法，或者移除部分自变量，或者增加样本量。

（5）决定系数（coefficient of determination，记为 R^2）：表示方程中变量 X 对 Y 的解释程度。R^2 取值在 0 到 1 之间，越接近 1，表明方程中 X 对 Y 的解释能力越强。通常将 R^2 乘以 100% 来表示回归方程解释 Y 变化的百分比。

三、几种常见的回归分析

回归分析种类很多，适用于不同类型的数据以及不同应用场景。

1. 线性回归（linear regression）　通过使用最佳的拟合直线（又被称为回归线），建立因变量（Y）和一个或多个自变量（X）之间的关系。其利用最小二乘函数对一个或多个自变量和因变量之间关系进行建模。因变量是连续变量，自变量可以是连续的也可以是离散的。表达式为：$Y=a+bX+e$，其中 a 为直线截距（intercept），b 为直线斜率（slope），e 为误差项。

线性回归要求自变量和因变量之间必须满足线性关系。线性回归对异常值非常敏感。异常值会严重影响回归线和最终的预测值。多元回归存在多重共线性、自相关性和异方差性。多重共线性会增加系数估计的方差，并且使得估计对模型中的微小变化非常敏感，结果是系数估计不稳定。在多个自变量的情况下，可以通过逐步法来选择最重要的自变量。

2. 逻辑回归（logistic regression）　和线性回归同属于广义线性模型（表

☆ ★ ☆ ☆

3.13.1）。Y 为二分类时，应使用 logistic 回归。逻辑回归通过使用最大似然估计来得到最佳的参数，而不像线性回归使用最小化平方误差的方法。所以逻辑回归广泛用于分类问题。此外，逻辑回归不要求因变量和自变量之间是线性关系，因为它对预测输出进行了非线性 log 变换。但逻辑回归一般要求自变量之间没有共线性。逻辑回归需要样本数量越大越好，因为如果样本数量少，最大似然估计的效果就会比最小二乘法差。

如果因变量的值是三种或以上的有序类型，称之为有序逻辑回归。如果因变量是三种或以上的无序类型，称之为多元逻辑回归。

表 3.13.1　线性回归与逻辑回归的比较

条目	线性回归	逻辑回归
因变量类型	连续变量	分类变量
自变量类型	各种类型	各种类型
因变量分布	高斯分布	伯努利分布
因变量 - 自变量关系	线性相关	自变量与因变量对数 $\log[p/(1-p)]$ 线性相关
预测问题	解决概率和分类问题，如，是否及格	解决回归问题，如考了多少分
估计方法	最小二乘法估计	最大似然估计

3. 多项式回归（polynomial regression）　是线性回归的一种扩展，它可以使我们对非线性关系进行建模。线性回归使用直线来拟合数据，如一次函数。而多项式回归则使用曲线来拟合数据，如二次函数。在多项式回归中，最佳的拟合线不是直线，而是拟合数据点的曲线。

4. 逐步回归（stepwise regression）　是回归分析中一种筛选变量的过程，用于从一组候选变量中构建回归模型，让系统自动识别出有影响的变量。逐步回归通过观察统计值（例如 R^2）来辨别重要的变量。基于特定标准，通过增加/删除协变量来逐步拟合回归模型。如果输出"模型无显著变量"，说明可能所有的自变量均无太大意义。逐步回归一般用于变量的筛选（哪些变量重要，且最终结果没有多重共线性），结果可以作为其他模型的输入，也可以对共线性严重的数据进行回归分析的预测或者解释。

逐步回归的主要做法有如下三种。

（1）向前选择（forward）：自变量逐个引入模型，引入一个自变量后要查看该变量的引入是否使得模型发生显著性变化（F 检验），如果发生了显著性变化，那么则将该变量引入模型中，否则忽略该变量，直至所有变量都进行了考虑。即将变量按照贡献度从大到小排列，依次加入。

特点：自变量一旦选入，则永远保存在模型中；不能反映自变量选进模型后的模型本身的变化情况。

（2）向后选择（backward）：与向前选择相反，在这个方法中，将所有变量放入模型，然后尝试将某一变量进行剔除，查看剔除后对整个模型是否有显著性变化（F 检验），如果没有显著性变化则剔除，若有则保留，直到留下所有对模型有显著性变化的因素。即将自变量按贡献度从小到大，依次剔除。

特点：自变量一旦剔除，则不再进入模型；开始把全部自变量引入模型，计算量过大。

（3）逐步筛选法（stepwise）：是向前选择和向后选择两种方法的结合，即一边选择，一边剔除。当引入一个变量后，首先查看这个变量是否使得模型发生显著性变化（F 检验），若发生显著性变化，再对所有变量进行 t 检验，当原来引入变量由于后面加入的变量的引入而不再显著变化时，则剔除此变量，确保每次引入新的变量之前回归方程中只包含显著性变量，直到既没有显著的解释变量选入回归方程，也没有不显著的解释变量从回归方程中剔除为止，最终得到一个最优的变量集合。

5. 岭回归（ridge regression）　最早是用来处理特征数多于样本数的情况，现在也用于在估计中加入偏差，从而得到更好的估计。同时也可以解决多重共线性问题，岭回归是一种有偏估计。特征数多而样本数少的情况下，用线性方程容易过拟合。在多重共线性中，即使最小二乘估计是无偏差的，但是方差很大，使得观察值远离真实值。所以需要使用岭回归，可以理解为在线性回归的损失函数的基础上，加入一个 L_2 正则项，来限制权重 w 不要过大。这个正则化系数又叫惩罚系数，是调节模型好坏的关键。

6. 套索回归（Lasso regression）　擅长处理具有多重共线性的数据，与岭回归一样是有偏估计。Lasso 全称是 Least Absolute Shrinkage and Selection Operator，1996 年由 Robert Tibshirani 首次提出。Lasso 其实是一种统计思想，可以理解为变量想要进入回归模型就要接受惩罚，不断增加惩罚力度，最后看还有哪个变量能更长久地留在回归模型中。

将岭回归中正则化项中的 L_2 范数替换为 L_1 范数，就是 Lasso 回归。不同于岭回归，Lasso 回归中惩罚函数使用的是系数的绝对值之和，而不是平方。Lasso 回归中回归系数估计可以为零，施加的惩罚越大，估计就越接近零。因此可以实现从多个变量中进行筛选。也就是说，如果一组自变量高度相关，那么 Lasso 回归只会选择其中一个，而将其余的缩小为零。但岭回归估计系数等于 0 的机会极小，所以无法筛选变量。

7. 弹性回归（elastic net regression）　是岭回归和 Lasso 回归的混合技术，它同时使用 L_2 和 L_1 正则化。当有多个相关的特征时，弹性回归支持群体效应，

☆ ☆ ☆ ☆

而 Lasso 回归很可能随机选择其中一个。弹性回归对所选变量的数目没有限制，具有两个收缩因子 λ_1 和 λ_2，同时其继承了一些岭回归在旋转状态下的稳定性。

8. 泊松回归（Poisson regression）　用于 Y 呈 Poisson 分布的情况下。Poisson 模型用于描述单位时间、单位面积或者单位容积内某事件发生的频数分布情况，通常用于描述稀有事件（即小概率）事件发生数的分布。通常情况下，满足以下三个条件时，可认为数据满足 Poisson 分布：①平稳性。发生频数的大小，只与单位大小有关（比如 1 万为单位，或者 100 万为单位时患癌症人数不同）。②独立性。频数数值彼此独立、没有关联关系。③稀疏性。发生频数足够小，即低概率性。

9. Cox 回归　又称为 Cox 风险比例回归，是一种半参数生存分析方法，在生存分析部分已经介绍过。该模型以生存结局和生存时间为因变量，可同时分析众多解释变量对生存期的影响，能分析带有截尾生存时间的资料，且不要求估计资料的生存分布类型。

图 3.13.1 大致总结了主要的回归类型和使用场景。

四、回归分析的流程

回归分析可按下述流程进行：①分析数据类型；②筛选变量；③正态性检

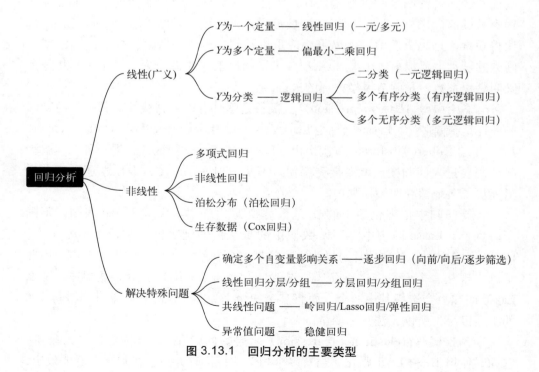

图 3.13.1　回归分析的主要类型

验；④绘制散点图和相关性分析；⑤选择相应的回归分析方法；⑥模型后检验（多重共线性、自相关、残差正态性、异方差等）。

第十四节　统计差异与临床意义

P 值和零假设是我们在统计学学习中最早接触的，始于 20 世纪初，由 Fisher、Pearson、Neyman 等统计学先驱建立，在很长的时间里被认为是确定研究发现是真的而不是随机发生的这一点的 *sine qua non*（拉丁语，必要条件）。但近年来，越来越多的人意识到 P 值和所谓的统计差异常常被使用不当或解读不当，特别是在生物医学领域。大数据的盛行进一步凸显了这些问题。所以正确地使用和解读统计学差异是数据分析中非常关键的点。

一、对 P 值的误解和花招大集合

让我们回归 P 值的基本概念。P 值是指如果零假设是对的，那么统计结果发生的可能性有多大。当这个可能性非常低，低于我们设定的小概率事件的界限的时候，说明零假设是离谱的，我们认为可以推翻零假设，改为接受备择假设。

1. $P > 0.05$ 代表没有差异吗？

回答是否定的。$P < 0.05$ 代表拒绝零假设，但 $P > 0.05$ 不代表可以"证明"零假设。所以，正确的解释是"未能拒绝零假设"，而非"接受零假设"。类似于未能证明某人有罪并不等同于某人无罪，可能再查一查就发现他有罪了呢！就像 1995 年 Altman 等在 *BMJ* 上发表的文章标题："Absence of evidence is not evidence of absence."

2. 单纯 P 值就能说明所有问题吗？

回答是否定的。P 值要和 95%CI 等结合展示，有的期刊甚至提出不再写 P 值，只写效应值及其 95%CI。我们知道 95%CI 如果不包含零则代表拒绝零假设。假如 P 值显示 < 0.05，但 95%CI 包含零，是不是代表二者矛盾呢？并不是。因为 P 值在不同的样本群体变异度可以很大，样本量等对其影响很明显。如果没有效应值和 95%CI，只看 P 值的话，可能就会走上错误的方向。有关效应量的内容请参看"效应量"章节。

3. $P=0.009$ 可以写作 $P < 0.01$

我觉得这也是我一直以来的误解。事实上 P 值要么写出具体值，要么写大于或小于设定的界值，如果我们事先设定的界值是 0.05，那么就只能写 > 0.05 或 < 0.05，或直接写具体值。很多期刊会要求 < 0.001 的 P 值直接写作 < 0.001，这另当别论。

☆☆☆☆

4. *P*-hacking（*P* 值篡改或 *P* 值操纵）

又叫 cherry-picking，data-dredging，significance-chasing，significance-questing，selective inference，指反复尝试用各种方法分析数据，直到得出自己想要的 *P* 值，这很容易造成假阳性结果。*P*-hacking 行为包括：在统计分析后又继续收集数据；记录了很多变量，但是统计后根据 *P* 值进行取舍；统计分析后把一些指标进行合并或者拆分；统计结果发现 *P* 值有意义就停止收集数据。正是因为这些行为使得 *P* 值名誉受损。

二、美国统计协会对 *P* 值解读的指导原则

2016 年美国统计协会对于如何使用和解读 *P* 值给出了指导原则，目的就是为了减少前述问题。

1. "*P* 值可以表示数据与某个统计模型是否相容"；基于研究数据，研究者可以拒绝或"未能拒绝"零假设。

2. "*P* 值不能测量假说为真的概率，也不能测量数据完全是由随机因素造成的概率"；只能告诉我们数据和零假设的一致性有多大。

3. "科研结论、商业决定和政策制定不能完全靠 *P* 是否小于某个值来决定"；重大决策与结论中，需要考虑诸多因素，如实验设计、数据质量、外部证据、机制的合理性、用于实际后的成本和获益等，不能只由 *P* 值决定 Yes or No 的问题。

4. "正确的推断需要完整和透明的报告"；正确的科学推理，需要研究者公布研究中包含的所有假设，所有数据收集的决定，所有进行的统计分析和所有 *P* 值。不能按前文所讲的那样刻意地去算出一个小于某个值的 *P* 值。

5. "*P* 值或者显著性不能表示一个效应的大小，或者一个结果的重要性"；*P* 值大小不代表效应大小。再微小的效应，达到一定的样本量和测量精度，都能得到小的 *P* 值；再大的效应，在样本量和测量精度不那么高的时候，也可能只能得到普普通通的 *P* 值。

6. "*P* 值本身不能很好地判断一个模型或假说的证据"。单独的 *P* 值只能提供有限信息。用一个略小于 0.05 的 *P* 值来拒绝零假设难以有说服力；相反，一个相对较大的 *P* 值也不能说就赞成零假设。更好的方法是给出效应量和置信区间。

三、解读：临床差异

统计学差异不代表有临床意义。读者往往关心的是研究结果对于临床的价值有多大。比如说分析发现两组疼痛评分的差异有统计学显著性，但均值差只有 0.3（疼痛评分为 0 ~ 10），我们从临床的角度认为这种差异是没有意义的。事实上这样的情况在我审过的论文中并不少见。

☆ ☆ ☆ ☆

在报告结果时，要注意写明差异的实际大小和差异的统计学意义，并尽量从差异的实际大小出发解读差异在专业上的意义。如果差异有实际意义而无统计学意义，尝试计算把握度（power），探索一下是否由样本量不足而导致的。如果差异有统计学意义而无实际意义，合理解释并清楚说明差异的实际价值，不可盲目夸大。如果差异在两者上都没有意义，这需要了解是干预措施确实没有效果还是研究设计问题。不能检验出差异不意味着没有差异，试验中阴性结果有可能是试验设计而导致的低效能问题，就是常说的要分清 failed study 和 failed drug。

四、最小临床重要性差值

最小临床重要性差值（minimal clinically important difference，MCID）指患者认为对其重要或有意义的最小差值。MCID 一方面可以与统计学差异结合来判断研究结果的重要性（也就是否有足够的效应），另一方面可用作我们之前讲过的样本量的计算（也就是想要发现多大的效应）。

确定 MCID 的方法有 Delphi 法、锚定法和分布法。Delphi 法又叫专家共识法，成立专家小组，由专家们分别独立给出 MCID，然后交叉审阅并进行修正，反复数次直至达成共识。

锚定法也称效标法，是将患者自己的评价与指标的数值锚定起来，或者说将测量工具分值的变化与一个外部有意义的锚或事件相比较。它需要有一个外在的基于患者主观感受的指标或客观的临床标准去验证变化是否有意义。所选的"锚"应满足：①易于解释；②目标测量工具和锚之间必须存在较强的关联性，所选取的锚与疾病的关联性越强，得到的结果越真实。

分布法基于患者自评量表的统计分布描述指标来推算 MCID 值，常用的分布指标有标准误（SEM）、标准差（SD）、效应量（ES）以及最小可测变化值（minimum detectable change，MDC）。一般用 0.5 SEM 或 1 SD 代表 1 个 MCID 值。分布法并不能解释临床意义的最小变化，因为它缺少一个与研究对象的主观感受相联系起来的锚，因此分布法的有效性仍存在争议。此外，还可以将锚定法与分布法结合使用。

相关的其他概念还有 MCII、PASS 和 SCB。最小临床重要性改善（minimal clinical important improvement，MCII）是患者感觉到症状改善的最小得分变化，这种改善使患者达到能够接受目前症状的状态，即 PASS（patient acceptable symptom state），即患者目前感觉满意而不仅仅是感觉稍好。实质性临床获益（substantial clinical benefit，SCB）也是一个心理纬度的度量值，其衡量的是患者感知到实质性或者显著改善的变化量，某种意义上等价于 MCII。

☆ ☆ ☆ ☆

五、举个例子

例子：以云南省肿瘤医院胃癌住院患者为研究对象，调查者将 QLICP-GA（V1.0）量表进行解释说明并得到患者同意后发给患者填写。……用以锚为基础的方法来探讨 QLICP-GA（V1.0）的 MCID 制定。采用 EORTCQ LQ-C30 的第 29 个条目"Q29 您如何评价在过去一星期内您总的健康情况"及第 30 个条目"Q30 您如何评价在过去一星期内您总的生命质量"为主观锚。选项一共包括七个等级（从很差到很好），采用 Pearson 相关分析计算 Q29 和 Q30 与各领域的相关系数。以三种标准计算各领域 MCID：同一锚干预前后选项相差一个等级（包括升高和降低一个等级）、至少相差一个等级（包括升高和降低一个及多个等级）、改善（包括升高一个及多个等级）。先采用极差化方法将原始分转化为标准得分，x_0 表示被调查者的基线评分（入院当天），x_1 表示被调查者干预后评分（出院前一天）。然后求同一个患者两次测量得分标准化后的差值 d，若差值服从正态分布，则以差值的均值作为 MCID。若差值服从偏态分布，则以其中位数为 MCID。

解读：该研究用三种方法确定了 MCID，这里节选了所述的第一种，另外两种是基于锚的最小重要性变化（minimal important change, MIC）分布法和多元线性回归模型。

第十五节　倾向性分析

在前文控制混杂因素的部分我们介绍过倾向性分析（propensity analysis）是个不错的方法，特别是在有大量的混杂因素需要进行调整的时候。现在倾向性分析可以说特别火，总感觉不会做倾向性分析就失去了和别人的对话权似的。那么，具体如何实施呢？

一、倾向性评分

倾向性分析的整个过程包括了①预分析；②计算倾向性评分；③基于倾向性评分进行匹配等处理；④基于匹配等处理后的数据进行分析；⑤敏感性分析。所以，可以看出来，倾向性评分是倾向性分析的灵魂。

倾向性评分（propensity score，PS）指在一定协变量条件下，一个观察对象接受某种暴露/处理因素的可能性,是一个从0到1的范围内连续分布的概率值。倾向性评分的估计是以暴露/处理因素作为因变量 Y（0 或 1），其他混杂因素作为自变量 X，通过建立一个回归模型来估计每个研究对象接受暴露/处理因素的可能性，最为常用的是 logistic 回归模型。可以直接得到倾向性评分分值。倾

☆ ☆ ☆ ☆

向性评分越接近于 1，说明患者接受某种暴露/处理因素的可能性更高，越接近于 0，说明患者不接受任何暴露/处理因素的可能性更大。通过将多个混杂因素的影响用一个综合性的倾向性评分来表示，降低了协变量的纬度，减少了自变量的个数，这样就可以处理多个自变量。

对于随机化研究，倾向性评分可用于处理组间不均衡；对于观察性研究，通过倾向性评分来调整组间个体的差异，除了暴露/处理因素和结局变量分布不同外，可认为其他混杂因素都均衡可比，相当于进行了"事后随机化"，使观察性研究的数据达到近似随机分配的效果。

二、倾向性分析的主要方法

基于倾向性评分可以采用不同的分析方法，包括匹配法、分层法、校正法和加权法。

1. 倾向性评分匹配法（propensity score matching，PSM）　是倾向性分析中应用最为广泛的一种方法。匹配一般是指按照某些特征将不同组的研究对象进行配对，以保证两组对象具有可比性，排除混杂因素的干扰。这一概念在观察性研究中见得很多。因为观察性研究不存在随机一说，混杂因素的控制有难度，通过匹配可以解决这一问题。而采用倾向性评分进行匹配是一种优质的匹配方法，仅用匹配倾向性评分一个指标就可以达到同时控制多个混杂因素的目的。

首先我们要计算出每一个研究对象的倾向性评分，然后从小到大进行排序，对于每一个暴露/处理组的研究对象，从对照组中选取与其倾向性评分最为接近的所有个体，并从中随机抽取一个或 N 个研究对象作为匹配对象，直至所有的研究对象均匹配完毕，未匹配上的研究对象则舍去。

匹配设置的关键是匹配的比例和匹配的标准。匹配的比例最常见的为 1 : 1 匹配，需要根据两组人群的数量来决定合适的匹配比例，建议不要超过 1 : 4 匹配。匹配的标准为卡钳值（caliper），是能够进行匹配的最大的两组倾向性评分绝对差值。卡钳值的设定直接影响到最终匹配集的样本量，卡钳值越大，能够匹配成功的个体越多，匹配集就越大，但是对比组间的均衡性可能较差；反之，卡钳设置过小，虽然可提高对比组间的均衡性，但匹配成功率可能降低，匹配集的样本量减少。Austin（2011）的蒙特卡罗模拟结果表明，最合适的卡钳值是取两组倾向指数标准差的 20%，或者取 0.02 或 0.03。

从匹配范围上，倾向指数匹配法可分为局部匹配（local algorithms）和全局匹配（global algorithms），常用的局部匹配方法有最邻近匹配（nearest neighbor matching）、卡钳匹配（caliper matching）。针对观察组中的每个个体，在对照组中寻找与其最接近的个体进行匹配，直到观察组中每个个体都找到匹配，称为最邻近匹配。如果两个个体的倾向性评分差值在事先设定的某范围（卡钳值）内才

☆☆☆☆

能进行匹配，称为卡钳匹配。此外，还有马氏距离法（mahalanobis），以及由其衍生的通用匹配法（genetic matching，GenMatch）等。而全局匹配法将匹配问题转化为运筹学中网络流问题（network flows），此时观察组和匹配的对照组个体 PS 差值并不是最小的，但是能保证匹配集倾向性评分总体差值的最小化。

2. **倾向性评分分层法**　按照倾向性评分的大小，将研究对象分为 5～10 层，在每一层混杂因素达到均衡的状态下，分析暴露/处理因素 X 与因变量 Y 之间的关系。仅用倾向性评分一个变量来进行分层，可以避免产生分层过多的问题，同时每个层里的研究对象也具有较高的同质性。分层的关键问题是分层数和权重的设定。可通过比较层内组间倾向性评分的均衡性来检验所选定的层数是否合理，权重一般由各层样本占总样本量的比例来确定，也有学者建议采用各层内处理效应方差的倒数。从文献报道来看，按倾向性评分将样本平均分为 5 层，能减少 90% 以上的偏倚，是倾向性评分分层中最常用的方法。

3. **倾向性评分校正法**　方法是将倾向性评分和传统的回归分析相结合的一种方法。将倾向性评分直接作为一个新的协变量进行模型校正，即在回归分析模型中，以结局变量为因变量、以分组变量为自变量、以倾向性评分作为唯一协变量来构建模型，估计组间效应。这样就可以分析在控制倾向性评分后暴露/处理因素与结局变量之间的关联性。

4. **倾向性评分加权法**　在计算得出倾向性评分的基础上，利用标准化法的原理，通过倾向性评分值赋予每个研究对象一个相应的权重进行加权，使得各组中倾向性评分分布一致，从而达到消除混杂因素影响的目的。因此倾向性评分加权法是一种基于个体化的标准化法。

在实际的应用中，根据选择的标准化人群的不同，倾向性评分加权法可以分为逆概率处理加权法（inverse probability of treatment weighting，IPTW）和标准化死亡比加权法（standardized mortality ratio weighting，SMRW）。

IPTW 法是以所有观察对象作为标准人群进行调整，暴露/处理组各观察对象的权重为 $Wt=Pt/PS$，对照组各观察对象的权重为 $Wc=(1-Pt)/(1-PS)$。其中 Pt 为整个人群中接受暴露/处理因素的比例，PS 为每个研究对象的倾向性评分。

SMRW 法是以处理组观察对象作为标准人群进行调整，暴露/处理组各观察对象的权重为 $Wt=1$，对照组各观察对象的权重为 $Wc=[PS(1-Pt)]/[(1-PS)Pt]$。

三、倾向性评分匹配的实现

1. SPSS　以 1∶1 倾向性评分匹配为例，需要 SPSS 22.0 或以上版本。数据中分组要用 0 和 1 表示，不要用 1 和 2。

点击数据→倾向得分匹配。将"分组"变量拉入"组指示符"框，将混杂因素们拉入"预测变量"框。给倾向变量名起个名字，在未来输出的新数据表中它将单独成为 1 列。匹配容差就是卡钳值，根据自己的需求设置。将受试者 ID 变量拉入"个案 ID"，为匹配 ID 变量起个名字。给输出数据集起个名字。

点击"选项"，为合格个案变量起个名字，"抽样方法"选择默认的"不放回"，默认"最优化执行性能"。设定随机数种子，因为如果对照组有多个满足匹配条件的观测对象，SPSS 会默认随机将其与病例组观测对象匹配，但 SPSS 默认每次操作给对照组的随机数字不同，所以如果不特殊设定，每次实际匹配成功的对子是不一样的。设定一个随机数种子可确保匹配过程可以重复（图 3.15.1）。

点击"确定"后，将生成新的数据集 PSDATA（图 3.15.2）。在该数据集下，点击"数据"→选择"个案"。选择"如果条件满足"，将条件设定为"PSID >=1"，筛选出匹配成功的对子→ Output 中输出新的数据集 Analysis（图 3.15.2）。

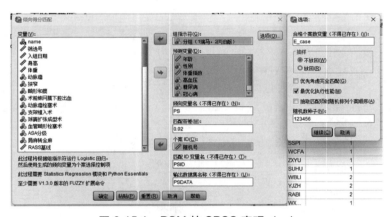

图 3.15.1　PSM 的 SPSS 实现（一）

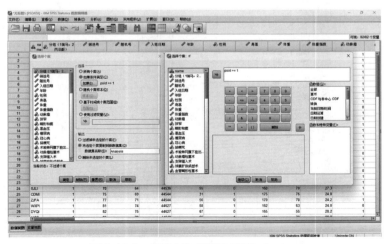

图 3.15.2　PSM 的 SPSS 实现（二）

☆☆☆☆

将 Analysis 数据集中编号为 1 的一组的 PSID 替换成 ID 编号：转换 → 计算变量 → 如果 → 性别 =1，PSID=ID → 确定（图 3.15.3），从而确定匹配成功标识。

选择"数据" → "个案排序"，将 PSID 拉入"排序依据"框，点击确认（图 3.15.4）。相同的 PSID 即为匹配成功的对子（图 3.15.5）。

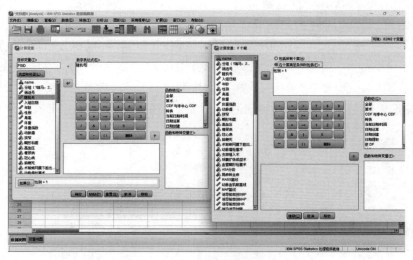

图 3.15.3　PSM 的 SPSS 实现（三）

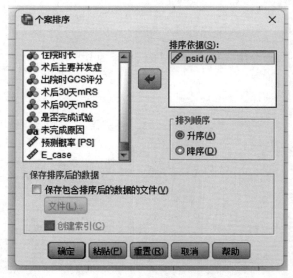

图 3.15.4　PSM 的 SPSS 实现（四）

	ID	基本信息分组	性别	年龄	体重	PS	E_case	psid	变量
1	1.00	1.00	2.00	69.00	58.0	.52182	.00	.	
2	3.00	1.00	2.00	44.00	63.0	.60195	.00	.	
3	5.00	1.00	2.00	47.00	60.0	.52128	.00	.	
4	6.00	1.00	1.00	85.00	63.0	.43189	.00	6.00	
5	8.00	1.00	2.00	33.00	73.0	.44635	.00	.	
6	9.00	1.00	2.00	64.00	55.0	.70249	.00	.	
7	10.00	1.00	2.00	32.00	49.0	.49964	.00	.	
8	19.00	1.00	2.00	48.00	70.0	.40081	.00	.	
9	20.00	1.00	1.00	65.00	75.0	.81159	.00	20.00	
10	21.00	1.00	2.00	47.00	65.0	.58831	.00		

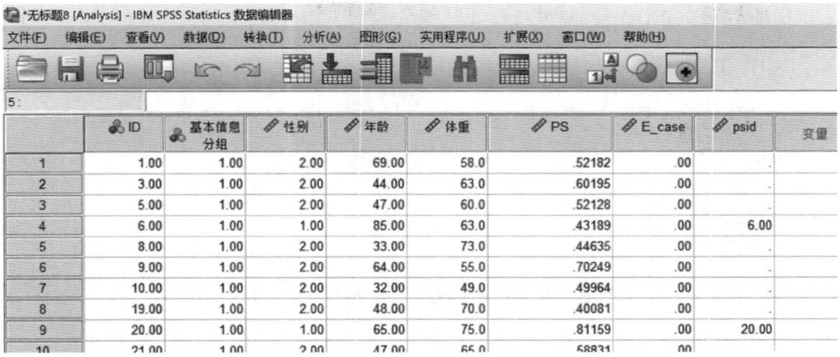

图 3.15.5　PSM 的 SPSS 实现（五）

2. R 语言　倾向性评分匹配在 R 语言中使用 MatchIt 包（表 3.15.1）。

表 3.15.1　PSM 的 R 语言代码

代码	说明
mydata < - read.csv (“C: /fospropofol/R-data. csv”)	文件位置
attach (mydata)	确保这些数据在当前 R 中可以使用
mydata [1:20,]	在 R 里显示前 20 行的数据，以再次检查确认
m.out = matchit (分组变量 ~ 混杂因素 1+ 混杂因素 2+ 混杂因素 3, method = “nearest”, ratio=1)	Method 为所选方法；Ratio 为匹配比例
summary (m.out)	以数字的形式展现匹配结果
plot (m.out, type =“jitter”)	以振动图的形式展现匹配结果
plot (m.out, type =“hist”)	以直方图的形式展现匹配结果
m.data1 < - match.data (m.out)	将匹配的结果输出
write.csv (m.data1, file=“C: /fospropofol/match_nearest. csv”)	存储到 C: /fospropofol/match_nearest.csv

除了 nearest 方法，还有其他匹配方法

（1）Exact Matching：病例组和对照组在每一变量上精确匹配，参数值完全相同。当协变量较多或者协变量取值范围较大时不宜采用。（method = “exact” ）

（2）Subclassification：将数据集分成子集，子集内协变量的分布相同。（method = “subclass” ）

（3）Optimal Matching：所有匹配病例之间的平均绝对距离最小，需要安装 optmatch 包。（method = “optimal” ）

☆ ☆ ☆ ☆

（4）Genetic Matching：利用遗传学计算算法匹配，需安装 Matching 包。（method = "genetic"）

（5）Coarsened Exact Matching：在确保其他协变量平衡下匹配某一协变量。（method = "cem"）

四、举个例子

Propensity scores were calculated within each cohort using multivariable logistic regression models. Propensity scores included covariates that may affect both the likelihood of patients to receive the treatment of interest and the outcome of interest, and that were unbalanced between treatment groups before matching. These variables included a number of patient characteristics as well as markers of disease severity. Matching based on propensity scores incorporating different sets of covariates was performed using a 1 ∶ 1 nearest - neighbor algorithm, either with a caliper width of 0.25 (anticoagulation cohort) or without a caliper (aspirin cohort). In each analysis, the approach that yielded the best-matched cohort was identified based on the most balanced distribution of propensity scores and the best balance in individual covariates between the two treatment groups.

该研究中采用多变量 logistic 回归计算 PS。PS 的计算所纳入的协变量包括了可能影响患者接受干预和预后的因素，以及可能组间不均衡的因素。匹配方法为最近邻法，比例为 1 ∶ 1，卡钳值为 0.25。

We then performed propensity score matching on patients in the anticoagulation cohort using a number of variables, including age,... Among all the different combinations of variables tested in patients in the anticoagulation cohort, propensity score matching with age,... achieved the most balanced distribution of covariates between patients treated with prophylactic-compared to intermediate-dose anticoagulation.

这段是对匹配结果的描述。

The final propensity score-matched group of 382 patients from the anticoagulation cohort was well-balanced between patients who received prophylactic- versus intermediate-dose anticoagulation with respect to all variables analyzed except for DDmax, which was higher in patients who received intermediate - dose anticoagulation, reflecting our hospital's treatment guidelines. Using this group of propensity score - matched patients, we fit a competing risks multivariable regression model adjusting for age, aspirin and antiplatelet therapy use, ...and admission RI.

这段是使用匹配后队列进行分析的结果。

第十六节　似　然　比

似然比（likelihood ratio，LR）是反映真实性的一种指标，"似然"这个词文绉绉的，它的原英文 likelihood 更易于理解。似然比是有病者中得出某一筛检试验结果的概率与无病者得出这一概率的比值，也就是一个诊断试验结果出现在有病受试者和出现在无病受试者的比值大小，代表了一个诊断试验区分有病和无病的能力大小。该指标全面反映筛检试验的诊断价值，而且非常稳定。似然比的计算来源于灵敏度与特异度。

因检验结果有阳性与阴性之分，似然比可相应地区分为阳性似然比（positive likelihood ratio，LR⁺）和阴性似然比（negative likelihood ratio，LR⁻）。阳性似然比是筛检结果的真阳性率与假阳性率之比，表示筛检试验正确判断阳性的可能性是错误判断阳性可能性的倍数。比值越大，试验结果阳性时为真阳性的概率越大。阴性似然比是筛检结果的假阴性率与真阴性率之比，表示错误判断阴性的可能性是正确判断阴性可能性的倍数。其比值越小，试验结果阴性时为真阴性的可能性越大。理想状态下，阳性似然比应该高，阴性似然比应该低。

第十七节　受试者工作特征曲线

受试者工作特征曲线（receiver operating characteristic curve，简称 ROC 曲线），刚开始简直觉得这个名字不知所云，啥工作啥特征什么的，让人自动"宕机"。随着进一步了解，发现处处好难理解，处处戳在我这个对数学不敏感的人的痛点上。然后，某一天突然就明白了，很神奇。就像一位朋友说的，觉得某个东西难就会自然地排斥它，但只要坚持，量变就会产生质变，质变的时候那种顿悟的通透感是非常愉快的。学习的快乐部分来自这里。丹麦宗教哲学心理学家家索伦·克尔凯郭尔讲的"我们所害怕的，正是我们所渴望的"，诚不我欺。

一、ROC 曲线怎么来的

ROC 曲线又称感受性曲线（sensitivity curve，我觉着为啥这个 sensitivity 要翻译成"感受性"呢，为什么就不是"敏感性"呢，称"敏感性"我还更容易理解一点；"感受性"这个词也太晦涩了好吧，完全"感受"不到它想表达什么啊），主要是用于反映 X 对 Y 的预测准确率情况。通俗地讲，就是评价某个指标用于分类或诊断效果如何，还可以找出诊断效果最好的指标临界值。ROC 曲线是医学诊断试验、预测模型性能区分度评价的最核心指标，据说最早是在

☆ ☆ ☆ ☆

雷达兵预测敌机中诞生的（我发现有不少统计学方法都源于军事领域）。

理解 ROC 曲线很重要的一点是要明白 ROC 曲线的横坐标和纵坐标其实是没有相关性的，所以不能把 ROC 曲线当作一个函数曲线来分析，而应该把它看成无数个点的组合。ROC 曲线上每个点都代表一个分类器，其横纵坐标反映了这个分类器的性能。横坐标 X 轴为假阳性率（false positive rate，FPR，又称误报率；FPR=1 – 特异度），X 轴越接近零准确率越高；纵坐标 Y 轴为真阳性率（true positive rate，TPR，又称灵敏度），Y 轴越大代表准确率越好。

二、相关概念

1. ROC 曲线下面积（the area under the ROC curve，AUC） 是指 ROC 曲线与 X 轴、（1，0）-（1，1）围绕的面积，用来表示预测准确性，AUC 值越高，也就是曲线下方面积越大，说明预测准确率越高。曲线越接近左上角（X 越小，Y 越大），预测准确率越高。

为什么曲线下面积很重要呢？可以看看下面两个图。左图可以比较容易地判断出来蓝色曲线对应的分类器比红色曲线对应的要好。但是右图很难直接做出判断，这时候就需要曲线下面积这样的指标来协助判断（图 3.17.1，见彩图）。

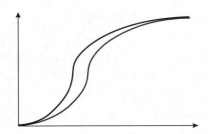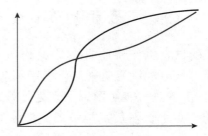

图 3.17.1　不同的 ROC 曲线

一般来说，ROC 曲线下面积在 0.5 到 1 之间。如果一项诊断试验的灵敏度是 1，而假阳性率是 0，那么该诊断试验的 ROC 曲线下面积就是 1。但是这样的诊断试验几乎不存在，一个诊断试验往往不能将所有的患者和非患者都准确地识别出来。同样，也不会出现某一项诊断试验的 ROC 曲线下面积为 0 的情况，因为基本不会有一项诊断试验错误地识别了所有的患者和非患者。即使真的有这样的诊断试验，我们只需要将所有的诊断结果反过来，就可以得到完美结果。

2. 切点（cutoff） ROC 曲线中最靠近左上角的那一点即为最佳切点（临界点），因为此点上灵敏度与特异度都比较高，而假阳性与假阴性最少 cutoff 值即截断值。根据约登指数（Youden's index，YI，也称正确指数）最大化来确定最佳临界点。约登指数 = 敏感性 + 特异性 -1。找到这一最佳临界点之后列出其对应的灵敏度、特异度，还可以计算阳性预测值和阴性预测值（图 3.17.2）。

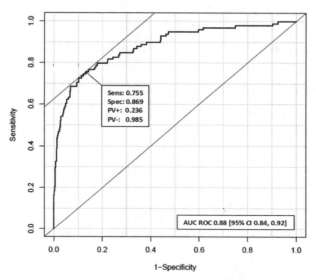

图 3.17.2 ROC 曲线示例

图中标出了切点的灵敏度、特异度、阳性预测值、阴性预测值，AUC 及其 95%CI（von Dadelszen et al., 2011）

3. **灵敏度（sensitivity）** 又称敏感性、真阳性率，指实际"有病"者中，被试验正确判定为患者的比例。它反映某项试验正确检出患者的能力。灵敏度 $=a/(a+c)\times100\%$（表 3.17.1）。

表 3.17.1 诊断试验资料收集表

		金标准		合计
		有病	无病	
诊断试验	+	a	b	$a+b$
	−	c	d	$c+d$
	合计	$a+c$	$b+d$	N

4. **特异度（specificity）** 又称真阴性率，指实际"无病"者中，被该试验正确判定为非患者的比例。它反映某项试验正确排除患某病的能力。特异度 $=d/(b+d)\times100\%$。

5. **准确率（accuracy）** 又称符合率，指诊断试验检测为真阳性和真阴性在总受检例数中的比例。其值越大，说明诊断试验检测结果越接近于真实情况。准确率 $=(a+d)/(a+b+c+d)\times100\%$。

6. **假阳性率（false positive rate）** 又称误诊率，指在"无病"者中，被该

☆ ☆ ☆ ☆

试验错判为有病的比例。其值越大，说明该项试验误诊者越多。特异度和误诊率互补，即和为 1。假阳性率 $=b/(b+d) \times 100\%$。

7. **假阴性率**（false negative rate） 又称漏诊率，指患病者中，被该项试验错判为无病的比例。其值越大，反映该项试验漏诊者越多。灵敏度和漏诊率互补，即和为 1。假阴性率 $=c/(a+c) \times 100\%$。

8. **阳性预测值**（positive predictive value） 试验结果阳性中，实际患病者的百分比。阳性预测值 $=a/(a+b) \times 100\%$。

9. **阴性预测值**（negative predictive value） 指试验结果阴性中，非患者的百分比。阴性预测值 $=d/(c+d) \times 100\%$。

10. **真实性**（validity） 也称效度，指测量的正确性和有效性。它是关于测量方式能否如实反映研究对象的真实情况。前述的第 3 ~ 7 项指标反映的是真实性。

11. **可靠性**（reliability） 即可重复性、精确性，也称信度，指用同一种诊断方法在同样条件下，对相同的人群进行一次以上的检查，获得试验结果的稳定程度。它反映测量的一致性。

12. **ROC 与似然比** ROC 曲线斜率与似然比相关。第一，曲线上任何点的切线斜率均等于这个点试验结果的似然比；第二，从起点到任何点的斜率代表了以这个点作为试验"阳性"的阈值时，试验的阳性似然比；第三，曲线上任意两个点（x 和 y）的连线斜率代表的是试验存在多重区间时，这两个点定义的区间所产生的似然比。

三、ROC 的计算

要计算 ROC，对于设计类型为诊断试验的研究，金标准分组 Y 一般来说是二分类，试验变量可以为连续型、分类、有序分类。对于设计类型为预测模型的研究，结局 Y 如果依赖随访时间变量 time 就成为预后（prognosis）预测，如果不依赖随访 time 就成为诊断（diagnosis）预测，后者与诊断试验统计分析方法一致。根据我们在"回归"章节中讲述的知识，诊断试验类型的可采用 logistic 回归；时间依赖型的可采用 Kaplan-Meier 或 Cox 回归。

ROC 计算的指标主要有性能评价系列指标（灵敏度、特异度、阳性预测值、阴性预测值）、AUC、截断值、ROC 间差异性检验。ROC 曲线展示类型包括经典型、带误差线型、带灵敏度 95%CI 型等。

四、ROC 实现

1. **单项诊断试验** ROC 在 SPSS 中可轻松实现。数据按两列输入，一列是实际患病情况，用 1 和 0 表示；另一列是诊断试验方法测量的结果。点击"分析→分类→ROC 曲线"。将测试结果变量放入"检验变量"框，实际患病情况放入"状态变量"框，勾选下方所有内容，在选项中选择相应的"检验方向"等内容（图 3.17.3）。

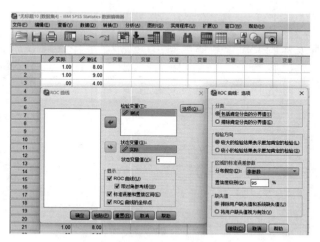

图 3.17.3　ROC 的 SPSS 实现

点击"确定"，即可输出 ROC 曲线（图 3.17.4）。还可看到 AUC 表，其中区域下对应的数字 0.828 就是 AUC，因为原假设是 AUC=0.5（即无诊断价值），所以此处的显著性 P=0.001 代表有诊断价值。95%CI 为 0.699～0.956。曲线的坐标表中可以看到构成 ROC 的每个点的敏感度和 1- 特异性，根据我们前文所讲的"约登指数 = 敏感性 + 特异性 -1"，可以算出每个点对应的约登指数

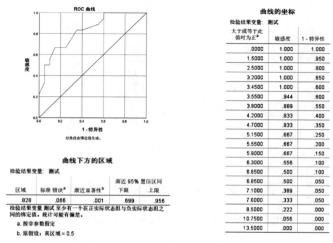

图 3.17.4　ROC 的 SPSS 输出结果

☆ ☆ ☆ ☆

（用 Excel 计算很便捷）。最大的约登指数对应的点就是切点。本例数据计算得到的切点为敏感度 0.5，1- 特异性 0.1，也就是说该诊断方法的敏感度为 50%，特异度为 90%。

2. 多指标诊断 数据按不同指标逐列依次输入。如前所述，多个预测指标，Y 为二分类，需使用 logistic 回归。依次点击"分析→回归→二元 logistic 回归"，将实际患病情况放入因变量，其他预测指标都放入协变量，方法选"向前：LR"（图 3.17.5）。点击"保存"，选择"概率"（图 3.17.6）。点击"确定"（本例子中没有分类超过三项的指标，所以没有在分类中设定）。在数据表中会出现新的一列，为概率值。

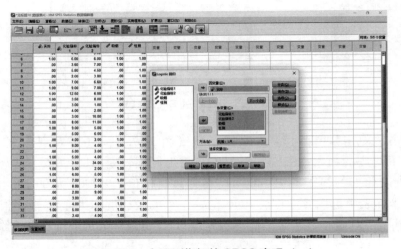

图 3.17.5　多预测指标的 SPSS 实现（一）

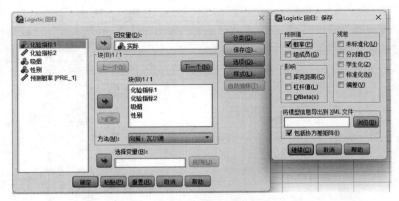

图 3.17.6　多预测指标的 SPSS 实现（二）

输出结果中可以看到进入预测方程的变量和其对应的统计量（图 3.17.7）。根据该 logistic 回归的结果，我们可以写出每个受试者根据化验指标 1、化验指标 2 和是否吸烟三个因素（1= 吸烟，0= 不吸烟），预测是否得病的危险得分 Logit（P）：

Logit（P） = − 4.577 + 0.836 × 化验指标 1 + 1.534 × 化验指标 2 + 1.902 × 是否吸烟（1= 吸烟，0= 不吸烟）

按"单项诊断试验"所讲述的方法，以概率为检验变量，以实际患病情况为状态变量，绘制 ROC 曲线，输出 AUC 值，计算切点对应的灵敏度和特异度，即可得出该多指标预测方法的灵敏度和特异度。

方程中的变量

		B	标准误差	瓦尔德	自由度	显著性	Exp(B)
步骤 3	化验指标1	0.836	.887	9.943	1	.004	2.365
	化验指标2	1.534	.259	14.254	1	.003	3.705
	吸烟	1.902	.845	14.303	1	.002	3.656
	常量	-4.577	.187	54.114	1	.000	.047

图 3.17.7　多预测指标的 SPSS 实现（三）

五、举个例子

ROC curves were constructed to assess the diagnostic accuracy of procalcitonin, interleukin 6, and CRP for pneumonia. Comparison of the areas under the ROC curve (AUCs) was performed as proposed by DeLong. The sensitivity and negative predictive value of currently recommended rule-out cutoffs for inflammatory conditions were calculated. The percentage of patients eligible for rule out of pneumonia was used to quantify effectiveness. ... For non-normally distributed data, correlations were assessed by Spearman's rank (rs) correlation coefficient. In the diagnostic study, 6 subgroup analyses were predefined: .... Furthermore, a sensitivity analysis including patients with at least 1 additional symptom suggestive of pneumonia (...) was performed. The interaction P values between the biomarker's AUC in the overall cohort and the biomarker's AUC in a specific subgroup were calculated with a logistic regression model for the prediction of pneumonia.

该研究观察的是几种血清学指标对肺炎的诊断能力，绘制了 ROC 曲线，比较了 AUC，确定了切点的灵敏度和阴性预测值。进一步对每个血清学指标做了 6 种亚组分析。敏感性分析更换了研究人群，还用 logistic 回归计算了亚组分析的交互 P 值。

☆ ☆ ☆ ☆

☆知识拓展

交互 P 值

亚组分析的交互作用 P 值可以确定干预在不同亚组的区分是否有统计学意义，这种分析可以从一个侧面反应研究结果的可靠性。另外，其可以用于探索某个干预的潜在获益人群。在 SPSS 中分析时将要评估交互作用的双方 a 和 b 同时点击选入自变量，就会出现 a*b 项，输出结果中 a*b 对应的 P 值就是交互 P 值。R 语言的 QualInt 包可以计算这种交互作用的 P 值。

第 4 章
与论文写作有关

第一节　论文的门脸：标题和摘要

标题和摘要是论文的门脸。标题决定了被关注度：一方面决定了读者有没有兴趣，另一方面决定了发表后未来能不能被有需要的人搜索到。摘要则决定了被保留度：被搜索到后有没有兴趣留下来继续看全文。

一、标题

标题往往有字数限制，也有格式要求。我们应当尽量在有限的字数中展现自己研究内容的 PICOS 元素（图 4.1.1）。例如我们的 EPIC 研究 "Effect of Etomidate vs Propofol for Total Intravenous Anesthesia on Major Postoperative Complications in Older Patients：A Randomized Clinical Trial" 是我们字字斟酌着定下来的题目，*JAMA* 系列期刊对题目的字数要求是 150 个字符，我们的字符数是 148，忍痛去掉的信息是 "腹部手术"，因为与这一信息相比，别的信息更重要。

我们在第一部分讲过，给研究起个好听好记的缩写有助于后期的交流和推广，还能加深大家对研究的印象。例如，对于住院脑梗死患者饮食方案的研究（Feed Or Ordinary Diet，FOOD）；对于麻醉药物是否影响儿童神经发育的研究（Pediatric Anesthesia NeuroDevelopment Assessment，PANDA）；对于肌松方案是否影响机器人辅助腹腔镜手术预后的研究（Muscle relax affects Outcomes of Robotic Elective surgery，MORE）。

P Population	**I** Intervention	**C** Comparison	**O** Outcome	**S** Study design
对象	干预	对照	结局	设计
谁？	怎么处置？	和谁比？	结果是什么？	怎么设计的？

图 4.1.1　在标题中体现 PICOS 元素

☆ ☆ ☆ ☆

二、摘要

想象一下，检索数据库中海量的文献摘要，读者快速地浏览摘要来决定自己的需求。这有点像商业推销中所说的"电梯推销理论"，如何在乘坐电梯的30秒内推销自己的理念，需要我们用简洁清晰的语言说明目前未解决的问题、我的解决方案、为什么我比别人出色。摘要也是一样，如何让读者一眼扫过去，就决定下载全文，需要用简洁清晰的语言说明问题是什么、我是如何解决的、我的发现重要在哪里。我们的推销对象是期刊的编辑、审稿人和其他研究者。另一方面，期刊也需要自己所刊登的文章多多被关注、被引用，所以期刊为了摘要如何写得更好操碎了心。不同的期刊对于摘要的格式要求也不同，有的是 Background-Methods-Results-Conclusion 型，有的是 Importance-Objective-Design, setting and participants-Intervention-Outcomes-Results-Conclusion 型，有的是 Background-Methods-Finding-Conclusion 型，注意关注期刊的要求。

让我们来以 EPIC 研究为例看看 *JAMA* 系列期刊对摘要的指导。*JAMA* 的要求是 Importance-Objective-Design, setting and participants-Intervention-Outcomes-Results-Conclusion 型。

1. Importance   要求用一到两个句子写清研究问题的临床重要性。在 EPIC 研究中，我们的表述是老年患者可能获益于依托咪酯（etomidate）的血流动力学稳定性，但它的肾上腺抑制效应会不会增加并发症发生率未知。

Older patients may benefit from the hemodynamic stability of etomidate for general anesthesia. However, it remains uncertain whether the potential for adrenocortical suppression with etomidate may increase morbidity。

2. Objective   精简描述研究目的或研究问题（例如"To determine whether..."），讲清楚主要研究目的。次要目的最多一个。

To test the primary hypothesis that etomidate *vs* propofol for anesthesia does not increase in-hospital morbidity after abdominal surgery in older patients。

3. Design   写明具体研究类型、研究起止时间、随访时长、设盲情况；Setting：写明研究中心，以便读者判断是否适用于自己的患者；Participants：主要入排标准，必要时写明人数。

This multicenter, parallel-group, noninferiority randomized clinical trial [Etomidate vs Propofol for In-hospital Complications (EPIC)] was conducted between August 15, 2017, and November 20, 2020, at 22 tertiary hospitals in China. Participants were aged 65 to 80 years and were scheduled for elective abdominal surgery. Patients and outcome assessors were blinded to group allocation. Data analysis followed a modified intention-to-treat principle.

4. Intervention　干预和暴露的关键信息，包括实施方法和时长。

Patients were randomized 1 : 1 to receive either etomidate or propofol for general anesthesia by target-controlled infusion.

5. Main Outcome　主要研究指标，关键的次要研究指标。

Primary outcome was a composite of major in-hospital postoperative complications (with a noninferiority margin of 3%). Secondary outcomes included intraoperative hemodynamic measurements；postoperative adrenocortical hormone levels; self-reported postoperative pain, nausea, and vomiting; and mortality at postoperative months 6 and 12.

6. Results

（1）结果部分第一段应报告人口学信息和受试者数量。

（2）第二段说明主要研究指标的数值，包括分析的样本量。

（3）避免单纯报道 P 值。P 值应同时呈现绝对数值或率的比较，以及不确定性（例如率差，95% CI 0.8%，0.2% to 1.8%，$P = 0.13$）。

（4）不要只有 P 值，没有研究指标的数据。

（5）除非 P 值 < 0.001，否则 P 值应呈现具体数值。

（6）要说明因为不良反应而退出研究的患者数量。

A total of 1944 participants were randomized, of whom 1917 (98.6%) completed the trial. Patients were randomized to the etomidate group [n = 967; mean (SD) age, 70.3 (4.0) years; 578 men (59.8%)] or propofol group [n = 950; mean) (SD) age, 70.6 (4.2) years; 533 men (56.1%)]. The primary end point occurred in 90 of 967 patients (9.3%) in the etomidate group and 83 of 950 patients (8.7%) in the propofol group, which met the noninferiority criterion [risk difference (RD), 0.6%; 95%CI, –1.6% to 2.7%; P =0.66]. In the etomidate group, mean (SD) cortisol levels were lower at the end of surgery [4.8 (2.7)μg/dl vs 6.1 (3.4)μg/dl; $P < 0.001$], and mean (SD) aldosterone levels were lower at the end of surgery [0.13 (0.05) ng/dl vs 0.15 (0.07) ng/dl; P=0.02] and on postoperative day 1 [0.14 (0.04) ng/dl vs 0.16 (0.06)ng/dl; P=0.001] compared with the propofol group. No difference in mortality was observed between the etomidate and propofol groups at postoperative month 6 (2.2% vs 3.0%；RD, –0.8%; 95%CI, –2.2% to 0.7%) and 12 (3.3% vs 3.9%; RD, –0.6%; 95%CI, –2.3% to 1.0%). More patients had pneumonia in the etomidate group than in the propofol group (2.0% vs 0.3%；RD, 1.7%; 95%CI, 0.7% to 2.8%; P=0.001). Results were consistent in the per-protocol population.

7. Conclusions and Relevance：只给出研究结果直接支持的结论；阳性和阴性结果应同等重视；可说明与临床试验或医疗政策的相关性，但应避免随意猜测和过度外推；还可说明在研究结果应用于临床前是否还需要进一步研究。

Results of this trial showed that, compared with propofol, etomidate anesthesia did not increase overall major in-hospital morbidity after abdominal surgery in older patients, although it induced transient adrenocortical suppression.

第二节　CONSORT 流程图

临床研究的论文素来有"一图四表"的说法，我们在第三部分也讲过，研究数据分析和呈现的思路是描述基线信息→估计效应大小→安全性分析→敏感性分析。所以，这一图四表其实是和数据分析与呈现的思路一致的。一图是研究流程图，四表依次是基线信息表、效应估计结果表、安全性结果表、敏感性分析结果表，以此为基础酌情调整。不同研究有其各自对应的流程图，例如 Meta 分析的流程图是文献检索和筛选的流程。本节介绍"一图"中的随机对照研究的 CONSORT 流程图。

图 4.2.1 是 CONSORT 流程图模板的中文版，可以看到在几个关键的环节要给出详细的受试者数量，包括招募、分配、随访和分析。

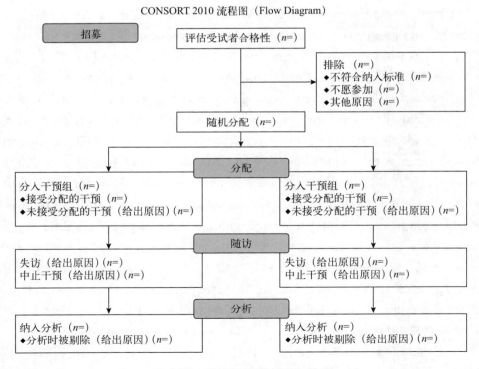

图 4.2.1　CONSORT 流程图模板

图 4.2.2 是 *JAMA* 一项研究的流程图，非常标准，请和模板对照着看。

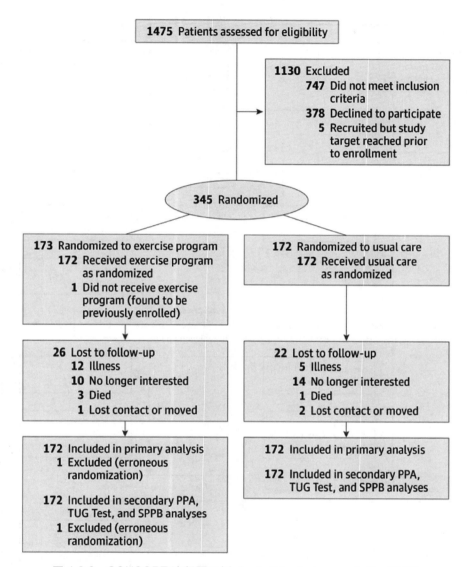

图 4.2.2　CONSORT 流程图示例（一）（Liu-Ambrose et al., 2019）

图 4.2.3 是 PREVENTT 研究中的 CONSORT 流程图。对于节点的划分更加细致，不仅有随机分配和随访，还细致地标出了手术、8 周随访、6 个月随访的节点处受试者研究的进行状况，非常清晰。

☆ ☆ ☆ ☆

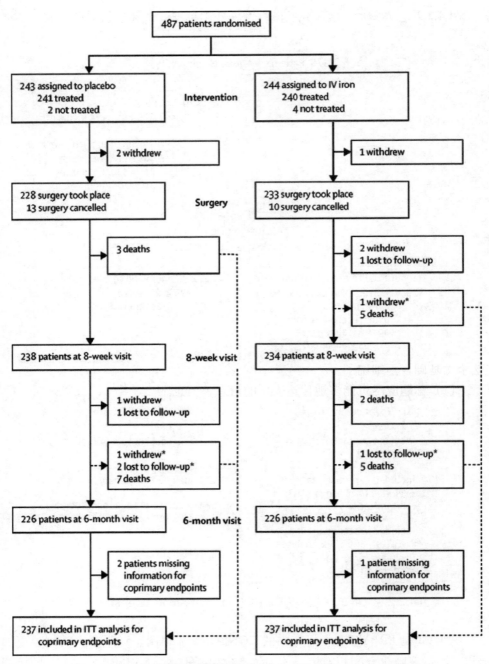

图 4.2.3　CONSORT 流程图示例（二）（Richards et al., 2020）

第三节　图　与　表

第二节我们提到了"一图四表"，是从数据呈现的结构上来讲的。还有一种"一图三表"的说法，是从数据呈现的形式来讲的。这"一图三表"指的是生存曲线图、基线资料表、单因素表和多因素表。不管几图几表，体现的都是论文中应该用什么样的逻辑顺序来呈现结果，掌握了这些图表的原则，文章写作就成功了一半。

我们用 *JAMA* 中的一个例子来看看图表的架构（Brown et al.，2021）。这篇文章观察的是生存率，文中"图 1"为流程图，"图 2"为生存曲线；"表 1"为基线资料，"表 2"为主要和次要研究指标，"表 3"为安全性指标。其他分析结果全部放在补充材料里。

一、图和表的基本原则

好的图表要满足三大点：自明性（不用看正文中的文字解读也可以获得充足信息）、精辟性（适宜地展现研究结果）、美观性（精致感和优雅感）。

1. 表的基本原则　别忘了所有的表格都是三线表（顶线、栏目线、底线），这个太基础，不细说了。

（1）标题应尽可能多地传达表格的信息，但也不要过于啰唆。

（2）横标目和纵标目要有逻辑顺序，不要过于随意。

（3）表内数字为阿拉伯数字，参照期刊要求，按小数点的位数对齐。

（4）表格内容不能为空，无数字者填入"-"。

（5）以"*"等标记脚注内容。

（6）表格均应在正文中作相应描述。

（7）应标明各项指标的单位和计算依据的样本量。

有的期刊还会要求将一些检验指标换算成标准单位，例如 *JAMA*，换算的具体公式可以在期刊的 Guide for authors 中找到。

（8）同一组数据避免既用图又用表来表达。如果想要展示大量数值，选择表；如果想要展示变化趋势，用图。

2. 图的基本原则　各类型的图的选择可以参考以下方法。

（1）连续变量可以用带误差线的条形图、散点图与箱线图。

（2）分类变量，若效应指标是率，则可将率做成条形图，若效应指标是OR、RR 或者 HR，则可采用森林图。

（3）生存数据最适合的图形是 Kaplan-Meier 生存曲线。

（4）清晰度要够高，有的期刊会要求提交 VECTOR 形式的图片（矢量图），

☆ ☆ ☆ ☆

这种形式的图片不会因放大而分辨率下降。

二、基线资料表

基线资料表一般是论文中的"表 1",展示的是组间均衡性。这部分应该呈现人口学资料(性别、年龄、人种等)、疾病状态、既往史、合并疾病等数据。一般按人口学资料、医疗记录相关内容、其他可能影响结局事件的变量的顺序来呈现。基线资料应完整采集和呈现。对于随机试验,有的期刊已要求无须标出 P 值,因为理论上来讲随机可使组间均衡。对于二分类变量,只需展示其中一个。对于连续变量,可以根据意义做分组展示,例如年龄可以分为 > 65 岁和 $\leqslant 65$ 岁两组展示。表 4.3.1 和图 4.3.1 的范例中体现了以上原则。

表 4.3.1 基线资料表参考模板

变量	组 1 ($N=$)	组 2 ($N=$)
正态连续变量	均数 ± 标准差	均数 ± 标准差
非正态连续变量	中位数(四分位数)	中位数(四分位数)
二分类变量(只显示其中一个即可)	例数(百分比)	例数(百分比)
多分类变量	例数(百分比)	例数(百分比)
分类 A	例数(百分比)	例数(百分比)
分类 B	例数(百分比)	例数(百分比)

Table 1.

Baseline Characteristics of Participants in a Study of the Effect of Postreinduction Consolidation With Blinatumomab vs Chemotherapy in Children, Adolescents, and Young Adults With First Relapse of B-Cell Acute Lymphoblastic Leukemia

MRD <0.1%, No.[b]	22	21
MRD unknown, No.[b]	0	1[c]
Marrow (<18 mo after diagnosis)	18 (17.1)	18 (17.5)
MRD ≥0.1%, No.[b]	8	8
MRD <0.1%, No.[b]	9	10
MRD unknown, No.[b]	1[d]	0
Isolated extramedullary (<18 mo after diagnosis)	10 (9.5)	10 (9.7)
Risk group assignment after reinduction		
High risk	69 (65.7)	69 (67.0)
Intermediate risk	36 (34.3)	34 (33.0)
Cytogenetic group[e]		
Favorable	21 (23.3)	16 (17.6)
ETV6-RUNX1, No.	12	8
Hyperdiploid with +4, +10, No.	9	8
Unfavorable	7 (7.8)	10 (11)
KMT2A-rearranged, No.	7	9

图 4.3.1 "表 1"基线资料表范例 (Brown et al., 2021)

三、单因素表与多因素表

"表 2"一般是对研究指标的主线分析结果。有的会将主要研究指标及相关亚组分析单独作为"表 2",例如主要研究指标是术后主要并发症,"表 2"可以呈现主要并发症总体发生率和各个类型的主要并发症的发生率。有的会将主要和次要研究指标一起放在"表 2"中。

多因素表是进一步分析的结果,如多因素逻辑回归等。有的内容可以放在"表 2""表 3"中(如表 4.3.2、图 4.3.2、图 4.3.3),有的需要单独呈现,如交互效应。

表 4.3.2　研究指标分析结果的一种呈现形式

结局指标	组 1	组 2	未校正结果		校正结果	
			效应值(置信区间)	P 值	效应值(置信区间)	P 值
指标 1	x	x	x(x ～ x)	x	x(x ～ x)	x
指标 2	x	x	x(x ～ x)	x	x(x ～ x)	x
指标 3	x	x	x(x ～ x)	x	x(x ～ x)	x

Table 2.

Outcomes in a Study of the Effect of Postreinduction Consolidation With Blinatumomab vs Chemotherapy in Children, Adolescents, and Young Adults With First Relapse of B-Cell Acute Lymphoblastic Leukemia

End point	No. (%)		Absolute difference (95% CI), %	Odds ratio (95% CI)[a]	P value[a]
	Blinatumomab (n = 105)	Chemotherapy (n = 103)			
First event (components of the primary end point)[b]					
Late treatment failure[c]	1 (1)	9 (9)	−8 (−14 to −2)		
Relapse	35 (33)	32 (31)	2 (−10 to 15)		
Death	12 (11)	18 (17)	−6 (−16 to 3)		
Exploratory end points[d]					
Negative MRD at the end of reinduction	26 (25)	31 (30)	−5 (−17 to 7)	0.76 (0.4 to 1.5)[e]	.39
Negative MRD at the end of cycle 1	79 (75)	33 (32)	43 (31 to 55)	6.4 (3.4 to 12.4)[e]	<.001
Negative MRD at the end of cycle 2	69 (66)	33 (32)	34 (21 to 46)	4.1 (2.2 to 7.6)[e]	<.001
Underwent hematopoietic stem cell transplant[f]	74 (70)	44 (43)	27 (15 to 41)	3.2 (1.7 to 5.9)	<.001

[a]Odds ratios and P values are not shown for the comparisons of event rates because these are competing events.
[b]All events but 1 took place within 2 years of randomization.
[c]Late treatment failure was defined as ≥5% blasts in marrow after cycle 1.
[d]Minimal residual disease (MRD) is ascertained by assays of blood specimens that use polymerase chain reactions or flow cytometry to detect acute lymphoblastic leukemia cells; MRD is defined by the presence of at least 0.01% acute lymphoblastic leukemia cells in a posttreatment blood specimen and predicts the likelihood of relapse. Negative MRD is defined as MRD less than 0.01%.

图 4.3.2　"表 2"研究指标结果表的范例(Brown et al., 2021)

Table 3.

Adverse Events in a Study of the Effect of Postreinduction Consolidation With Blinatumomab vs Chemotherapy in Children, Adolescents, and Young Adults With

Adverse event	No. (%)							
	Cycle 1				Cycle 2			
	Blinatumomab (n = 102)		Chemotherapy (n = 97)		Blinatumomab (n = 88)		Chemotherapy (n = 62)	
	Any grade	Grade ≥3[a]	Any grade	Grade ≥3[a]	Any grade	Grade ≥3[a]	Any grade	Grade ≥3[a]
Patients with any adverse event	99 (97)	77 (76)	89 (92)	88 (91)	81 (92)	49 (56)	55 (89)	52 (84)
Anemia	77 (76)	15 (15)	63 (65)	51 (53)	39 (44)	4 (5)	36 (58)	35 (57)
White blood cell decreased	67 (66)	25 (25)	59 (61)	55 (57)	50 (57)	13 (15)	30 (48)	30 (48)
Alanine aminotransferase increased	65 (64)	12 (12)	62 (64)	38 (39)	37 (42)	6 (7)	27 (44)	8 (13)
Fever	54 (53)	6 (6)	24 (25)	5 (5)	20 (23)	2 (2)	20 (32)	6 (10)
Neutrophil count decreased	51 (50)	34 (33)	58 (60)	57 (59)	43 (49)	25 (28)	32 (52)	31 (50)
Aspartate aminotransferase increased	49 (48)	9 (9)	51 (53)	14 (14)	26 (30)	1 (1)	24 (39)	3 (5)
Hypoalbuminemia	47 (46)	0	43 (44)	6 (6)	18 (21)	0	23 (37)	1 (2)
Lymphocyte count decreased	43 (42)	37 (36)	32 (33)	30 (31)	33 (38)	18 (21)	16 (26)	15 (24)
Platelet count decreased	43 (42)	8 (8)	63 (65)	56 (58)	18 (21)	3 (3)	37 (60)	34 (55)
Hyperglycemia	32 (31)	2 (2)	24 (25)	6 (6)	31 (35)	2 (2)	19 (31)	8 (13)
Hypocalcemia	31 (30)	2 (2)	36 (37)	6 (6)	12 (14)	0	18 (29)	0
Hypokalemia	28 (28)	7 (7)	36 (37)	19 (20)	21 (24)	2 (2)	28 (45)	14 (23)
Hypophosphatemia	18 (18)	0	18 (19)	5 (5)	8 (9)	0	7 (11)	2 (3)
Hypotension	16 (16)	1 (1)	11 (11)	7 (7)	12 (14)	3 (3)	7 (11)	4 (7)
Blood bilirubin increased	15 (15)	2 (2)	31 (32)	7 (7)	4 (5)	0	16 (26)	2 (3)
Infection[b,c]	15 (15)	10 (10)	48 (49)	39 (40)	20 (23)	9 (10)	42 (68)	38 (61)
Vomiting	14 (14)	0	20 (21)	2 (2)	15 (17)	1 (1)	13 (21)	4 (7)
GGT increased	12 (12)	4 (4)	9 (9)	5 (5)	5 (5)	1 (1)	3 (5)	1 (2)
Anorexia	11 (11)	4 (5)	15 (16)	12 (12)	6 (7)	2 (2)	8 (13)	4 (7)
Febrile neutropenia[b]	6 (6)	5 (5)	43 (44)	43 (44)	0	0	28 (45)	28 (45)

Abbreviation: NA, not applicable.

[a]Grading was performed according to the National Cancer Institute's Common Terminology Criteria for Adverse Events (version 4.0). Grading ranges from 1 to 5, with 3 ind...

图 4.3.3　"表 3"安全性指标结果表的范例（Brown et al., 2021）

四、生存曲线图

生存曲线我们在前文中有详细介绍，对于兼有时间因素的指标，生存曲线在呈现方面非常有价值。想要发表好的论文，生存曲线就不能粗糙简单，要素要齐全，包括 No. of patients at risk、Log-rank 的结果都要标清楚（图 4.3.4）。

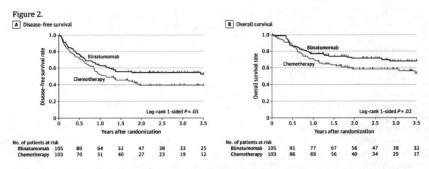

Figure 2.

Disease-Free and Overall Survival in a Study of the Effect of Postreinduction Consolidation With Blinatumomab vs Chemotherapy on Disease-Free Survival in Children, Adolescents, and Young Adults With First Relapse of B-Cell Acute Lymphoblastic Leukemia

The median (interquartile range) length of follow-up among living patients was 2.9 (1.8-3.9) years for all patients, 3.1 (1.8-3.9) years for the blinatumomab group, and 2.7 (1.7-3.6) years for the chemotherapy group. A, Two-year disease-free survival was 54.4% for the blinatumomab group vs 39.0% for the chemotherapy group (hazard ratio for disease progression or mortality, 0.70 [95% CI, 0.47-1.03]). B, Two-year overall survival was 71.3% for the blinatumomab group vs 58.4% for the chemotherapy group (hazard ratio for mortality, 0.62 [95% CI, 0.39-0.98]). Tic marks indicate censoring.

图 4.3.4　"图 2"生存曲线图示例（Brown et al., 2021）

从我们所给出的 *JAMA* 范例可以看出来，图表的题目和内容都提供了充足的信息供读者理解。建议大家认真读一下范例中的表注和图注。

☆　☆　☆　☆

第四节　写好 cover letter

　　Cover letter 是写给编辑的信，是向编辑阐明研究价值、突出文章亮点的重要机会。我也不敢说自己 cover letter 写得多么好，对于 cover letter 怎么写也不像论文那样有很多实例可参考，不同的编辑口味可能也很不相同，所以这部分的内容仅供大家参考。

一、Cover letter 写什么？

　　有的期刊会很贴心地给出 cover letter 的模板，让投稿人按模板书写；有的期刊在向其投稿过程中填完相应信息后系统会生成 cover letter；但大部分需要自己写。Cover letter 可以按如下结构进行书写：

　　1. 称呼　建议找到期刊主编的名字，用 Dear Professor X 称呼之，实在没有再写 Dear Editor。

　　2. 投稿文章的标题和类型　这是文章的第一信息，要放在第一个展现。

　　3. 投稿文章的简介　这部分最重要，要用最精练的语言讲出自己研究的亮点和价值。记住，不是对研究结果和讨论的重复。以语言为主，但也要有核心的数据。特别要注意的是，这部分要紧扣"为什么我的文章适合贵刊发表"这一点来写。就比如说，投的是《美国医学会期刊 - 外科学》(*JAMA Surgery*)，外科领域的权威期刊，那就要在 cover letter 中强调自己的外科学发现对患者有重要价值。

　　4. 免责声明和基金项目　包括全体作者都已同意投稿、没有重复投稿和发表、没有利益冲突之类。基金项目要写，要让编辑知道是有经费支持来完成研究的。

　　5. 特殊要求　如果有特殊要求，比如说回避某位审稿人之类，可以在这里写。其实我觉着没必要，现在投稿系统里基本都有勾选回避投稿人的项目了，不需要在这里说一遍。

　　6. 通信作者信息　可以列出详细的通信作者信息，包括单位、地址、电话、邮箱（Email）等。

二、注意事项

　　牢记 cover letter 是很重要很正式的投稿文件，所以要注意：

　　1. 避免吹得太过　不要过度夸大自己研究的重要性和价值。

　　2. 避免不够庄重　不要过于口语化和不合时宜的幽默。

　　3. 避免过于啰唆　不要把研究的内容事无巨细地讲一遍。

　　4. 避免态度不当　不要过于谄媚或过于生硬，不卑不亢才是王道。

☆☆☆☆

三、举个例子

下面是我们投稿 *JAMA* 的 cover letter，供大家参考。

July 2nd, 2022（日期）

Dear Prof. Fontanarosa,（主编姓名）

Re: Effect of A *vs* B for C in D Patients: A Randomized Clinical Trial（文题）

It is our pleasure to submit, on behalf of all coauthors, the above-titled manuscript for consideration for publication as a Clinical Trial paper in *JAMA*.（投稿类型）

A and B are widely used general anesthetics. While A may be advantageous in D patients due to its ..., concerns regarding ... may lead providers to instead favor B in this setting. However, there is limited evidence regarding ....（价值）

We therefore conducted the randomized, multicenter, non-inferiority trial to test the hypothesis that ... The trial randomized .... The primary end point was ....（研究内容）

The rate of the primary end point was ....（主要发现）

To our knowledge, this is the only randomized trial of.... By providing reassurance that ..., these data may support the use of ....（亮点与意义）

No papers based on data from the study have been published, posted or submitted elsewhere.（免责声明）

Please do not hesitate to contact us if you require any further information relating to this submission. We look forward to hearing from you.（客气话）

Yours sincerely,

Zhang San（通信作者）

Professor of X, Department of Y, Z hospital

Xi'an Shaanxi, China

Tel: xxxx, Email: xx@xx.com

第五节　统计方法部分

统计方法部分大致内容和顺序应当包含如下方面（参考了 *JAMA* 的投稿须知）。

一、样本量计算

计算依据是什么，用什么方法或软件计算的。

二、数据集及缺失数据处理

在哪个数据集进行分析，包含了什么样的缺失数据，用什么方法来处理，方法的操作细节是什么。

三、主要和次要分析方法

特别是对主要研究指标的分析方法要写清晰。次要研究指标如何分析，亚组分析和敏感性分析如何实施。

1. 对统计方法的描述要足够详细（有相关知识的人用数据可以复现）。

2. 对于不常用的方法，要有参考文献。

3. 对于新方法要做简短解释，并在补充材料做详细描述。

四、特殊情况

特殊情况包括期中分析如何实施等。

五、检验界值

双侧还是单侧，α值设在多少。

六、统计软件

用了什么统计软件，具体的版本号是多少。

七、举个例子

1. We powered the study to detect an absolute risk reduction of a poor outcome of 7.1% or greater, on the basis of two rationales: (1) consensus...; and (2) 3 month data.... A sample of 2104 patients (1052 per group) was estimated to provide 80% power to detect a significant intervention effect (two sided, P=0.05) with adjustments for 5% drop-in and 10% drop-out. （样本量计算＋检验界值）

We prespecified our statistical analysis plan and used STATA IC (version 13) for all analyses. （统计软件）

We did primary efficacy analysis on an intention-to-treat basis, with an assumption for the main analysis that data were missing at random. We explored the sensitivity of the results to plausible departures from the missing-at-random assumption as part of our intention-to-treat analysis, with use of ... model.... Assumptions about the missing data were expressed .... （数据集和缺失数据处理）

We did the primary efficacy analysis with the binary logistic regression model, with treatment group as an independent variable and... as the dependent variable, in-

☆ ☆ ☆ ☆

cluding... as treatment covariates for adjustment purposes.（主要分析方法）

Additional efficacy analyses of primary outcome included exploratory analyses of age... and geographical region... with adjustment for age and stroke severity when relevant.（次要分析方法）

We estimated the treatment effect for ordinal analysis of the modified Rankin Scale... with the assumption-free Wilcoxon-Mann-Whitney generalised odds ratio approach, ... The analysis was again stratified by ....（次要分析方法）

To examine time taken to ..., we used a Cox regression model with treatment group as the independent variable, ... We present the estimated effect size as a hazard ratio (HR) with corresponding 95% CI. We analysed walking status ...with a binary logistic model, ...（次要分析方法）

We analysed mortality outcomes with the binary logistic regression model, ... We used negative binomial regression to compare the expected counts of .... To further examine the possible effects of time on the intervention delivered, we did an exploratory analysis ... with appropriate regression models ....（次要分析方法）

2. The trial was initially powered on a mean difference between treatment pathways of 0.5 points on the NRS scale, on the basis of t .... Assuming a within-patient SD of 1.65, α=0.0167 to allow for three comparisons, 90% power, and 25% dropout, 392 participants would be required. ...（样本量计算）

For the statistical analysis, we used a modified intention-to-treat approach, which included all eligible participants who started each treatment pathway（数据集）. We analysed the primary outcome and other continuous outcomes using a linear mixed model, with ... as fixed effects and participant as a normally distributed random intercept. If the interaction（i.e., ..., and a reduced model was fitted. ...（主要分析方法）

We used linear contrasts to evaluate differences between treatment groups. We compared the percentage of participants reporting adverse events using a global χ^2 test ....（次要分析方法）Preplanned subgroup analyses according to baseline characteristics ... by either Forest or Lowess plots and quantitatively by adding an interaction term in the statistical model；additional pre-planned analyses examined the change from baseline in pain .....（亚组分析）Additionally, we assessed the effect of missing outcome data for the primary endpoint using multiple imputation, ... Controlled imputation ....（缺失数据处理）We assessed convergence using trace plots. As three pairwise comparisons were done, all statistical tests were two-tailed at 1.67% significance level, and 98.33% CIs were used for the difference between

☆ ☆ ☆ ☆

treatment pathways（检验界值）. Analyses were done with Stata, version 16.1（统计软件）.

第六节　如何呈现结果

结果的呈现是有规范的，这里再老生常谈的絮叨一下。按顺序应该是如下结构。

一、人群的描述

研究的时间段是什么，筛选、随机、干预、随访和分析的受试者例数分别是多少，脱落的原因和例数是多少。此处伴随有"图 1（Figure 1）"。

二、人口统计学和基线资料

人口统计学特征和基线资料都是什么情况，组间是否均衡。此处伴随有"表 1（Table 1）"。

三、主要研究指标

时刻牢记主要研究指标是研究中的主角，不要让它含混不清，要明确清晰地表述主要研究指标的结果。

四、次要研究指标

对其他指标（包括安全性指标）按重要顺序进行描述。

五、亚组分析 / 敏感性分析

这些是对结果的多方位分析和阐述。

六、举个例子

Participants were recruited between Nov 14, 2017, and July 29, 2019. Follow-up continued until July 24, 2020. 252 patients were screened, with 140 randomly assigned to six treatment sequences, of whom 130 were included in the analysis (figure 1)...（人群）

Mean age … Previous neuropathic medication use ... had similar demographic characteristics (table 1). Additionally, we observed no differences in these variables between each of the six randomisation sequences.（人口统计学与基线资料）

We observed improvements in the 7-day average daily NRS pain at week 16 for all three treatment pathways, with no significant differences between them (primary endpoint; table 2)... (主要研究指标) These findings were robust across a range of analyses assessing missing data under the plausible scenario in which the 47 (15%) instances of missing data were imputed either by LOCF, multiple imputation, or controlled multiple imputation; .... (主要研究指标的敏感性分析)

The mean maximum tolerated doses per day and the number (percentage) of participants .... (次要研究指标)

In total, 106 (35%) patients with outcome data responded to maximum tolerated monotherapy with an NRS of 3 or lower .... (次要研究指标)

We assessed the results of study questionnaires... (table 3). (次要研究指标)

Overall, we observed few pairwise differences in any of the questionnaire outcomes .... (次要研究指标)

Assessing the planned subgroup analyses, we observed that .... Using the NPSI questionnaire, we also examined.... We observed no significant differences, ...for each treatment pathway stratified by .... (亚组分析和敏感性分析)

Table 4 shows treatment-emergent adverse events (TEAEs) .... (安全性指标)

第七节　写好引言

引言是一篇文章的第一嗓子，我们常说要"虎头"，就是说这第一嗓子要吼得响亮，要让读者觉得咱这研究非做不可。引言应该包括三部分：

一、为什么提出这个问题

这一段要介绍研究所针对的疾病状况或临床问题是什么，解决它的价值或者紧迫性在哪里。例如 OPTION-DM 研究一文中（Tesfaye et al.，2022），引言第一段介绍了糖尿病外周神经病变的发生率高，神经痛严重影响患者生活质量、增加医疗费用。而这一疼痛的风险因素尚不明确。

Diabetic peripheral neuropathy affects about 50% of people with diabetes over their lifetime and approximately half of these present with neuropathic pain. Diabetic peripheral neuropathic pain (DPNP) is associated with symptoms of burning, electric-shock type, lancinating, and deep-aching pains in the feet and legs and later in the upper limbs. Moderate-to-severe unremitting pain is present in over 70% of patients with DPNP resulting in insomnia, poor quality of life, mood disorders, and 5-times increased health-care costs compared with diabetes alone. Chronic hyperglycaemia and cardiovascular risk factors have been shown to increase the risk of diabetic peripheral neuropathy, but the risk factors for DPNP and its pathophysiology are not fully understood.

二、已知和未知的有什么

对之前的文献证据做精简的总结，并提出为什么自己的研究是第一段所提出问题的可靠的解决方案。OPTION-DM 研究一文中，第二段讲了指南、Cochrane 综述、荟萃分析、几项主要研究的发现，指出这些研究的缺点，并提出目前证据的缺乏导致现有治疗下患者所承受的痛苦和费用都不小。

Most international guidelines recommend .... Robust evidence exists for the efficacy of each drug based on Cochrane reviews and meta-analyses, but the best outcome for any monotherapy is 50% pain relief in fewer than half of patients, which is often accompanied by dose-limiting side-effects. The management of DPNP is hampered by the absence of robust, head-to-head evidence regarding .... The COMBO-DN study showed that.... Moreover, combinations of tricyclic antidepressants and a gabapentinoid were found to be more efficacious than monotherapy. However, these studies were small and had short treatment periods. As a result, most current guidelines do not recommend combination treatment due to insufficient evidence despite widespread use by clinicians. The absence of evidence-based treatment pathways results in increased patient suffering and health-care costs. Therefore, this context presents a good rationale for seeking robust evidence from well designed, head-to-head comparator trials of treatment pathways (first-line drugs and their combinations).

三、研究假设与目的

引言的最后一段要明确写出本研究的假设是什么，或者目的是什么。也可以明确写出主要研究指标（包括关键次要研究指标）是什么。就像 *JAMA* 投稿须知里说的 "The final paragraph should clearly state the primary and, if applicable, secondary aims of the study"。OPTION-DM 研究一文中，引言最后一句写了研究目的是什么：

Hence, the aim of the OPTION-DM trial was to determine the most clinically beneficial and best tolerated treatment pathway for patients with DPNP.

第八节　写好讨论

讨论是一篇文章中总结和提升的关键部分，讨论中容易混入引言性质和方法性质的描述，这里我们"讨论"一下该怎么写讨论。图 4.8.1 是我之前总结过的讨论的架构，可供参考。

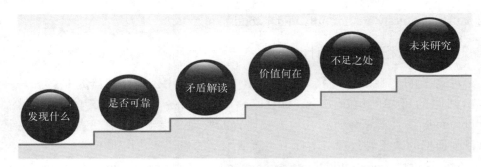

图 4.8.1　讨论部分的内容架构

讨论部分应包括如下部分：

一、发现什么（state main findings）

简明扼要地说明研究的主要发现是什么，注意不要重复结果中的描述。例如 EPIC 研究中的讨论第一段：

In the EPIC trial, we found the noninferiority of etomidate compared with propofol in induction and maintenance of anesthesia for the primary outcome of major in-hospital complications in older patients who underwent abdominal surgery.

二、是否可靠（relation to previous studies）

这一段要和既往研究对比，看结果是否一致。特别是与同类研究相比。这一段应当①与引言部分相呼应；②要写明与既往研究的相关性；③如果有方法学上的不确定之处也要讲清楚。如 EPIC 研究下述文字：

To our knowledge, this randomized clinical trial is the first to examine etomidate general anesthesia in older patients and is the largest study to assess the effect of etomidate infusion on adrenal suppression and postoperative complications in this population.

This finding is consistent with previous reports that single-dose etomidate is associated with a higher incidence of hospital-acquired pneumonia after cardiac surgery.

三、矛盾解读（why are they different/same）

这部分是与第二部分是相通的，可以结合书写。主要对自己的结果和以往结果的异同进行分析，如前人的研究针对的人群不一样之类。这里很重要的一点是，这种分析不能是臆测，即分析出来的原因要有证据。比如说，自己的研究和张三已发表的研究结果不一致，陈述的原因是张三的研究针对女性，自己的针对男性，可能是由于性别差异。这时候最好有一些证据能表明性别差异在所研究的药物效应方面是存在的，这样就有依据了。

Although a retrospective study of patients with ASA class 3 or 4 who underwent noncardiac surgery suggested an association between etomidate and increased risk of 30-day mortality, cardiovascular morbidity, and prolonged hospital stay, the analysis did not perform propensity matching for confounding variables or selection bias.

四、价值何在（additions to knowledge of the subject）

这部分非常重要，要讲清楚研究的价值和意义在哪里，与现有的知识结合能为本领域提供什么样的进展。这部分相当于是基金标书里研究意义、特色与创新点的融合体，要尽情展示自己研究的价值。

The collective evidence supports cautious use of etomidate infusion in patients at risk for pulmonary complications.

五、不足之处（weakness and strength）

这部分也就是limitations，本书有相应的章节做专门的描述。有人甚至讲"this is the most important part of the Discussion"。一般侧重于讲述受试者人群外推性、受试者失访、数据分析的不足等。

It is unclear whether the results can be generalized to surgery that lasts more than 4 hours or to populations outside of China...

...analyses of individual complication types or other secondary end points... should be regarded as exploratory...

...investigators who performed the intervention were not blinded...

六、未来研究（future studies）

这部分主要是阐明未来还需在哪个方向或哪些方面进一步研究，以验证本研究中的结果和解决本研究存在的局限性。注意，这部分的要求是"very brief"。

Given the relevance of pulmonary complications for mortality in older patients after major surgery, this issue requires further study.

七、结论（conclusion）

结论貌似好写，其实不好写。有如下几个原则要遵守。

1. 结论要与研究发现直接相关。

☆☆☆☆

2. 阳性与阴性结果均不应回避。

3. 要凸显研究发现的价值。

4. 不要作太主观太乐观的推测（我们有一篇文章曾被审稿人诟病这一点）。

（1）不要随意下因果关系的结论。

（2）探索性指标不要下结论。

（3）不要随意作太外推的结论。

看下面这段期刊编辑的话："There is no statistical test that can demonstrate the absence of an effect. Statements such as 'there is no association between X and Y' or 'X has no effect on Y' are inaccurate, and are best revised to read '[no or little] credible evidence of an association between X and Y' or '[no or little] credible evidence that X affects Y.'" 看完大家大概就能明白文章中应该以什么样的语气来陈述了。

第九节　局限性的妙处

局限性（limitation）是讨论中最后一个部分，是对研究存在问题的剖析和总结。局限性的价值有两大方面：第一，让读者了解研究的不足之处，对于如何去应用研究结果心里更有数，例如局限性中写了本研究只观察了腹部手术的患者，对于心胸手术这样呼吸功能受影响更明显的患者尚不知 A 措施有没有效果，读者就会明白 A 措施目前用在腹部手术患者证据比较有力，其他类型手术的患者则未必。第二，让研究者知悉下一步研究的可能切入点，还是前述这个例子，研究者们可以进一步观察 A 措施在胸部手术患者的效果。

人非圣贤，孰能无过；有则改之，无则加勉。局限性的存在就是在讲这些道理。没有哪项研究是完美无缺的，不用羞涩，无须掩饰，更不能粉饰，对研究局限性的充分说明体现的正是论文撰写的"透明、完整、清晰"的不二法则。

不同的人对局限性的理解可能会略有差异，我觉得只要可能影响到结果的解读、特别是外推的问题就应该明确在局限性中说明。

局限性部分还有个好处，它大肚能容万物，针对在修回中审稿人提出的无法解决的问题，在不影响整体研究科学性的前提下，往往可以作为局限性加以描述，这样审稿意见得到了回应，审稿人也满意，作者也高兴。

局限性的书写原则是"honest but succinct"，不要遮遮掩掩，但也不要搞得跟诉苦大会似的。记住，所写的局限性要能自己圆回来，不能是自己犯了错硬让审稿人原谅。比如说是因为某某条件的限制所以才出现了这个不足，那么如果这个条件在现有医疗体系下是无法解决的，就能算是局限性；如果这个条件完全可以解决而研究者压根儿就没想要解决，那恐怕即使写在局限性里也得被质疑。

☆ ☆ ☆ ☆

举个例子：

This study has several limitations. First, it is unclear whether the results can be generalized to surgery that lasts more than 4 hours or to populations outside of China. Second, the duration and frequency of hypotensive or hypertensive events were not analyzed. Third, although the primary composite end point was designed to provide a comprehensive picture of postoperative sequelae, treatment effects in opposite directions for the component events may have offset one another. Fourth, because analyses of individual complication types or other secondary end points may have been underpowered and were not adjusted for multiplicity, those findings should be regarded as exploratory. Fifth, although all primary end point events represent major postoperative complications, potential differences in clinical significance between event types were not reflected in the analysis, which weighted all events equally. Sixth, because the anesthetic dose was titrated according to target-controlled infusion, with different target concentrations for each agent, it would have been difficult to blind the investigators who performed the intervention to group allocation. However, blinding of the patients, surgeons, outcome assessors, and statisticians may have minimized observer bias.

在 EPIC 研究中，最后的局限性部分列出了 6 条不足。其中，有关外推性和盲法等的不足是作者一开始就列出的，有关不同类型并发症需要进一步研究的不足是基于审稿意见增加的。

第十节　数据共享声明

越来越多的地方要求研究者提供数据共享声明（data sharing statement），或者叫数据可用性声明（data availability statement）。因为，这是一个数据的时代，数据共享是促进"透明"的重要举措。*JAMA* 的原副主编 Drummond Rennie 曾说："The whole of medicine depends on the transparent reporting of clinical trials." 透明的报告对于我们医学太重要了。即使你不愿共享，也要明确地说你为何不共享。

一、共享什么

共享的对象是临床试验原始数据（individual participant data，IPD）。IPD 包括了受试者个人信息、测量数据及试验流程管理数据。

数据共享的价值是逐渐得到重视和被推进的。2015 年美国临床试验数据库（clinicaltrials.gov）将数据共享计划列入了注册内容，我们可以看到在 clinicaltrials.gov 注册研究时最后一项就是数据共享声明。2015 年 8 月 WHO

☆ ☆ ☆ ☆

国际临床试验注册平台也发布声明"鼓励和支持共享原始数据"。2016 年 1 月 20 日国际医学期刊编辑委员会（ICMJE）发布倡议要求注册时提供共享计划。2017 年 6 月 19 日 WHO 发表联合声明要求将试验结果数据上传至注册机构共享。2017 年 12 月 1 日中国临床试验注册中心的 ResMan 平台对预注册临床试验开放，这是个数据共享的大平台。这些都是数据共享的里程碑式时间节点。特别是 2017 年 6 月 5 日 *Lancet*、*NEJM* 和 *BMJ* 等同步发表的 ICMJE 数据共享声明，指出"对于 2018 年 7 月及以后提交到 ICMJE 期刊的临床试验报告，必须包含数据共享声明"，"对于 2019 年 1 月 1 日后开始入组受试者的临床试验，必须在临床试验注册平台上提交数据共享计划；如果数据共享计划有变化或更改，应在注册平台上进行更新并在提交论文时加以说明"。目前，部分期刊不仅要求提供共享声明，还要求提供数据来进行同行审查，要求越来越严格了。

二、共享的价值

对于共享的数据，我们可以：

1. 核实研究的真实性（truth）。

2. 验证结果的有效性（validity）。

3. 验证结果的可重复性（repeatability）。

三、ICMJE 的数据共享声明模板

1. ICMJE 要求的数据共享声明内容包括：

（1）是否共享研究对象的个体数据（包括变量清单）。

（2）会共享哪些数据。

（3）研究相关的文档（研究方案、统计分析计划）是否共享。

（4）数据将什么时间可获取以及可开放获取多长时间。

（5）对共享试验数据的入选要求（包括谁能获取数据、试验数据可用于什么分析）。

2. 针对以上内容 ICMJE 提供了数据共享声明的不同范例，从范例 1 到范例 4，共享内容越来越少，也就是越来越保守（表 4.10.1）。

四、不同情况下数据共享声明书写的简要范例

数据共享声明一般是在正文后、参考文献前的部分。部分期刊有依次填写共享声明内各项目内容的页面，有的期刊是要自己写。下面的简单描述范例供大家参考。

1. 根据合理要求可提供数据

The data that support the findings of this study are available from the

表 4.10.1　符合 ICMJE 要求的数据共享声明的范例

	范例 1	范例 2	范例 3	范例 4
IPA是否可用?	Yes	Yes	Yes	No
哪些数据将被共享?	All of the individual participant data collected during the trial, after deidentification	Individual participant data that underlie the results reported in this article, after deidentification (text, tables, figures, and appendices)	Individual participant data that underlie the results reported in this article, after deidentification (text, tables, figures and appendices)	Not available
哪些文件将可用?	Study protocol, statistical analysis plan, informed consent form, clinical study report, analytic code	Study protocol, statistical analysis plan, analytic code	Study protocol	Not available
可用的时间周期是什么?	Immediately after publication. No end date	Beginning 3 months and ending 5 years after article publication	Beginning 9 months and ending 36 months after article publication	Not applicable
谁可以用?	Anyone who wishes to access the data	Researchers who provide a methodologically sound proposal	Investigators whose proposed use of the data has been approved by an independent review committee ("learned intermediary") identified for this purpose	Not applicable
可用于什么分析?	Any purpose	To achieve aims in the approved proposal	For individual participant data meta-analysis	Not applicable
数据可用的方式是什么?	Data are available indefinitely at (*Link to be included*).	Proposals should be directed to xxx@yyy. To gain access, data requestors will need to sign a data access agreement. Data are available for 5 years at a third party website. (*Link to be included*)	Proposals may be submitted up to 36 months following article publication. After 36 months the data will be available in our university's data warehouse but without investigator support other than deposited metadata.Information regarding submitting proposals and accessing data may be found at (*Link to be provided*)	Not applicable

corresponding author upon reasonable request.

2. 在补充材料中提供数据

The data that support the findings of this study are available in the supplementary material of this article.

3. 没有生成新数据

Data sharing is not applicable to this article as no new data were created or analysed in this study.

4. 受第三方限制的数据

The data that support the findings of this study are available from [third party]. Restrictions apply to the availability of these data, which were used under license for this study. Data are available from the corresponding author with the permission of [third party].

5. 由于隐私或伦理考量而不能公开数据

The data that support the findings of this study are available on request from the corresponding author. The data are not publicly available due to privacy or ethical restrictions.

6. 由于商业限制对数据禁用

The data that support the findings of this study will be available in [repository name] at [URL]/[http：//doi.org] following an embargo from the date of publication to allow for commercialization of research findings.

7. 在公共存储库中公开数据

The data that support the findings of this study are openly available in [repository name] at [URL]/[http：//doi.org], reference number [xxx].

五、举个例子

1. The datasets generated by the survey research during and/or analyzed during the current study are available in the Dataverse repository, https：//doi.org/10.7910/DVN/205YXZ."（公共数据库存储）

2. The Heinz et al. data are available from the Inter-University Consortium of Political and Social Research at https：//www.icpsr.umich.edu/icpsrweb/ICPSR/studies/6040. Our custom data are available in the Open Science Framework repository at https：//osf.io/5xayz/.（数据库存储，有条件使用）

3. The data that support the findings of this study are available from Norwegian Social Research (NOVA), but restrictions apply to the availability of these data, which were used under licence for the current study and so are not publicly

available. The data are, however, available from the authors upon reasonable request and with the permission of Norwegian Social Research (NOVA).（数据可以向研究者要）

4.The author confirms that all data generated or analysed during this study are included in this published article.（数据无须分享，在文中就有）

5.We do not analyse or generate any datasets, because our work proceeds within a theoretical and mathematical approach.（无共享数据）

第十一节　同行评议

同行评议（peer review）是指若干位同领域专家对论文进行评审，期刊根据专家们的意见来综合判定论文的命运。

同行评议的形式有单盲、双盲和公开。特别是近年来开始增多的公开审核，是在审核之前、审核中和审核后三个阶段都公开论文作者、同行审核者和期刊编辑者的身份。单盲是指审稿者匿名。双盲是指审稿者和作者均匿名。其实还有个三盲，是指审稿者、作者和编辑都匿名。

同行评议一方面有助于期刊保证所录用论文的质量，另一方面同行专家所给出的审稿意见对于作者是很宝贵的。

第十二节　开放获取

开放获取（open access，OA），顾名思义，读者可以自由获取，指的是作者将自己的科学成果公开发表，公众可以免费获取和无限制/很少限制地合法地利用。开放获取包括了两个点：①免费获取；②可被第三方使用。

按照传统的文献出版模式，读者需要支付订阅费用，而且期刊是强行要求作者把版权转给期刊的，所以就会遇到"自己下载自己发表的文章还得交钱"这样的问题。2021 年的知网被起诉事件也是由于这类原因。另有一些网络平台也是通过免费提供全文而迅速崛起的。我想很多人都能懂得那种迫切想读到一篇全文，却需要支付单篇下载费用几十美元、四处寻找全文权限而无果的痛苦。

开放获取不同于传统的出版模式，可以粗略地看作从读者付费转为作者付费。在开放获取模式下，个人或者机构为出版社提供"文章处理费"（article processing charge，APC），出版社将文献免费向全世界发行，消除了对文献的存取障碍，从而使文献达到最大程度的利用。这是开放获取计划最重要的目标。2016 年 3 月 21 日，德国马克斯·普朗克科学促进学会（简称"马普学会"）等机构发起 OA2020 倡议，邀请全球高校、研究机构、资助者、图书

☆ ☆ ☆ ☆

馆和出版商共同努力，将大部分传统订阅期刊转型为开放获取模式；将期刊订阅费转向支持开放出版的经费（包括 APC 等）；学术出版各方共同参与以促进学术和社会利益最大化。中、美、德、英、日、韩及很多国家都已经加入了 OA2020，其中欧盟国家是最坚定也是最积极的倡议支持者。2019 年 2 月，发表了美国 10% 研究论文的加州大学及其分校，因为拒绝支付高昂订阅费而成为美国第一家完全取消与爱思唯尔合作的大学，从而完全转向倡导开放获取的坚定支持者。

所以，OA 是个妥妥的好东西，对读者好，对作者也好。有人曾问我投稿要不要选 open access，我告诉她，如果经费允许，建议尽量选 open access，因为 open access 可以方便读者获取全文，进而增加被引用率。事实上，现在大部分单位都会对 SCI 论文的版面费有政策（根据影响因子分值而全额或限额报销），加之基金项目的支持，open access 应该不是问题。

一、OA 模式

在投稿过程中，投稿时或接受后会让作者选择要不要 open access，如果要，选哪种 open access 模式。

1. Gold OA　即时完全免费开放，一发表就可以被开放获取；作者保留版权。

2. Green OA　又称延迟开放获取（delayed OA），指作者先自行存档 6 ～ 24 个月，其间版权通常属于出版商或社会团体，并且对如何以及何时重复使用该文章有特定的条款和条件（称为 embargo period，禁运期）。

3. Bronze OA　作者不为开放获取支付费用，而是出版社主动选择向公众免费开放资源。

4. Platinum/Diamond OA　作者或其所属机构不为开放获取支付费用，而是由出版社支付。这种出版社通常隶属于大学机构或基金，将"科研成果的自由传播"作为其使命。

二、OA 期刊

按开放获取的程度，期刊可分为完全开放获取期刊（full OA journal）和混合开放获取期刊（hybrid OA journal），以及商业期刊向完全开放获取期刊过渡时期的形态——翻转期刊（transformative journal）。大家容易有一种误解，OA 期刊就是为了收钱的，其实不是这样。

首先，OA 期刊不一定收钱，有一些 OA 期刊不收费。其次，OA 期刊质量不一定低。前面说过了，OA 是一种解决了传统问题的新出版模式，越来越多的期刊走向 OA。姑且不论 *JAMA* 家族的 *JAMA Network Open*，*Lancet* 家族的 *eClinicalMedicine*，生而为 OA 且影响力飙升；*Nature* 家族的 *Nature Communi-*

cation 更是早已转为 OA。当然，不可否认很多 OA 期刊质量普通，但带着质量一般的文章、抱着容易发表的想法去投 OA 期刊恐怕也是会失望的。

总体而言，OA 期刊录用率相对高、发表更为迅速，但部分 OA 期刊确实名声不佳，在向完全 OA 的期刊投稿时要注意认真评估和甄别（隶属的出版集团、发文量等）。

☆知识拓展

掠夺性期刊

指为了追求经济利益，没有履行传统出版商义务和责任（如保证出版物质量、保证学术伦理等）的期刊。有的出版社甚至只收取文章处理费而不进行同行评审，只是掠夺科研人员的知识成果用以盈利，要注意甄别。例如，可以在 DOAJ（directory of open access journals，开放存取期刊目录，ww.doaj.org）上搜索。DOAJ 由瑞典的隆德大学图书馆研发，提供有质量控制及同行评审的金色开放获取电子期刊资源。只要能查到 DOAJ 编号，就可以证明它不是掠夺性期刊了。

三、授权相关概念

对于开放获取的文章，作者要特别注意对别人使用自己文章的授权方式，有些期刊会让你选择授权方式，有些期刊则为默认授权方式。

CC：允许他人在注明来源和作者的情况下，在任何地方以任何方式免费使用。

BY：其他人重复使用的时候要告知或提及作者；CC-BY 经常连起来并称为知识共享署名公共许可协议（Creative Commons Attribution License）。

NC：其他人重复使用时不得用于任何商业用途。

ND：他人引用时不得修改文章内容，包括翻译。

SA：引用者若对作品进行修改或改编，需要遵守同样的授权条件（一般来说这个是我们在引用别人的文章时要注意的）。

CC 是开放获取的必选项，ND 和 SA 是矛盾的，不可同时选择。

第十三节　那些规范

在本书第 1 章第二节开头就强调，临床研究，规范先行。第 1 章讲述了干预性研究设计的规范。其实，规范之广，宛若汪洋，覆盖了临床研究的各个类型和各个方面（表 4.13.1）。论文书写自然要遵循这些规范。不知道自己

☆★☆☆

该用哪项规范？ EQUATOR Network（Enhancing the QUAlity and Transparency Of health Research，提升健康研究的质量和透明度协作网，http：//www.equator-network.org）上有各式各样最新的指南，还有一系列的工作包，供作者、编辑和开发人员等使用。2018 年，EQUATOR 还推出了一个名为"GoodReports"的报告规范向导（https: //www.goodreports.org/），如果你不知道自己的研究适合哪种报告规范（毕竟现在的报告规范有好几百个），可以使用这一向导，回答若干问题后网站会给出推荐的报告规范。

表 4.13.1   常用的论文报告指南

研究类	指南	包含项目
随机试验	CONSORT	检查清单和流程图
观察性研究	STROBE	检查清单
系统综述	PRISMA	检查清单和流程图
研究方案	SPIRIT	检查清单
病例报道	CARE	检查清单
临床实践指南	AGREE	检查清单
质量提升研究	SQUIRE	检查清单
诊断性研究	STARD	检查清单和流程图
动物临床前研究	ARRIVE	检查清单
经济评价研究	CHEERS	检查清单

目前越来越多的期刊要求作者在投稿的时候附上完整的指南检查清单。也就是要在检查清单的每个条目后面填上在自己文稿中第几页第几行体现了这项条目的内容，从而确保论文报告所要求的基本点在文稿中都得到了落实，这样的论文报告才是完整的、科学的、透明的。这样大家都能从中获益，作者书写论文有章可循，编辑能快速找到相应内容来判断文稿的完整性和价值，审稿人能针对性地提出意见，避免了被低级错误所累。就像是秦始皇统一了度量衡，大家的交流效率直接上升了一个层次。其实我强烈推荐设计试验的时候就先看看这些写文章要遵循的报告指南，知己知彼，只有知道了人家要什么，我们才能不漏做、错做什么。另外，建议在正文和参考文献中都加上报告规范相关内容。例如，正文中加上"We used the CONSORT checklist when writing our report"，相应的参考文献加上："Schulz KF, Altman DG, Moher D; CONSORT Group. CONSORT 2010 statement: updated guidelines for reporting parallel group randomised trials. BMJ. 2010; 340: c332"。

我们先通过 CONSORT checklist 来看看随机临床试验的文章书写要覆盖哪些内容（表 4.13.2）。CONSORT 指 consolidated standards of reporting trials，即报告随机对照试验的强化标准，是首个系统的报告指南。你会看到本书第 1 章讲述的干预性研究方案设计规范 SPIRIT 2013 参考了 CONSORT 2010 的部分条款，二者使用了一致的语言和结构，使得以 SPIRIT 2013 为基础的试验方案可以方便地转为基于 CONSORT 的最终报告。

表 4.13.2　报告随机试验的 CONSORT 2010 对照检查清单（Checklist）

Section/Topic 论文章节 / 主题	Item No. 条目号	Checklist item 对照检查的条目	Reported on page No. 报告页码
Title and abstract 文题和摘要			
	1a	Identification as a randomised trial in the title 文题应标明是随机临床试验	
	1b	Structured summary of trial design, methods, results, and conclusions (for specific guidance see CONSORT for abstracts) 结构式摘要，包括试验设计、方法、结果、结论几个部分（具体的指导建议参见 "CONSORT for abstracts"）	
Introduction 引言			
Background and objectives 背景和目的	2a	Scientific background and explanation of rationale 科学背景和对试验理由的解释	
	2b	Specific objectives or hypotheses 具体目的和假设	
Methods 方法			
Trial design 试验设计	3a	Description of trial design (such as parallel, factorial) including allocation ratio 描述试验设计（如平行设计、析因设计），包括受试者分配入各组的比例	
	3b	Important changes to methods after trial commencement (such as eligibility criteria), with reasons 试验开始后对试验方法所作的重要改变（如合格受试者的挑选标准），并说明原因	

☆ ☆ ☆ ☆

续表

Section/Topic 论文章节 / 主题	Item No. 条目号	Checklist item 对照检查的条目	Reported on page No. 报告页码
Participants 受试者	4a	Eligibility criteria for participants 受试者合格标准	
	4b	Settings and locations where the data were collected 资料收集的场所和地点	
Interventions 干预措施	5	The interventions for each group with sufficient details to allow replication, including how and when they were actually administered 详细描述各组干预措施的细节以使他人能够重复，包括它们实际上是在何时、如何实施的	
Outcomes 结局指标	6a	Completely defined pre-specified primary and secondary outcome measures, including how and when they were assessed 完整而确切地说明预先设定的主要和次要结局指标，包括它们是在何时、如何测评的	
	6b	Any changes to trial outcomes after the trial commenced, with reasons 试验开始后对结局指标是否有任何更改，并说明原因	
Sample size 样本量	7a	How sample size was determined 样本量如何确定的	
	7b	When applicable, explanation of any interim analyses and stopping guidelines 如适用，解释中期分析和试验中止原则	
Randomization 随机方法			
Sequence generation 序列的产生	8a	Method used to generate the random allocation sequence 产生随机分配序列的方法	
	8b	Type of randomisation；details of any restriction (such as blocking and block size) 随机方法的类型，任何限定的细节（如怎样分区组和各区组样本多少）	

☆ ☆ ☆ ☆

续表

Section/Topic 论文章节 / 主题	Item No. 条目号	Checklist item 对照检查的条目	Reported on page No. 报告页码
Allocation concealment mechanism 分配隐藏机制	9	Mechanism used to implement the random allocation sequence (such as sequentially numbered containers), describing any steps taken to conceal the sequence until interventions were assigned 用于执行随机分配序列的机制（如按序编码的封藏法），描述干预措施分配之前为隐藏序列号所采取的步骤	
Implementation 实施	10	Who generated the random allocation sequence, who enrolled participants, and who assigned participants to interventions 谁产生随机分配序列，谁招募受试者，谁给受试者分配干预措施	
Blinding 盲法	11a	If done, who was blinded after assignment to interventions (for example, participants, care providers, those assessing outcomes) and how 如果实施了盲法，分配干预措施之后对谁设盲（如受试者、医护提供者、结局评估者），以及盲法是如何实施的	
	11b	If relevant, description of the similarity of interventions 如有必要，描述干预措施的相似之处	
Statistical methods 统计学方法	12a	Statistical methods used to compare groups for primary and secondary outcomes 用于比较各组主要和次要结局指标的统计学方法	
	12b	Methods for additional analyses, such as subgroup analyses and adjusted analyses 附加分析的方法，诸如亚组分析和校正分析	
Results 结果			
Participant flow (a diagram is strongly recommended) 受试者流程（极力推荐使用流程图）	13a	For each group, the numbers of participants who were randomly assigned, received intended treatment, and were analysed for the primary outcome 随机分配到各组的受试者例数，接受已分配治疗的例数，以及纳入主要结局分析的例数	

☆☆☆☆

续表

Section/Topic 论文章节/主题	Item No. 条目号	Checklist item 对照检查的条目	Reported on page No. 报告页码
	13b	For each group, losses and exclusions after randomisation, together with reasons 随机分组后，各组脱落和被剔除的例数，并说明原因	
Recruitment 招募受试者	14a	Dates defining the periods of recruitment and follow-up 招募期和随访时间的长短，并说明具体日期	
	14b	Why the trial ended or was stopped 为什么试验中断或停止	
Baseline data 基线资料	15	A table showing baseline demographic and clinical characteristics for each group 用一张表格列出每一组受试者的基线数据，包括人口学资料和临床特征	
Numbers analysed 纳入分析的例数	16	For each group, number of participants (denominator) included in each analysis and whether the analysis was by original assigned groups 各组纳入每一种分析的受试者数目（分母），以及是否按最初的分组分析	
Outcomes and estimation 结局和估计值	17a	For each primary and secondary outcome, results for each group, and the estimated effect size and its precision (such as 95% confidence interval) 各组每一项主要和次要结局指标的结果，效应估计值及其精确性（如95%置信区间）	
	17b	For binary outcomes, presentation of both absolute and relative effect sizes is recommended 对于二分类结局，建议同时提供相对效应量和绝对效应量	
Ancillary analyses 辅助分析	18	Results of any other analyses performed, including subgroup analyses and adjusted analyses, distinguishing pre-specified from exploratory 所做的其他分析的结果，包括亚组分析和校正分析，指出哪些是预先设定的分析，哪些是新尝试的分析	

Section/Topic 论文章节 / 主题	Item No. 条目号	Checklist item 对照检查的条目	Reported on page No. 报告页码
Harms 伤害	19	All important harms or unintended effects in each group (for specific guidance see CONSORT for harms) 各组出现的所有严重伤害或意外效应（具体的指导建议参见 "CONSORT for harms"）	
Discussion 讨论			
Limitations 局限性	20	Trial limitations, addressing sources of potential bias, imprecision, and, if relevant, multiplicity of analyses 试验的局限性，报告潜在偏倚和不精确的原因，以及出现多种分析结果的原因（如果有这种情况的话）	
Generalisability 可推广性	21	Generalisability (external validity, applicability) of the trial findings 试验结果被推广的可能性（外部可靠性，实用性）	
Interpretation 解读	22	Interpretation consistent with results, balancing benefits and harms, and considering other relevant evidence 与结果相对应的解释，权衡试验结果的利弊，并且考虑其他相关证据	
Other information 其他信息			
Registration 试验注册	23	Registration number and name of trial registry 临床试验注册号和注册机构名称	
Protocol 试验方案	24	Where the full trial protocol can be accessed, if available 如果有的话，在哪里可以获取完整的试验方案	
Funding 资助	25	Sources of funding and other support (such as supply of drugs), role of funders 资助和其他支持（如提供药品）的来源，提供资助者所起的作用	

　　看完是不是突然明白为什么自己之前的稿子会被拒了？可以看出来，CONSORT 就是为了让一篇文章清楚明白，不至于让审稿人和读者看完之后一

☆ ☆ ☆ ☆

头雾水，不知道到底做了什么、有什么价值。同样地，病例报告遵循了病例报告指南（CAse REport guidelines，CARE）后，明显好写了，题目里要体现什么，病例资料要包括哪些内容，讨论要针对哪些点，可以说安排得明明白白，简直是保姆级的论文书写指导！我们来看看 CARE 指南是如何发挥作用的（表4.13.3）。

表 4.13.3　病例报道的 CARE 清单

2013 CARE Checklist	
Title-The area of focus and "case report" should appear in the title	题目里要体现病例报道这几个字
Key Words-Two to five key words that identify topics in this case report	关键词 2～5 个
Abstract-（structure or unstructured）	摘要可以是结构式或一段式
Introduction-What is unique and why is it important?	引言要讲清楚病例的独特性和价值在哪里
The patient's main concerns and important clinical findings	患者的主要问题，临床重要发现
The main diagnoses, interventions, and outcomes	主要诊断，干预和转归
Conclusion—What are one or more "take-away" lessons?	结论要说明读者能得到什么经验教训
Introduction -Briefly summarize why this case is unique with medical literature references	引言要回顾文献，说明为何病例有独特性
Patient Information	患者信息
De-identified demographic and other patient information	患者基本信息要去标识，也就是注重隐私信息保密性
Main concerns and symptoms of the patient	患者主诉和症状
Medical, family, and psychosocial history including genetic information	既往史、家族史和心理社会史，包括基因信息
Relevant past interventions and their outcomes	既往治疗和转归
Clinical Findings – Relevant physical examination (PE) and other clinical findings	临床发现 - 相关查体等临床发现
Timeline–Relevant data from this episode of care organized as a timeline (figure or table)	时间线要明确，医疗过程中处理和数据要按时间线组织呈现为图或表
Diagnostic Assessment	诊断
Diagnostic methods (PE, laboratory testing, imaging, surveys)	诊断方法

☆ ☆ ☆ ☆

续表

2013 CARE Checklist	
Diagnostic challenges	诊断遇到的问题
Diagnostic reasoning including differential diagnosis	诊断的依据包括鉴别诊断
Prognostic characteristics when applicable	预后因素
Therapeutic Intervention	治疗
Types of intervention (pharmacologic, surgical, preventive)	治疗的类型（药物、手术、预防）
Administration of intervention (dosage, strength, duration)	治疗的实施细节（剂量、强度、时长）
Changes in the interventions with explanations	治疗的变动及原因
Follow-up and Outcomes	随访和转归
Clinician and patient-assessed outcomes when appropriate	临床和患者评估的转归
Important follow-up diagnostic and other test results	重要的随访诊断和其他化验结果
Intervention adherence and tolerability (how was this assessed)?	对治疗的依从性和耐受性
Adverse and unanticipated events	不良事件和预料外的事件
Discussion	讨论
Strengths and limitations in your approach to this case	病例管理中的强度和局限性
Discussion of the relevant medical literature	对相关医学文献的讨论
The rationale for your conclusions	结论的理由
The primary "take-away" lessons from this case report	主要经验教训
Patient Perspective-The patient can share their perspective on their case	患者可以分享他们的看法
Informed Consent-The patient should give informed consent	患者应知情同意

　　在表 4.13.1 里是针对各大研究类型的指南，在这些主体指南的基础上，还进一步拓展出了适合不同研究的指南。例如，针对针刺相关临床干预性研究，在 CONSORT 的基础上拓展出了 STRICTA 指南（revised STandards for Reporting Interventions in Clinical Trials of Acupuncture）。STRICTA 里除了 CONSORT 中的要点，还包括了和针刺有关的具体要求，包括在"干预"部分要详细描述采用何种针刺方法、针刺的强度、频次、所选择的穴位等；在"对照"部分要

☆☆☆☆

详细描述选择了何种对照，是不针刺、假针刺还是非穴位部位针刺。总之，这些指南都是为了报告得更清晰、透明和全面。

第十四节 核心要素

笔者总是审到一些文章里边研究要素不全，让人有时候不得不把它们拒掉。遵从前边的报告规范就不会遗漏核心要素。这里再为大家梳理一遍我在审稿中看到作者们容易遗漏的点。

一、伦理与注册

牢记要提供伦理审批的伦理审查委员会的名称、伦理批件的编号，有的期刊还会要求提供伦理审批的时间。

提供注册的平台名称和注册号，有的期刊还会要求提供注册的网址、初始注册的时间。

二、PICOTS

P：纳排标准要清晰。

I：干预如何实施要描述清楚。

C：对照是什么，如何随机与设盲。

O：主要研究指标和次要研究指标要分清。

T：时间点描述要准确清晰，图表中的时间点要有自明性（不能只有 T1、T2 这样的说法）。

S：研究的类型一定要描述准确，而且要在方法部分的一开始就讲清楚。

三、样本量计算

样本量计算的依据要描述完整：主要研究指标是什么；预计的效应差是多少、依据是什么；α 水平和检验效能设定为多大；是否考虑脱落率；如果计算的是事件发生数，那么按多大的事件发生率来计算样本例数。

四、安全性

安全性指标尽量要有。

第十五节 森 林 图

森林图（forest plot）是对不同的对象回答同一研究问题，把这些对象的结

☆ ☆ ☆ ☆

果转换为同一统计量，然后用一系列轴来呈现，从而直观地展示每个对象和汇总之后都是什么情况。从它的功能就可以看出来，最需要用到森林图的就是集若干研究于一身的 Meta 分析，此外，观察性研究和临床试验中要展示不同对象同一问题的结果对比的话，也是森林图大展拳脚的好时候。

一、森林图的构成

图 4.15.1 是一个典型的森林图，是一项荟萃分析中的。可以看到图的左边是所展示的对比效应量的名称，此处为事件发生率的比率。右边的森林图一般由如下部分组成。

Source	Mean annualized exacerbation rate[a]		Incidence rate ratio (95% CI)		Weight, %
	Triple	Dual			
Kerstjens et al,[46] 2012	0.53	0.66	0.80 (0.66-0.96)		21
Kerstjens et al,[55] 2020[b]	0.26	0.33	0.78 (0.61-1.00)		12
Kerstjens et al,[55] 2020[b]	0.38	0.41	0.93 (0.74-1.17)		14
Lee et al,[56] 2020[b]	0.38	0.41	1.04 (0.82-1.31)		14
Lee et al,[56] 2020[b]	0.39	0.38	0.92 (0.69-1.23)		9
Pearl Therapeutics,[57] 2017	0.44	0.55	0.79 (0.58-1.09)		8
Virchow et al,[45] 2019	0.27	0.35	0.77 (0.64-0.93)		22
Overall: I^2=0%			0.85 (0.78-0.92)		100

图 4.15.1　森林图示例（一）（Kim et al., 2021）

1. 每个对象和整体：这些对象可以是一项项的研究（study），也可以是亚组（subgroup）。最下方为整体（total 或 overall）。

2. 各组的指标：分别列出各组的指标，可以是事件发生数 / 总数，也可以是 mean、SD 和 total。

3. 对比的效应量及其置信区间：前文讲过，这些效应量包括 OR、RR、mean difference（MD）、SMD。此处还常会显示使用了固定效应模型（如 M-H fixed 代表 Mantel-Haenszel fixed effects method）还是随机效应模型（random）。

4. 对比的效应量及其置信区间的图形表达。

（1）中间的竖线为"无效线"，即所研究因素和结局无统计学关联。

（2）每条横线为该研究或亚组的 95% 置信区间，横线中央的方块为效应值的点估计，方块的大小反映了该研究的权重大小。

（3）最下方的菱形中心为总体效应值的点估计，并以菱形中心绘制垂线（虚线）来标出；菱形左侧和右侧的顶点代表总效应值的置信区间。

（4）横线如有箭头，代表该研究的效应量超出了图形的显示范围，超出部分表示为箭头。

5. 每个研究的权重（weight）：即各研究在最终的合并结果中所占的百分比。

6. 左下方还常常展示统计检验和 P 值，包括表示异质性检验结果的 Heterogeneity Chi^2、I^2，Test for overall effect 为效应检验结果，常显示 Z 值和 P 值。

二、森林图的解读

1. 结果的解读　森林图一般包括二分类变量森林图和连续变量森林图。森林图比较直观地显示哪个组更有利于结局事件或结局指标，具体可以参看表 4.15.1。结合结局事件是好的事件（如痊愈）还是坏的事件（如死亡），就可以得出哪一组干预更有利的结论。效应图上方的 Favors A 和 Favors B，清晰表明了哪项干预措施更有利。

表 4.15.1　二分类变量森林图和连续变量森林图的比较

	二分类变量森林图	连续变量森林图
效应量	OR，RR，HR	MD，SMD，WMD
无效线含义	效应量为 1	效应量为 0
横线与无效线相交	两组结局事件发生率无统计差异	两组结局指标均数无统计差异
横线均在无效线右侧	右侧组结局事件发生率高于左侧	右侧组结局指标均数高于左侧
横线均在无效线左侧	右侧组结局事件发生率低于左侧	右侧组结局指标均数低于左侧

2. 理解几个概念

（1）权重：指每个研究结果在总体结果中所占的分量，往往是治疗效应方差的倒数。权重常常和样本量有关，样本量越大，方差越小，相应权重越大。

（2）异质性：是在解读 Meta 森林图时最应该关注的内容。异质性一方面决定研究合并使用的应该是随机效应模型还是固定效应模型，另一方面决定了研究结果的证据强度，异质性高的研究结果往往证据等级较低。

3. 其他森林图场景

（1）亚组分析森林图：图中亚组的各组依次并列出现，可以对比着看不同亚组间的差异（图 4.15.2）。注意这张森林图中没有无效线，只有一条参考线，这条参考线是研究所设定的非劣效界值，图中的各个亚组对应的短横线都在界值线左侧，代表都没有超过界值，都达到了非劣效。所以不是一定要与无效线对比的，而是要与设定的标准对比。

（2）累积森林图：是累积 Meta 的结果，指的是按一定顺序逐一纳入不同对象，累积进行 Meta 分析，可以反映出一定的动态变化，以分析每次试验对综合结果的影响。比如说第一行是分析了文献的 A 结果，第二行是加入了文献 B 后的结果，依此类推。图 4.15.3 的累积森林图就是依次纳入了各项研究（可以看

☆ ☆ ☆ ☆

到加入了文献后的结果）。

In-hospital major complications	Etomidate (N=967, No. (%))	Propofol (N=950, No. (%))		Rate difference (%, (95% CI))	P value
Total	90 (9.3)	83 (8.7)		.57 (-1.57 to 2.72)	.663
Cardiovascular	1 (.1)	1 (.1)		.00 (-.24 to .24)	>.999
Pulmonary	19 (2.0)	5 (.5)		1.44 (.61 to 2.26)	.005
Gastrointestinal	32 (3.3)	45 (4.8)		-1.43 (-2.90 to .04)	.111
Neurological	9 (.9)	5 (.5)		.41 (-.23 to 1.04)	.298
Urological	1 (.1)	0 (.0)		.10 (-.07 to .27)	>.999
Infectious	19 (2.0)	12 (1.3)		.70 (-.24 to 1.64)	.223
Hematological	19 (2.0)	19 (2.0)		-.03 (-1.08 to 1.01)	.956
Thrombosis	2 (.2)	1 (.1)		.10 (-.19 to .40)	>.999
Death	0 (.0)	0 (.0)		--	--

-4 -2 0 2 3 4
←Favors Etomidate　Favors Propofol→

图 4.15.2　亚组分析森林图示例（Lu et al., 2022）

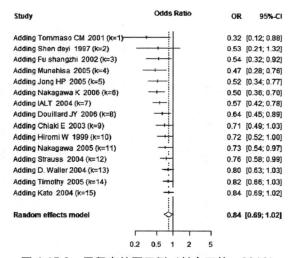

Study	Odds Ratio	OR	95%-CI
Adding Tommaso CM 2001 (k=1)		0.32	[0.12; 0.88]
Adding Shen deyi 1997 (k=2)		0.53	[0.21; 1.32]
Adding Fu shangzhi 2002 (k=3)		0.54	[0.32; 0.92]
Adding Munehisa 2005 (k=4)		0.47	[0.28; 0.76]
Adding Jong HP 2005 (k=5)		0.52	[0.34; 0.77]
Adding Nakagawa K 2006 (k=6)		0.50	[0.36; 0.70]
Adding IALT 2004 (k=7)		0.57	[0.42; 0.78]
Adding Douillard JY 2006 (k=8)		0.64	[0.45; 0.89]
Adding Chiaki E 2003 (k=9)		0.71	[0.49; 1.03]
Adding Hiromi W 1999 (k=10)		0.72	[0.52; 1.00]
Adding Nakagawa 2005 (k=11)		0.73	[0.54; 0.97]
Adding Strauss 2004 (k=12)		0.76	[0.58; 0.99]
Adding D. Waller 2004 (k=13)		0.80	[0.63; 1.03]
Adding Timothy 2005 (k=14)		0.82	[0.66; 1.03]
Adding Kato 2004 (k=15)		0.84	[0.69; 1.02]
Random effects model		0.84	[0.69; 1.02]

0.2 0.5 1 2 5

图 4.15.3　累积森林图示例（付金玉等，2016）

（3）敏感性分析森林图：在做敏感性分析的时候，会调整指标数量或者调整纳入研究数量，可以用森林图把这个纳入、删除的过程展示出来。

（4）趋势森林图：是一种翻转了 90°的森林图。不同于前边讲的森林图中第一列为不同研究或不同亚组，趋势森林图对等的"列"是把连续型变量的研究指标按临床相关的数值分割成了不同的组，然后展示这些组对应的效应值，将其翻转（图 4.15.4）。这种类似于森林图与条形图结合体的图比两者都更直观。

（5）生存分析森林图：生存分析的结果也可以做成森林图，如图 4.15.5，可以更直观地看到各个因素对 HR 的影响。图中没有两组效应值和置信区间部分，只有 HR 和置信区间。

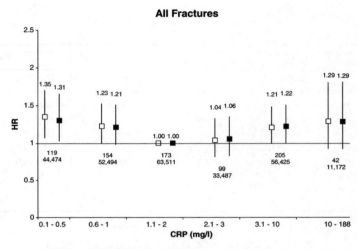

图 4.15.4   趋势森林图示例（Ahmadi-Abhari et al., 2013）

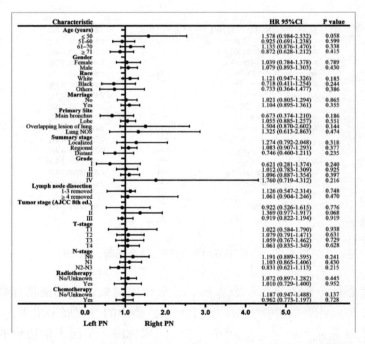

图 4.15.5   生存分析森林图示例（Wang et al., 2022. PN 指肺切除术）

三、森林图的绘制

1. Revman   Meta 分析的森林图可以在 Revman 软件中直接生成。

2. R 语言   可以使用 forestplot 包和 ggforestplot 包绘制。

第十六节　推荐审稿人

在投稿时经常会有一个选项是让投稿人给出推荐审稿人，在有的期刊中这是必填项，我遇到过要求最高的期刊是要提供 5 个推荐审稿人。个人体会如果是比较一般、或者比较小众、或者审稿量极大的期刊，它的审稿人可能不够用，所以需要作者来推荐一些审稿人，尽管编辑部不一定采纳。

推荐审稿人一定要认真选择（因为我感觉有 50% 的概率会有推荐的审稿人入选）。建议：

1. 可选择本研究领域内发文量比较大或发表文章影响力比较高（所发表期刊更权威或被引率高）的作者。

2. 名气很大的"大咖"不一定有精力接受审稿请求（request），或者自己的文章并不是特别的出色，可酌情推荐同行小专家。

3. 在你引用的参考文献中的作者也是理想的推荐对象。

4. 在你的拟投期刊上发表过相关研究的研究者更有可能被选中。

5. 谨慎规避和自己的研究题目过于相近的研究者（这个尺度不好把握，对于做临床研究的人，建议查一下 ClinicalTrials 等数据库中有没有和自己的题目高度接近的注册研究）。

6. 一个挺有意思的网页工具 Author name estimator，输入自己的文章名，就能输出可能相关的作者，包括他们的 email 和发表的文章列表（https: //jane.biosemantics.org/），这个有时候也能帮上忙。

第十七节　修　　回

一、编辑部收到稿子后的处理流程

各个期刊略有区别，大概的流程是：

1. submission received　投稿成功，被编辑部接收。

2. with editor　正由责任主编初审，这之后可能是直接拒稿（reject），或同意送同行评审。

3. reviewer assigned　分配了评审专家，邀请其进行评审。

4. under review　审稿人评审中，有的期刊会在每位审稿人返回意见后在系统中即时更新，以便作者及时了解和早做应答的准备。修回也包含在此过程中。

5. accept/ major revision/ minor revision/ reject　以上过程中返回给作者的意见状态包括接受 / 大修 / 小修 / 拒稿。

6. revision submitted to journal　对于小修、大修的情况，将修回稿提交后

☆ ☆ ☆ ☆

会显示这一状态。

7. decision in process　在审稿意见都返回和修回都完成后，责任编辑会综合各类信息给出意见，可能是接受或拒稿，如果审稿专家意见有严重分歧，还可能会再邀请另外的审稿专家。

二、修回后如何回答

首先，想在这里和大家谈谈对拒稿的感受：不怨天尤人，珍惜每一次被拒（rejection）。从拒稿中可以学到很多，可能是对目标期刊的选择经验，也可能是审稿专家一针见血的审稿意见，直击灵魂，受用终身（我从一个审稿专家的角度来谈，很少有审稿专家会特别激进毫无理由地拒掉一篇稿子，一般都会给出意见，而且能改都会让改）。所以，有很多人会选择一个较高影响因子的期刊进行初始投稿，如果能有幸送外审拿到审稿意见，即使被拒稿也是很难得的接受大师指导的经历。

接下来谈谈修回。

1. 态度　小修不能大意，大修无须焦虑。越优秀的期刊，审稿专家越有水平，修回的意见就会越长。以我们之前一篇投稿的修回意见为例，单纯就学术部分4位审稿专家就提出了28条评议意见（comments），一眼看去，真是壮观。不用担心，认真解读，依次解答即可。换个角度来看，comments多恰恰代表了审稿专家对内容的认可。

2. 形式　在审稿意见中，审稿专家一般会先作个总评，再逐条提出意见，从这个总评中可以大概判断出来专家的态度。比如说，专家在总评中说"This is a very interesting study because its originality"，那就有点儿稳了，后面的意见大概率都是可以修正的细节问题。我们还收到过"This is a superbly designed, executed, and reported clinical trial, and the investigators are to be commended for such a multi-year effort"这样的评价，可以想象我们那篇投稿在小修后立即就被接受了。

审稿人意见是有框架的，有的期刊会直接按框架式让审稿人填写意见，有的是大概按框架自行书写。整体来说，意见会覆盖如下方面：

（1）研究有没有意义。

（2）研究结果能不能说明问题（偏倚）。

①指标设置是否合理。

②入排有没有过宽或过苛。

③随机与盲法是否合理。

④缺失数据是否影响判读。

⑤敏感性分析是否充分。

（3）研究结果的解读是否得当。

①图、表的呈现。

②讨论部分是否充分和有针对性。

③结论是否适宜。

（4）论文要素是否完整。

① CONSORT 清单。

②注册信息。

3. 修回的原则

（1）高质量修回的基础是认真研读意见。

①读懂意见。不是开玩笑，有的时候还真不一定能正确理解审稿意见的意思，特别是我们非英语母语国家的作者读英语母语国家的审稿人的意见。读不懂就会答得驴唇不对马嘴。

②读出潜台词。有的时候，不能停留在字面意思上，要注意思考审稿人话后面的话是什么。比如说审稿人问 "Did TEAS was used only 30 mins before the anesthesia induction? but not during or after the surgery ..."，他不是没看见文中写着的"TEAS was used only 30 mins before the anesthesia induction"，不是回答"yes, TEAS was used 30 mins before anesthesia induction" 就可以的，他问的是为什么你选择 before induction，而不选 during surgery 或 after surgery。

③不确定的话先说出自己的理解。假如确实吃不准审稿专家想让干什么，不妨在回答中先礼貌地说出自己的理解和相应的修回措施。

④读出身份。有的审稿意见中可以推测出审稿专家的身份，国内还是国外、可能的试验团队等。要根据这样的身份在修回意见中做针对性的应答。

（2）全面回复审稿意见。

①修回是要求 point by point response 的，也就是要逐条回复（itemize）。

②不能回避，不可敷衍。建议可改可不改的都要改。特别是不能敷衍，不要讲一些空洞的似是而非的话，如果我是 reviewer，大概率会被激怒。

③充实的回答，不要只辩不解。对修回意见的回答我建议包含三大部分：对审稿意见的肯定（您说的对）、我们的考量（为什么文中会是这样）、改进措施（针对您的意见我们做了哪些工作）。例如下面这段修回：

● We thank the reviewer for highlighting the importance of ...（正面肯定）

● As highlighted in the Discussion, this finding is consistent with prior reports ...（我们这样写的理由）

● Accordingly, we have performed an additional analysis of... . This information has been added to the ...（改进措施一：补充数据分析）

● Furthermore, we have strengthened the wording in the Discussion to highlight ...

☆★☆☆

（改进措施二：改进文字描述）

④有理有据，不卑不亢。无论是否认可审稿人的意见，都要有充分的依据。比如说审稿人质疑研究中用的药物剂量太小，需要用大剂量，这个意见当然没法儿做针对性修改，那我们就要引经据典讲清楚剂量选择为什么是合理的。

总体而言，每位审稿人都是我们应当尊敬的老师，尊重审稿意见，做好修回，相信大家都会有好的结果。

第十八节　H 因子与影响因子

一、SCI 分区

SCI 分区是评价 SCI 期刊在某个领域的地位的指标，大致的过程是先按学科分，在学科内按影响因子排序，再按一定比例划分成若干个区。目前常用的是期刊引证报告（Journal Citation Reports，JCR）分区，用 Q1、Q2、Q3、Q4 表示。此外，还有中科院分区，用 A1、A2、A3、A4 表示（表 4.18.1）；美国科学信息研究所（Institute for Scientific Information，ISI）的分区，用 An1、An2 表示。SCI 分区解决了单纯看影响因子无法判断不同学科期刊价值的问题。例如，小众学科最高影响因子的期刊可能也只有 5、6 分，但它是当之无愧的 Q1 "一哥"。

表 4.18.1　JCR 分区与中科院分区的对比

	JCR 分区	中科院分区
大的分类	176 个学科	13 大类
排序依据	期刊当年影响因子	期刊 3 年平均影响因子
分区数量	每个学科四个分区	每大类四个分区
表示方法	Q1、Q2、Q3、Q4	A1、A2、A3、A4

二、影响因子（impact factor，IF）

1. IF 的计算　IF 是评价 SCI 期刊影响力的重要指标之一，每年六月在科睿唯安（Clarivate）出版的期刊引证报告（JCR）中公布。IF 计算方式为 SCI 期刊在前两年发表的论文在该年的总被引次数除以该期刊在前两年发表的论文总数，如 2015 年该期刊的 IF ＝（该期刊 2013—2014 年发表的论文在 2015 年的总被引次数）÷（该期刊在 2013—2014 年发表的论文总数）。所以，IF 是每年动态变化的。被 SCI 收录的新期刊，最早也要 3 年才能获得第一个 IF 数据，收录时间不足 3 年的 SCI 期刊不提供 IF（Not Available），被剔除出 SCI 的学术期刊也没有 IF。

从计算方法可以看出来 IF 与学科的热门程度、期刊发文数量、期刊发表语言和发文类型有关。学科越热门、发文越多 IF 越高，英语语言期刊的 IF 容易更高，综述类文章容易被引，发表综述多的期刊的 IF 就更高。此外，除去自引的 IF 有利于更客观的展示期刊的质量。

2. IF 的查询　在 Web of Science 网站或 JCR 网站（https：//jcr.clarivate.com/jcr/home）查询期刊的 IF 方便快捷。JCR 网站提供的信息全面而丰富，可以看期刊的分区、逐年的影响因子等，还可以导出期刊的影响因子报告（图 4.18.1）。

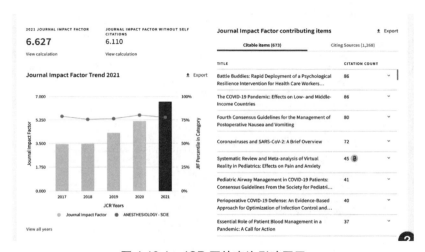

图 4.18.1　JCR 网站查询影响因子

三、H 因子

H 因子（H factor）评价的是研究人员个人的影响力。H 因子又称 H 指数（H index），即高引用次数，用于评价科学家的科研绩效，关注的是科学家发表了多少有影响力的论文，可简单表述为："有 H 篇论文被引用了不少于 H 次"。在 Web of Science 的查询页面，选择"研究人员"，输入要检索的科研人员的姓名（图 4.18.2），在下面出现的页面再次点击科研人员姓名，即可显示其详细信息，包括右侧的 H 因子（图 4.18.3）。可以看到马大青（Daqing Ma）教授当前的 H 因子为 59。

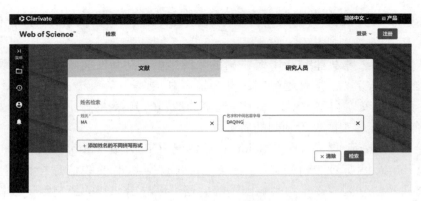

图 4.18.2　查询 H 因子步骤一

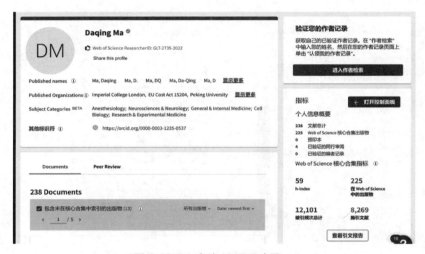

图 4.18.3　查询 H 因子步骤二

第十九节　期刊评价系统

核心期刊是评价体系认可的、能代表专业学科发展水平并受到本学科读者重视的期刊。以下为几种核心期刊索引和重要的期刊收录系统。

一、国内核心期刊

1. 北大核心：全称为《中文核心期刊要目总览》，由北京大学图书馆联合北京十几所高校图书馆共同评定，三年一评。

2. 南大核心：全称为《中文社会科学引文索引》（CSSCI），由南京大学中国社会科学研究评价中心组织评定，仅针对人文社科领域期刊，两年一评。

3. 科核：中国科学技术信息研究所公布的《中国科技核心期刊目录》，理工类、医学类核心期刊往往指这个。

4. CSTPCD：中国科学技术信息研究所"中国科技论文统计源期刊"，自然科学领域，又称"中国科技核心期刊"。我们常说的统计源期刊一般就是指这个。

5. 中国人文社科学报核心期刊，是中国人文社会科学学报学会的，被称为"学报核心"。

6. 中国人文社会科学核心期刊，是中国社会科学院文献信息中心的。

7. 中国核心期刊遴选数据库，是万方数据库的。

二、国际核心期刊

1. SCI 和 SSCI　科学引文索引和社会科学引文索引，分别收录自然科学和社会科学方向的核心期刊，是国际上最受认可的核心期刊收录库。

2. EI　工程索引，工程科技界的权威索引。

3. A&HCI　艺术与人文引文索引。

三、其他

1. CA：美国化学文摘（Chemical Abstracts），由美国化学会（ACS）旗下的化学文摘社管理，是全球规模最大、学科覆盖最全的化学与科学信息数据库。

2. JST：日本科学技术振兴机构数据库（Japan Science and Technology Agency Database），隶属于日本政府文部科学省，是日本科技信息整合与传播的核心平台。

四、举个例子

期刊 A：本刊被国内三大核心数据库收录，包括"中国科技论文统计源期刊"（中国科技核心期刊），北大图书馆《中文核心期刊要目总览》（中文核心期刊），以及中国科学院文献情报中心"中国科学引文数据库（CSCD）来源期刊"。此外，本刊被中国科技论文与引文数据库（CSTPCD）、中国期刊全文数据库（CJFD）、中文科技期刊数据库（CSTJ）、世界期刊影响力指数（WJCI）报告、日本科学技术振兴机构中国文献数据库（JSTChina）以及美国《化学文摘》（CA）收录。

期刊 B：2008 年始本刊被收录为中国科技核心期刊（中国科技论文统计源期刊），并被美国《化学文摘》（Chemical Abstracts，CA）和万方数据库收录。

解读：这是两本期刊的简介，可以看到 A 期刊符合我们平常所讲的核心期刊和源期刊的标准，并且被其他多个核心数据库收录，是质量很高的国内期刊。B 期刊符合统计源期刊标准，不符合常讲的核心期刊标准，在部分评价体系中不被认可。

☆★☆☆

第二十节　抄　　袭

抄袭（plagiarism）是学术欺诈（fraud）的一种。大家都知道抄袭是不能触碰的红线，但对抄袭的认识可能还需要进一步提升一下。抄袭的本质是对他人知识产权的侵犯，要牢记文献的版权是属于期刊（有些 OA 的情况下属于作者或机构）的。

一、对 plagiarism 的解析

Plagiarism 常被翻译为"抄袭"和"剽窃"，但实际上 plagiarism 的概念要比这两个词更广。具体来说，"抄袭"更倾向于对文本的修改和挪用，plagiarism 则不局限于对文本的调整和改变，更多泛指对他人的思想、想法、观点等的不良借鉴；"剽窃"更多强调了主观恶意，而 plagiarism 却存在"非恶意的抄袭/剽窃（accidental plagiarism）"。不仅如此，plagiarism 的对象还包括未发表的作品和思想，即无论形式为何、发表与否、是否为公众所知，只要是存在不良借鉴的行为，都可以说是 plagiarism。为了便于表达，本文中我们仍称其为"抄袭"。

二、哪些行为算抄袭

1. 有大段的文本被复制粘贴，且未注明出处。
2. 改写和概括他人的成果，且未注明出处。
3. 自我抄袭（self-plagiarism）：文本再利用或重复使用作者以前发表的研究成果中的部分内容，是一种自我抄袭的做法，必须谨慎。应标注原文出处并注明引用，以免读者误解文章的出处。
4. 重复发布数据，即使用作者曾经发布过的数据，必须注明引用，必要时还应按照期刊要求取得原文献期刊的许可。即使你是已发表文章的作者，也必须取得这些许可。
5. 对已发表过的博士论文和摘要需要特别注意，不要直接复制。

三、如何避免抄袭

可以到抄袭核查网站上查一下（例如：https：//www.check-plagiarism.com/，图 4.20.1），看看自己的文章有没有抄袭的嫌疑。

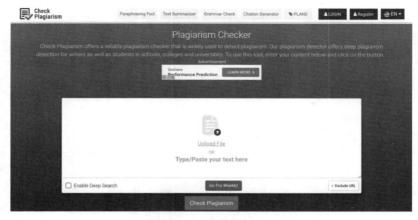

图 4.20.1　抄袭检查网站示例

第二十一节　隐私与保密

在发表论文的时候往往要勾选数据保密和受试者隐私保护的相关事项，一定要注重研究数据的保密和受试者隐私的保护，在发表时应当隐去受试者的身份识别信息，也就是脱密。

脱密数据应该脱哪些呢？可以参考美国《健康保险携带和责任法案》（Health Insurance Portability and Accountability Act，HIPAA）对身份识别信息定义的18 条要素（表 4.21.1）。

表 4.21.1　美国 HIPAA 身份识别信息的 18 项要素

1	姓名
2	地址
3	相关日期信息，包括出生、住院、出院
4	电话号码
5	传真号码
6	电子邮件
7	身份证号
8	病历号
9	保险号
10	银行账户信息
11	驾照等证书信息
12	车辆信息和号码

☆ ☆ ☆ ☆

续表

13	设备信息和号码（如起搏器）
14	网址（URLs）
15	IP 地址
16	生物学信息，包括指纹和声纹
17	全脸照片或任何能识别出本人的照片
18	其他特征或特有号码

第二十二节　作者贡献

在投稿过程中常常看到 author statement 或 authorship contribution，用于声明当前学术论文中每位作者的贡献。大部分期刊都要求作者在投稿的时候就要在文末写明作者贡献。作者贡献写作的具体要求一般在期刊的作者投稿指南（guide for author）里，有的期刊会提供模板，有的期刊是开放性要求。最简便的方法就是找几篇目标期刊上发表的同类别文章，看看它们是如何写的。

一、贡献者角色分类

CRediT 指贡献者角色分类法（contributor role taxonomy），从 2014 年开始推广使用（https: //credit. niso.org）。该方法将作者的贡献划分为 14 个类别，并对每个类别的角色详细精确地定义了作者的贡献，包含了从研究起始的开题设计与概念生成，至最终发表与出版过程中的各种具体工作。

（1）论文构思（conceptualization）：构思、梳理和发展研究的目标和目的。

（2）数据整理与管理（data curation）：元数据管理、数据清理、数据维护（包括解释数据所需的软件代码），以供初次使用和后续重用。

（3）实验数据分析（formal analysis）：应用统计学、数学、计算机或其他形式的技术来分析或整合研究数据。

（4）研究资金获取（funding acquisition）：为了项目研究成果能够实施和发表而去争取并获得资助。

（5）调查研究（investigation）：实施研究和执行调查过程，特别是从事实验研究或收集数据和证据。

（6）实验方法设计（methodology）：方法学的设计和建立，模型的构建。

（7）研究项目管理（project administration）：研究设计和执行过程的管理和协作。

（8）研究资源（resources）：提供研究材料、试剂、患者、检验样本、动物、设备、计算系统或其他分析工具。

（9）软件开发与程序设计（software）：构建程序和软件，设计计算机程序，计算代码和支撑算法的执行，测试现有代码组件。

（10）研究课题监管与指导（supervision）：研究设计和执行过程的监督和领导，包括核心团队和外部导师。

（11）实验设计验证与核实（validation）：对研究成果的结论、实验及其他内容整体的可复用性 / 再现性进行验证（作为活动的一部分进行验证或单独进行。

（12）实验结果可视化（visualization）：准备、创建或描述需出版的作品，特别是进行可视化数据描述。

（13）论文初稿撰写（writing-original draft）：准备、创建或描述需出版的作品，特别是撰写初稿（包括实质性翻译）。

（14）论文审阅与修订（writing-review & editing）：初始研究组成员准备、创建或描述需出版的作品，特别是进行批判性评论及修订（包括出版前及出版后两个阶段）。

二、作者贡献声明的注意事项

1. 每位作者都要承担 1 项或多项角色，但在这 14 类角色中，并不是每一类角色都必须有人来承担。

2. 虽然论文作者肯定是贡献者，但是贡献者不一定能算是论文作者。对于作者署名（authorship）有的期刊会有明确的规定要达到哪几项贡献要求，不符合署名标准的贡献者只能在致谢（acknowledgment）部分出现。

3. 第一作者通常需要参与实验方法设计、实际调查研究、实验数据分析、实验结果可视化与论文初稿撰写。当有多个作者同时满足第一作者的贡献量时，通常贡献最大的作者置于第一位，其他的作者作为共同第一作者。

4. 通信作者一般作为该研究论文的整体规划者与监管者，同时需要负责投稿与发表过程中具体的沟通工作与发表费用的支付。通信作者不需要直接参与一线的实验具体操作与数据分析，但需要参与研究概念生成、研究资金获取、研究资源采集、实验设计验证与核实、研究课题监管与指导、论文审阅与修订。国内期刊有的会要求通信作者是所列的基金项目的负责人。当有多个作者同时满足通信作者的贡献量时，通常贡献最大的作者放置于最后位，其他作者作为共同通信作者。

三、举个例子

Authorship Contributions:

Dr. Hailong Dong and Lize Xiong had full access to all of the data in the study

☆ ☆ ☆ ☆

and take responsibility for the integrity of the data and the accuracy of the data analysis.

Concept and design: Zhihong Lu, Hailong Dong, Lize Xiong, ...

Acquisition, analysis, or interpretation of data:Haiping Ma, Wei Liang, Yang Zhang, ...

Drafting of the manuscript:Zhihong Lu, Liyuan Tao.

Critical revision of the manuscript for important intellectual content:Hailong Dong, Lize Xiong.

Statistical analysis:Liyuan Tao.

Obtained funding:Zhihong Lu, Hailong Dong, Lize Xiong.

Administrative, technical, or material support:Hailong Dong, Lize Xiong, Zhijun Chen, Shibiao Chen, ...

Supervision:Lize Xiong, Hailong Dong, Weidong Mi, Buwei Yu, Wenqi Huang.

Acknowledgment:

We thank all the patients who participated in the study; the clinical and research staff at all trial sites, without whose assistance the study would never have been completed；and the monitors of the trial. We acknowledge Jake Burrell for his valuable advice during the preparation of the manuscript.

这是我们在 *JAMA Surgery* 上发表的一篇文章中的致谢部分。比较特别的地方是，在文章被接受后，每位作者都会收到一封邮件，点击其中链接会进入作者声明页面，其中包括要点击选择自己的贡献者角色。在所有作者都选择了自己的贡献者角色和提交以后，最终版的 Authorship Contributions 是根据作者们提交的信息汇总生成的。

第二十三节　证据评价

把证据评价放在本书的最后是想再次提醒大家，临床研究是很严肃的事情，我们的研究发现都是要被用来评估临床实践是不是要有变化的，直接关系着患者的生命健康。曾经有一位被"踹"下神坛的知名医生约阿希姆·博尔特（Joachim Boldt），当时供职于德国路德维希港（Ludwigshafen）医院，被认为是静脉注射药物研究方面的专家，研究成果广泛地刊登在欧洲各大医学刊物上。博尔特是羟乙基淀粉注射液的极力推崇者，2009 年他的一篇发表在 *Anesthesia & Analgesia* 上的文章露出了马脚（数据过于完美），当地的莱茵兰 - 普法尔茨州医学会（Landesarztkammer Rheinland-Pfalz，LAK-RLP）和其所在医院对他开展了调查。结果，调查的91篇他发表的文章中，绝大多数缺乏完整的实验数据，至少 10 篇存在明显错误，例如病例数目或研究时间，甚至有的文章里写了白蛋白组但同事反映医院压根儿就没有白蛋白。这丑闻不仅毁了他，毁了他的团队，也让羟乙基淀粉蒙受了不白之冤，戒之慎之。

一、证据评价方法

循证医学创始人戈登·盖亚特 Gordon Guyatt 等将证据定义为"任何经验性的观察都可以构成潜在的证据，无论其是否被系统或不系统地收集"。目前使用和接受得比较广泛的评价系统是 2001 年英国牛津循证医学中心（Oxford Centre for Evidence-based Medicine）推出的评价系统和 GRADE 评价系统。

GRADE 是一个由指南制定者、系统评价作者和临床流行病学家共同参与成立的推荐分级评估、制订和评价（the Grading of Recommendations Assessment, Development and Evaluation，GRADE）工作组。GRADE 工作组于 2004 年推出的评级系统是当前对研究证据进行分类分级的国际最高水平，现已被 WHO 和 Cochrane 协作网等 58 个国际组织、协会采纳。GRADE 也适用于制作系统评价、卫生技术评估及指南。

牛津标准是基于科研设计的角度来评价证据级别的。而 GRADE 的评级系统突破了单从研究设计角度考虑证据质量的局限性，它依据未来的研究是否改变我们对目前疗效评价的信心和改变可能性的大小，从使用者而非研究者角度制定标准，明确定义了证据质量和推荐强度，凝练出统一的证据分级标准，并开发了相应的分级软件。因其更加科学合理、过程透明、适用性强，被誉为循证医学证据发展史上的里程碑事件。

二、证据等级

1. 不同质量等级定义（表 4.23.1）

表 4.23.1　GRADE 证据质量分级表

证据级别	描述	总分	表达符号	代表字母
高级	进一步研究也不可能改变该疗效评估结果的可信度	≥ 0 分		A
中级	进一步研究很可能影响该疗效评估结果的可信度，且可能改变该评估结果	-1 分	○	B
低级	进一步研究极有可能影响该疗效评估结果的可信度，且该评估结果很可能改变	-2 分	○○	C
极低级	任何疗效评估结果都很不确定	≤ -3 分	○○○	D

2. 定级方法 GRADE 方法中，随机对照试验（RCT）被定为支持干预效果估计的高质量证据，观察性研究定为低质量证据，在此基础上，五种因素可导致证据质量下降，三种因素则可提升证据质量（表 4.23.2）。最终得出每一结局相应的证据质量的等级。

表 4.23.2 GRADE 证据质量的升级和降级因素

因素	注释
升级因素	
1. 效应量大	
2. 混杂因素	残余混杂因素可能会减少而非增加效应量，即实际效应只会更大而不是更小
3. 有明确剂量效应关系	
降级因素	
1. 研究的局限性	由于设计或进行研究时的固有局限性而不能代表真实情况
2. 不一致性	研究结果的不一致性，如 I^2 体现出来的异质性
3. 不精确性	精确度不够或置信区间较宽；效应估计仅来自一项或两项小型研究，或者事件
4. 间接性	不能确定是否为直接证据，如研究患者与推荐适用的患者不同；所研究的干预措施与实际不同；结局是替代结局
5. 发表偏倚	更常见于观察性数据，以及当大多数已发表的研究都是由企业资助时

3. 推荐等级 证据等级和推荐等级是不同的，二者并不直接相等。证据等级是一个论断有多可靠；推荐等级还要综合考虑更多因素。在 GRADE 中，推荐强度分为强和弱，代表支持或反对使用一种干预措施，分别用 1 和 2 表示。强推荐表明所有人或几乎所有人都会选择某种干预措施，弱推荐表明知情者所做出的决策可能存在重大差异。

4. GRADEprofile 用 GRADEprofile 软件可以生成 GRADE 证据概要表等，从而直观地看到各个结局的证据质量评价。在软件界面输入相应内容就可以生成（图 4.23.1）。

三、其他推荐意见分类和证据水平标准

1. 推荐意见分类 根据被推荐的操作或治疗的有效性或有益性分为三类。

（1）Ⅰ类推荐：指已证实或一致公认有益或有效的操作或治疗，指南建议表述为"推荐"。

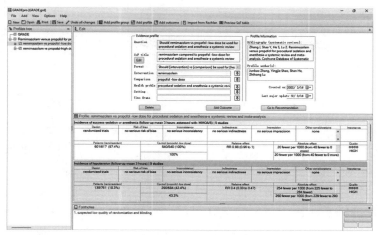

图 4.23.1　GRADEprofile 界面

（2）Ⅱ类推荐，指操作或治疗的有益或有效性尚存在争议，其中已有证据或观点倾向于有效的为Ⅱa类推荐，指南建议表述为"应该考虑"；已有证据或观点尚不能充分证明其有效性的为Ⅱb类推荐，指南建议表述为"可以考虑"。

（3）Ⅲ类推荐，指已证实或一致公认无用或无效的操作或治疗，指南建议表述为"不推荐"。

2. 证据水平　根据证据资料的来源分为三级：

（1）A级证据，指证据来源于多项 RCT 或其荟萃分析。

（2）B级证据，指证据来源于单项 RCT 或大规模非 RCT。

（3）C级证据，指证据来源于专家意见或共识、小规模研究或回顾性研究等。

四、举个例子

例子：本研究有 4 个主要结局，分别为 8 周、6 周与小于 6 周的运动想象疗法训练对脑卒中患者 Furl-Meyer 运动评分量表（FMA）上肢部分的影响和 6 周的运动想象疗法对脑卒中患者上肢动作研究量表（ARAT）的影响，每个结局的 GRADE 系统推荐分级均为低等级。

按照 GRADE 方法学质量评价，以上 4 项结果均属于低证据等级，原因为偏倚风险不清楚考虑为"无局限性"或"严重局限性"，但因为物理治疗很难做到医师或治疗师和患者双盲，故认为"无局限性"；结果不精确性体现在每个结局下纳入研究的被试数量少于 400；由于每个结局下纳入研究的数量有限，所以可能存在发表偏倚。

解读：这是对研究中结局相关证据的证据质量的描述。

后　记

　　一开始的时候，我只是想给我的研究生们写个关于临床研究基本知识的小册子，结果创作激情澎湃，一发而不可收拾，也算是有点儿呕心沥血。这本书从儿子的 14 岁生日写起，边角碎料地写到他 15 岁生日，他在成长，我也一起成长。这一年是我人生经历中很不一样的一年，特殊的环境，特殊的经历，特殊的收获，都将是我铭记终生的美好记忆。感谢在写作过程中支持我、鼓励我的家人和伙伴儿们。也祝读者们都能在临床研究中取得丰硕的成果。

路志红
于西安